Jürgen Wernecke, Andrej Zeyfang (Hrsg.)
Diabetes im Alter

Jürgen Wernecke, Andrej Zeyfang (Hrsg.)

Diabetes im Alter

—

DE GRUYTER

Herausgeber:
Dr. Jürgen Wernecke
AGAPLESION Diakonieklinikum gGmbH
Klinik für Diabetologie/Geriatrie
Hohe Weide 17
20259 Eimsbüttel
E-Mail: juergen.wernecke@d-k-h.de

PD Dr. Dr. Andrej Zeyfang
medius KLINIK OSTFILDERN-RUIT
Klinik für Innere Medizin, Altersmedizin und Palliativmedizin
Hedefinger Str. 166
73760 Ostfildern Ruit
E-Mail: a.zeyfang@medius-kliniken.de

ISBN: 978-3-11-044118-5
e-ISBN (PDF): 978-3-11-043645-7
e-ISBN (EPUB): 978-3-11-043477-4

Library of Congress Control Number: 2019935663

Bibliografische Information der Deutschen Nationalbibliothek
Die Deutsche Nationalbibliothek verzeichnet diese Publikation in der Deutschen Nationalbibliographie; detaillierte bibliografische Daten sind im Internet über http://dnb.d-nb.de abrufbar.

© 2019 Walter de Gruyter GmbH, Berlin/Boston
Einbandabbildung: Fuse / Corbis / Getty Images
Satz/Datenkonvertierung: L42 AG, Berlin
Druck und Bindung: CPI Books GmbH, Leck

www.degruyter.com

Vorwort

Dieses Buch ist das Ergebnis unserer jahrelangen Arbeit mit und in der *Arbeitsgruppe Diabetes und Geriatrie* und – wie sie heute heißt – der *Arbeitsgruppe Geriatrie und Pflege der Deutschen Diabetes Gesellschaft (DDG)*. Genauso wichtig war und ist für dieses Buch aber auch der Austausch mit dieser speziellen Patientengruppe: den alten Menschen mit Diabetes. Oft waren es gerade diese Patienten, die uns ihre eigenen Vorstellungen, Wünsche und Ziele im Alter deutlich gemacht und so manches Mal unsere akademischen Vorstellungen über den Haufen geworfen haben.

In der Behandlung gerade von Patienten mit Diabetes, die nicht mehr über die gewünschte und durch Schulung erzielte Therapieautonomie verfügen oder nie verfügt haben und auf Hilfe von außen angewiesen sind, wurde in den letzten Jahren eine Berufsgruppe immer wichtiger, die bis dahin auch in der DDG viel zu kurz gekommen ist: die Gruppe der Pflegenden. In der Arbeit mit und um den Patienten mit Diabetes im Alter geht es in unserem Buch also neben den diabetologischen Aspekten und der Schulung von Patienten auch um die Einbeziehung dieser so wichtigen Berufsgruppe in den Behandlungsprozess. Noch weitestgehend unbeachtet in dieser therapeutischen Beziehung sind die vielen Angehörigen, die mit zunehmenden Einschränkungen der betroffenen Patienten die Diabetestherapie und Versorgung zu Hause übernehmen.

Wichtigste Zielgruppe unseres Buches sollen aber Diabetologen und diabetologisch interessierte Ärzte sein.

Demnächst werden wir auf fast 100 Jahre Insulintherapie bei Diabetes mellitus und damit auf die erste medikamentöse Therapieoption zurückblicken können. Mit der Insulintherapie begann eine Ära der Diabetestherapie, in der sich die Therapieziele im Laufe der Jahrzehnte deutlich verschoben haben: Galt es zunächst Akutkomplikationen mit Exsikkose und Ketoazidose durch eine Stoffwechseltherapie zu vermeiden, geriet später dann die Vermeidung von diabetischen Folgekomplikationen an Auge, Niere und zuletzt insbesondere auch die Verringerung der Amputationsrate durch das diabetische Fußsyndrom in den Fokus der Behandlung. In den letzten 20 Jahren kamen die Forderung und dann auch die Möglichkeit zur Reduktion von kardiovaskulären Komplikationen hinzu. In den jüngsten Diabetesleitlinien weltweit geht es jetzt vermehrt um die Behandlung der größten Patientengruppe, der alten Menschen mit Diabetes und ihren funktionellen sowie psychosozialen Einschränkungen. Damit stehen jetzt auch die sogenannten geriatrischen Syndrome und ihre Wechselwirkung mit einer diabetischen Stoffwechselstörung im Fokus der Therapie.

Nachdem schon die neu gegründete AG Diabetes und Geriatrie der DDG Anfang des neuen Jahrtausends allgemein eine bessere Unterscheidung der Menschen mit Diabetes im Alter gefordert hatte (DDG 2004), zeigte sich 2016 eine überraschende Kehrtwendung der amerikanischen Leitlinien, weg vom bis dato gepflegten allgemeinen Leitsatz der vormaligen Stoffwechseleinstellung „the lower the better!" hin zu einer ganz konkreten Differenzierung der Therapieziele für alte Menschen mit Dia-

https://doi.org/10.1515/9783110436457-201

betes je nach Funktionalität. Zwei Jahre später ist diese konkrete Differenzierung nun auch in Deutschland angekommen.

Auszug aus der neuen Leitlinie

Für eine differenzierte Therapieplanung sollten ältere Patienten in folgende funktionelle Gruppen eingeteilt werden:

- Funktionell unabhängig: Ältere Menschen mit Diabetes mellitus und gutem funktionellen Status. Patienten mit wenig Komorbidität, allenfalls geringer kognitiver Einschränkung und guten Kompensationsmöglichkeiten
- Funktionell leicht abhängig: Ältere Menschen mit Diabetes mellitus und eingeschränktem funktionellen Status. Patienten mit Multimorbidität, funktionellen und kognitiven Einschränkungen sowie geriatrischen Syndromen
- Funktionell stark abhängig: Ältere Menschen mit Diabetes mellitus und extrem eingeschränktem funktionellen Status oder terminal erkrankte Menschen. Patienten mit Multimorbidität, geriatrischen Symptomen, ausgeprägten funktionellen und kognitiven Einschränkungen und Vorliegen von Erkrankungen mit limitierter Lebensprognose, z. B. terminale Herz-, Nieren- oder maligne Erkrankungen
- Menschen, die sich in der unmittelbaren Sterbephase befinden.

Diese Unterscheidung lehnt sich auch an die Definition eines geriatrischen Patienten an, der von einem funktionell unbeeinträchtigten Patienten mit Diabetes im Alter unterschieden werden sollte: Ein geriatrischer Patient ist laut Definition der Deutschen Gesellschaft für Geriatrie:

- über 70 Jahre alt und multimorbide oder
- über 80 Jahre alt, da in diesem Kollektiv Multimorbidität schon überwiegt.

Die Unterscheidung der Funktionalitäten gibt uns erstmalig die Chance, die Therapieziele und Wünsche des alten Menschen mit Diabetes in seiner jeweiligen Lebensphase besser zu verstehen und aus allgemeinen Therapiegrundsätzen individuell differenzierte Therapievorschläge zu entwickeln. Um dieses noch eindrücklicher zu machen, haben wir uns den Luxus geleistet, zwei Einleitungen abzudrucken:

1. Susan Clever beschreibt die Schwierigkeiten beim Übergang des autonomen, selbstbestimmten Menschen mit Diabetes mit eventuell komplexer Therapie in die Phase des beginnend funktionell eingeschränkten Menschen, der lernt, seine Autonomie nur unter großen Mühen abzugeben und sich unterstützen zu lassen.
2. Alexander Risse nimmt sich den multimorbiden und hochgradig eingeschränkten alten Menschen mit Diabetes in der Endphase seines Lebens vor, mit Bezugnahme auf Literatur und Philosophie.

Dies mag dem Leser einen ersten Eindruck davon vermitteln, wie unterschiedlich Therapiesituationen, Patientensicht und -wünsche sein können und wie unterschiedlich Behandlungsstrategien ausgewählt werden müssen, um daraus das Beste für den Patienten zu entwickeln.

Wir haben uns bemüht, diese Differenzierung in allen weiteren Kapiteln umzusetzen und damit ein dem komplexen Thema entsprechend komplexes Buch zu gestalten.

Hamburg und Ostfildern im April 2019

Jürgen Wernecke
Andrej Zeyfang

Inhalt

Autorenverzeichnis

PD Dr. Anke Bahrmann
Medizinische Universitätsklinik (Krehl-Klinik)
Klinik für Kardiologie, Angiologie und
Pneumologie (Innere Medizin III)
Im Neuenheimer Feld 410
69120 Heidelberg
E-Mail: anke.bahrmann@med.uni-heidelberg.de
Kapitel 11

Dr. Dominik Bergis
Universitätsklinikum Frankfurt
Medizinische Klinik 1
Theodor-Stern-Kai 7
60590 Frankfurt
E-Mail: Dominik.bergis@kgu.de
Kapitel 3.6

Dipl. Psych. Susan Clever
Med. Psych. Consultancy
Palmaille 35
22767 Hamburg
E-Mail: susan9woods@aol.com
Kapitel 1

Prof. Dr. Manfred Dreyer
Wuxi Mingci Cardiovascular Hospital
Diabetes-Center
Zhongnan Road 599
214073 Wuxi
CHINA
E-Mail: m.dreyer@hamburg.de
Kapitel 5.2, 6.5

Dr. Dominic Ehrmann
Forschungsinstitut der Diabetes-Akademie
Bad Mergentheim
Theodor-Klotzbücher-Str. 12
97980 Bad Mergentheim
E-Mail: ehrmann@fidam.de
Kapitel 3.6

Alexander Friedl
Klinikum Stuttgart
Kriegsbergstraße 60
70174 Stuttgart
E-Mail: A.Friedl@klinikum-stuttgart.de
Kapitel 6.2

Rainer M. Gräter
Gemeinschaftspraxis
Rainer M. Gräter, FA für Allgemeinmedizin und
Dr. W. Merkle, FA für Innere Medizin
Bahnhofstr. 9
73457 Essingen/Ostalbkreis
E-Mail: graetermerkle@aol.com
Kapitel 12

Jennifer Grammes
Johannes Gutenberg-Universität Mainz, FB02
Psychologisches Institut
55122 Mainz
E-Mail: jegramme@uni-mainz.de
Kapitel 3.5

Prof. Dr. Thomas Haak
Diabetes-Klinik Bad Mergentheim
Theodor-Klotzbücher-Str. 12
97980 Bad Mergentheim
E-Mail: haak@diabetes-zentrum.de
Kapitel 3.6

Prof. Dr. Norbert Hermanns
Forschungsinstitut der Diabetes-Akademie
Bad Mergentheim
Theodor-Klotzbücher-Str. 12
97980 Bad Mergentheim
E-Mail: hermanns@fidam.de
Kapitel 3.6

Katrin Hertrampf
Herz- und Diabeteszentrum Nordrhein-Westfalen
Universitätsklinik der Ruhr-Universität Bochum
Georgstraße 11
32545 Bad Oeynhausen
E-Mail: khertrampf@hdz-nrw.de
Kapitel 10

Dr. Michael Jamour
Alb-Donau-Klinikum Ehingen
Spitalstraße 29
89584 Ehingen
E-Mail: M.Jamour@adk-gmbh.de
Kapitel 3.4

Prof. Dr. Werner Kern
Endokrinologikum Ulm
Keltergasse 1
89073 Ulm
E-Mail: ulm@endokrinologikum.com
Kapitel 5

Dr. Sarah Kettner
Universitätsklinikum Ulm
Sektion Sport- und Rehabilitationsmedizin
89070 Ulm
E-Mail: sarah.kettner@uni-ulm.de
Kapitel 3.3

Dr. Wolf-Rüdiger Klare
Klinik für Innere Medizin/Diabeteszentrum
Hegau-Bodenseeklinikum Radolfzell
Hausherrenstr. 12
78315 Radolfzell
E-Mail: wolf-ruediger.klare@glkn.de
Kapitel 6.3

Dr. Andreas Klinge
Diabetes-Schwerpunktpraxis Eidelstedt
Lohkampstr. 11
22523 Hamburg
E-Mail: klinge@diabetes-eidelstedt.de
Kapitel 6.4, 8

Dr. Olaf Krause
Medizinische Hochschule Hannover
und DIAKOVERE Henriettenstift
Institut für Allgemeinmedizin
und Zentrum für Medizin im Alter
Carl-Neuberg-Str. 1
30625 Hannover
E-Mail: krause.olaf@mh-hannover.de
Kapitel 4

Dr. Ingo Krenz
Blankeneser Bahnhofstraße 21–23
22587 Hamburg
E-Mail: ik@dr-ingo-krenz.de
Kapitel 8

Michael Krichbaum
Forschungsinstitut der Diabetes-Akademie
Bad Mergentheim
Theodor-Klotzbücher-Str. 12
97980 Bad Mergentheim
E-Mail: krichbaum@fidam.de
Kapitel 3.6

Prof. Dr. Thomas Kubiak
Johannes Gutenberg-Universität Mainz
FB02, Psychologisches Institut
55122 Mainz
E-Mail: kubiak@uni-mainz.de
Kapitel 3.5

Prof. Dr. Bernhard Kulzer
Forschungsinstitut der Diabetes-Akademie
Bad Mergentheim (FIDAM)
Theodor Klotzbücher Str. 12
97980 Bad Mergentheim
E-Mail: kulzer@fidam.de
Kapitel 3.6

Dr. Holger Lawall
Gemeinschaftspraxis Dr. Diehm und Dr. Lawall
Lindenweg 1
76275 Ettlingen
E-Mail: holger.lawall@gmail.com
Kapitel 7.2

Dr. Young Hee Lee-Barkey
Herz- und Diabeteszentrum Nordrhein-Westfalen
Universitätsklinik der Ruhr-Universität Bochum
Georgstraße 11
32545 Bad Oeynhausen
E-Mail: ylee@hdz-nrw.de
Kapitel 10

Prof. Dr. Martin Merkel
Endokrinologium Hamburg
Lornsenstr. 6
22767 Hamburg
E-Mail: martin.merkel@amedes-group.com
Kapitel 5.3, 9

Prof. Carl Detlev Reimers
Paracelcus-Kliniken Bremen
In der Vahr 65
28329 Bremen
E-Mail: c.d.reimers@outlook.de
Kapitel 6.6

Dr. Alexander Risse
Medizinische Klinik Nord/Diabeteszentrum
Klinikum Dortmund gGmbH
Münsterstr. 240
E-Mail: alexander.risse@klinikumdo.de
Kapitel 1.2

Dipl. Pflegewirt (FH) Ulrich Rißmann
AGAPLESION Geriatrische Klinik Ulm
Zollernring 26
89073 Ulm
E-Mail: ulrich.rissmann@bethesda-ulm.de
Kapitel 3.3

Dr. Andreas Schmitt
Diabetes-Akademie Bad Mergentheim
Theodor-Klotzbücher-Str. 12
97980 Bad Mergentheim
E-Mail: schmitt@diabetes-zentrum.de
Kapitel 3.6

Dr. Ralph Springfeld
Klinik Dr. Guth der Klinikgruppe Dr. Guth GmbH
& Co. KG
Jürgensallee 46–48
22609 Hamburg
E-Mail: springfeld@drguth.de
Kapitel 7.4

Dr. Wolfgang P. Tigges
Ansorgestraße 26
22605 Hamburg
E-Mail: dr.tigges@freenet.de
Kapitel 7.3

Prof. Dorothee Volkert
Institut für Biomedizin des Alterns der Friedrich-
Alexander-Universität Erlangen-Nürnberg
Kobergerstr. 60
90408 Nürnberg
E-Mail: dorothee.volkert@fau.de
Kapitel 3.2

Dr. Jürgen Wernecke
Agaplesion Diakonieklinikum gGmbH
Klinik für Diabetologie/Geriatrie
Hohe Weide 17
20259 Eimsbüttel
E-Mail: juergen.wernecke@d-k-h.de
Kapitel 2, 3.7, 7.1

PD Dr. Dr. Andrej Zeyfang
medius KLINIK OSTFILDERN-RUIT
Klinik für Innere Medizin, Altersmedizin und
Palliativmedizin
Hedelfinger Str. 166
73760 Ostfildern-Ruit
E-Mail: a.zeyfang@medius-kliniken.de
Kapitel 3.1, 3.3, 6.1, 6.7

1 Einleitung

1.1 Psychologische Aspekte des Übergangs von der Unabhängigkeit zur Abhängigkeit beim geriatrischen Patienten mit Diabetes

Susan Clever

Fallbeispiel: Frau K., 68 Jahre, ist seit ihrem 14. Lebensjahr an einem Diabetes mellitus Typ 1 erkrankt. In den letzten Monaten wirkt sie zunehmend gereizt und traurig gestimmt. Früher war Frau K. sehr stolz auf ihre guten HbA$_{1c}$-Werte und darauf, dass sie trotz der langen Jahre noch keine diabetischen Folgeerkrankungen aufwies. Die Stoffwechsellage schwankt jetzt aber zunehmend. Es kommt zu Hypo- und Hyperglykämien, die Frau K. nicht erklären kann. Auf Nachfrage reagiert sie ablehnend und gereizt. Wie könnte Frau K. in dieser Situation unterstützt werden?

Im Alter können physische und kognitive Verluste auftreten, die die Unabhängigkeit eines Menschen gefährden, z. B. werden Termine vergessen, Treppensteigen und das Gehen längerer Strecken fällt zunehmend schwer, Verpackungen können nur mit Schwierigkeit geöffnet werden, durch Sehprobleme ist das Überqueren von Straßen gefährlicher, das Lesen z. B. von Medikamenteninstruktionen ist erschwert. Ein Mangel an Energie und Flexibilität sowie Hörprobleme können dazu führen, dass soziale Kontakte weniger werden und praktische Probleme nicht gelöst werden. In dieser Phase, die als leichte kognitive Störung (F06.7) diagnostiziert wird, treten Gedächtnisstörungen und Lernschwierigkeiten auf. Die Fähigkeit, sich längere Zeit auf eine Aufgabe zu konzentrieren, ist gemindert. Bei dem Versuch, Aufgaben zu lösen, wird eine geistige Ermüdung erlebt. Objektiv erfolgreiches Lernen wird subjektiv als schwierig empfunden. Keines dieser Symptome ist so schwerwiegend, dass die Diagnose einer Demenz (F00–F03) oder eines Delirs (F05) gestellt werden kann. Alltagsaufgaben können generell weiterhin ohne Einschränkung erledigt werden. Die Störung kann vor, während oder nach einer systemischen Infektion oder im Rahmen von körperlichen Erkrankungen auftreten. Typischerweise können solche Symptome sich dann verstärken oder erstmalig auftreten, wenn im Rahmen einer Infektion der Blutzucker stark ansteigt und der Patient dehydriert. Mit einer leichten kognitiven Störung sind die Betroffenen meist in der Lage, ihre Verluste wahrzunehmen und anzusprechen. Es besteht eine Krankheitseinsicht, sodass unterstützende Angebote, wie einfachere technische Lösungen oder vereinfachte Therapien, besprochen werden können. Spätestens in dieser Phase ist es wichtig, die Wünsche des Patienten für den Fall einer weiteren kognitiven Verschlechterung in Erfahrung zu bringen.

Bei Patienten mit einer Demenz wiederum besteht in der Regel eine Anosognosie, ein Verlust an Krankheitseinsicht. Mit diesen Patienten ist es kaum möglich, eine Veränderung ihrer Therapie in Anpassung an ihre eingeschränkten Möglichkeiten

https://doi.org/10.1515/9783110436457-001

zu thematisieren. Die Einschränkungen sind ihnen nicht bewusst. Entscheidungen fallen schwer. Neuerungen werden schlecht toleriert und vermieden.

Kognitive Dysfunktion ist assoziiert mit schlechter Diabeteskontrolle [1]. Der Zusammenhang ist aufgrund der kognitiven und physischen Veränderungen im Alter nachvollziehbar [2]. Da ältere Menschen mit Diabetes jedoch auch ein hohes Risiko für nichtdiagnostizierte kognitive Dysfunktion, Depression und funktionelle Einschränkungen haben [2], können vermeidbare Probleme, wie fehlerhafte Selbstmedikation, mit den Folgen von schweren protrahierten Hypoglykämien und Stürzen entstehen.

Mit zunehmendem Alter kann das Erleben von funktionellen Einschränkungen als Kontrollverlust und Minderwertigkeit negativ verarbeitet werden. Je eher dies der Fall ist, desto eher werden Betroffene mit depressiven Symptomen reagieren [3,4]. Hierzu gibt es zwei mögliche Erklärungspfade: Zum einen kann die erlebte funktionelle Einschränkung zu einer Reduktion in der Selbstwirksamkeit führen, also die Selbsteinschätzung der Fähigkeit, Ziele erreichen zu können. Zum anderen kann es passieren, dass Individuen ihre üblichen Aktivitäten reduzieren, wenn diese durch funktionelle Einschränkungen erschwert werden. Der Mangel an regelmäßigem Engagement kann zu einem Verlust der Fertigkeiten und assoziierten Selbstwirksamkeit führen. Mangelnde subjektive Selbstwirksamkeit ist wiederum assoziiert mit niedrigerer Therapieadhärenz [5–9]. Wenn soziale Unterstützung in dieser Phase als übertrieben oder nicht hilfreich erlebt wird, kann sich dies auch ungünstig auf das Selbstwertgefühl und somit depressiogen auswirken, besonders wenn die eigene bisherige Unabhängigkeit hoch positiv besetzt ist. Die Verarbeitung von Hilfe von außen kann sehr unterschiedlich ausfallen. Personen, für die es identitätsstiftend war anderen Menschen zu helfen, können schwer selbst Hilfe annehmen. Im Gespräch über Hilfen ist es wichtig, hier behutsam und sensibel vorzugehen.

Der Verlust der eigenen psychischen Identität durch funktionelle Einschränkungen kann – je nach Lebenssituation und psychischer Struktur – sehr bedrohlich erscheinen. Da die Erfahrung, eine chronische Erkrankung zu haben, wie eine gewisse Entfremdung sich selbst gegenüber wirken kann, haben einige Betroffene schon gelernt, sich an veränderte Bedingungen anzupassen. Andere wiederum haben ihren Umgang mit der chronischen Erkrankung über Jahre darüber definiert, was sie trotzdem alles leisten können. Diese Kompensation kann im Laufe des Alterungsprozesses schmerzhaft zusammenbrechen. In meiner Psychotherapiepraxis hat die Mehrzahl meiner Patienten langjährig einen Typ-1-Diabetes, sind sozial und beruflich erfolgreiche Menschen und merken jenseits des 40. oder 50. Lebensjahrs, dass sie nicht mehr alles können. In dieser Zeit können sie mit den Gefühlen angesichts des Verlusts ihrer Unversehrtheit bei Erstmanifestation des Diabetes wieder konfrontiert werden, was sie damals durch ihre Leistungen wettgemacht haben. Für solche Patienten kann ein weiterer Verlust ihrer Fähigkeiten sehr bedrohlich sein. Im Gespräch wirken sie möglicherweise gereizt und ablehnend.

Aufgrund dieser Überlegungen wird deutlich: Je länger ein Mensch unabhängig bleiben kann, desto günstiger dürfte seine psychische Prognose sein. Hierbei ist es wichtig, dass der Betroffene in seiner Diabetestherapie sicher und erfolgverspre-chend handeln kann. Bei einer Erstmanifestation im hohen Alter werden einfachere Insulinschemata, bessere technische Lösungen, höhere Zielwerte etc. angeboten. Bei Patienten, die viele Jahre, vielleicht sogar seit der Kindheit, sich selbst mit Insulin be-handelt haben, kann sich eine Therapieänderung ohne Einsicht und eventuell gegen den Willen der Patienten sowohl medizinisch gefährlich (sie führen die neue The-rapie z. B. parallel zu der alten; sie benutzen die neuen Insuline [Mischinsulin] wie ein kurzwirksames Analogon zu den Mahlzeiten) wie auch psychisch destabilisierend sein. Um zu vermeiden, dass Patienten sich entmündigt fühlen und durch eine neue Therapie im hohen Alter verwirrt werden, sollte das Gespräch darüber, wie die Krank-heitssituation im Alter sein wird, viel früher beginnen. Wie auch das Thema Patien-tenverfügung zeitlich vor einem möglichen Ereignis angesprochen oder vom Betrof-fenen selbst organisiert wird, sollten Menschen mit Diabetes für diese Problematik sensibilisiert werden und, wenn sie es nicht selbst ansprechen, sollten ihre Wünsche für später festgehalten werden. Eine Vereinfachung der Therapie könnte dann statt-finden, wenn der Betroffene selbst die Erleichterung mitgestalten kann.

Literatur

[1] Munshi M, et al. Cognitive dysfunction is associated with poor diabetes control in older adults. Diabetes Care. 2006;29(8):1794-9.
[2] Zeyfang A, Feucht I. Diabetes mellitus im Alter – Lebenszeit muss lebenswert sein. In: Petrak F, Herpertz S, Hrsg. Psychodiabetologie. Berlin: Springer Verlag; 2013.
[3] Yang Y. How does functional disability affect depressive symptoms in late life? The role of per-ceived social support and psychological resources. J Health Soc Behav. 2006 ;47(4):355-72.
[4] Fiske A, Wetherell JL, Gatz M. Depression in older adults. Annu Rev Clin Psychol. 2009;5:363-89.
[5] Steed L, Barnard M, Hurel S, Jenkins C, Newman S. How does change occur following a theoretically based self-management intervention for type 2 diabetes. Psychol Health Med. 2014;19(5):536-46.
[6] Plotnikoff RC, Lippke S, Trinh L, et al. Protection motivation theory and the prediction of physical activity among adults with type 1 or type 2 diabetes in a large population sample. Br J Health Psychol. 2010;15:643-61.
[7] Dailey G, Kim MS, Lian JF. Patient compliance and persistence with antihyperglycemic drug regimens: evaluation of a medicaid patient population with type 2 diabetes mellitus. Clin Ther. 2001;23(8):1311-20.
[8] Zulman DM, Rosland AM, Choi H, Langa KM, Heisler M. The influence of diabetes psychosocial attributes and self-management practices on change in diabetes status. Patient Educ Couns. 2012;87(1):74-80.
[9] Venkataraman K, Kannan AT, Kalra OP, et al. Diabetes self-efficacy strongly influences actual control of diabetes in patients attending a tertiary hospital in India. J Community Health. 2012;37(3):653-62.

1.2 Phänomenologie des alten Menschen mit Diabetes

Alexander Risse

Geriatrie handelt vom alternden Menschen, schließlich vom Alter, von der Beschädigung der Existenz durch biologisch bedingte, unausweichliche Abbauprozesse. Und natürlich auch vom Tod. „Das Nichts selber nichtet" [1]. Der berühmte Satz Martin Heideggers beschreibt die Problematik: Schon vor dem endgültigen Ende muss sich der Mensch mit seinem Verschwinden auseinandersetzen, und mit ihm der betreuende Arzt. Am Ende des Lebens stellen sich für beide mehr als nur somatologische Fragen: „The challenges of very old age are spiritual, not medical. The appropriate role of the physician is as counselor or helper, not as scientific expert" [2].

Zur Tragik des Alterns kommen bei Menschen mit Diabetes glycierungsbedingte Behinderungen und damit Anforderungen an die Modifikation von Therapien hinzu. Die sichere Beherrschung des diabetologischen Fachgebiets ist die Voraussetzung für einen adäquaten Dialog mit dem Patienten. Hierzu dient dieses Buch, das komplexe Gesamtgebiet der Spezialprobleme in der Geriatrie in diabetologischer Perspektive darstellt.

Die Phänomenologie des alternden Menschen bietet multiple Behinderungen:
- organische: z.B. Herzinsuffizienz, Schlaganfall, Schwindel, Hypoglykämien, Harninkontinenz
- psychomotorische: z.B. Gangunsicherheit durch Polyneuropathie, Schwindelmissempfindungen, Koordinationsstörungen, verstärkt durch Visusstörungen, Kommunikationseinschränkungen, Hypacusis
- psychiatrische: z.B. beginnendes hirnorganisches Psychosyndrom bis zur Demenz, illusionäre Verkennungen durch sensorische Beeinträchtigungen, ggf. paranoide Wahnbildungen, Delir durch Pharmakotherapie oder Wechsel des perzeptiven Umfelds, z.B. bei stationärer Behandlung

Hinzu kommen die Behinderungen durch die Anforderungen der Diabetestherapie, wie z.B. regelmäßige Medikamenteneinnahme zu festgesetzten Tageszeiten, (zu) komplizierte Insulinapplikationsschemata, Blutzuckermessungen.

Alterungsprozesse verlaufen individuell unterschiedlich. Eine starre Zuordnung zum biologischen Alter ist somit nicht möglich. Aber egal zu welchem Zeitpunkt, irgendwann trifft es jeden. Zusammengenommen steht der alternde Mensch vor immer größeren Anforderungen bei gleichzeitig abnehmender Kompetenz, zuletzt im Stadium der Hilfsbedürftigkeit und damit Abhängigkeit von Dritten. Durch Erosion der familiären Strukturen führt dieser Autonomieverlust zum Einbruch von Fremden in die Privatsphäre: Pflegedienste besitzen den freien Zugang zur Wohnung, im Pflegeheim bestehen ichdystone Tagesrhythmen, wechselnde Schichten und Arbeitszeitregelungen bedingen den Kontakt mit immer wechselndem, profitbedingt knappem

Pflegepersonal unter permanentem Zeitdruck [3]. Das Sterben wird verlagert in Krankenhäuser, schlimmstenfalls auf Intensivstationen.

In seinem Buch „Über das Altern, Revolte oder Resignation" gelingt Jean Améry eine eindringliche Darstellung des Alterungsprozesses, eigentlich eine Pflichtlektüre für Geriaterinnen und Geriater und alle, die mit alten Patienten zu tun haben: „Was immer dem Alternden empfohlen wird, wie er sich mit dem Niedergang abfinden, ja diesem allenfalls sogar Werte abgewinnen könne – Adel der Resignation, Abendweisheit, späte Befriedigung –, es stand vor mir als niederträchtige Düperie, gegen die zu protestieren ich mir mit jeder Zeile aufgeben musste. [...] Die Straßen werden immer länger und die Beine immer kürzer. Der Atem wird schwerer, die Muskeln schwächer, das Hirn blöder. [...] Der Körper, der „le negligé" [Sartre] war und sich selbst verstand [...] – dieser Körper, der uns nicht mehr Welt vermittelt, sondern von Welt und Raum uns wegsperrt durch schweren Atem, schmerzende Beine, arthritisch geplagte Artikulationen, wird zu unserem Gefängnis, aber auch zu unserem letzten Obdach. [...] Bleibt beim Versuche einer Wesensbeschreibung des Alterns, die sich nicht einlässt auf [...] die medizinische Terminologie, was wir sagten: dass nämlich dem Alternden die Welt sich nicht nur entzieht, sondern sie zu seinem Widersacher wird. [...] Gibt es so etwas wie eine Grundbefindlichkeit des Alterns, so lässt diese sich annähernd konzentrieren in den Wörtern wie Mühsal und Drangsal. [...] Danach kommt das, was die Gesellschaft den wohlverdienten Ruhestand nennt und was für den einen eine stattliche Beamtenpension bedeutet, für den anderen eine miserable Rente. [...] Krankheiten stellen sich ein. [...] Jahreskameraden verscheiden [...]. Der Alternde denkt an den Tod. Er denkt an ihn zunächst als an ein objektives Ereignis, in den Kategorien eines Überlebenden. [...] Es geht ihn etwas an, dass er in einer nur allzu absehbaren Zeit nicht mehr da sein wird. [...] Wenn wir alle gleich sind vor dem Tode [...] – so sind wir doch nicht gleich vor dem Sterben. Tod, wo ist Dein Stachel? Der Arme gibt sehr präzise Antwort: Im Altersheim, im Spital, in der schlecht geheizten Wohnung, wo der Todkranke sich durch den Korridor zur Toilette schleppen muss" [4].

Jean Améry beendete diesen Alterungsprozess am 17. Oktober 1976 durch Suizid, nachdem er zuvor ein umfangreiches Plädoyer für selbstbestimmtes Sterben publiziert hatte [5]. Ein weiteres noch zu klärendes Thema für die Geriatrie.

Zusammenfassend: „Das Alter, ein Massaker." [6]

Den Zeitpunkt des Verfalls möglichst weit hinauszuschieben und Behinderungen erträglich zu machen, ist Aufgabe der Medizin, hier speziell der Geriatrie.

In der phänomenologischen Perspektive ergeben sich aus den o. g. Schilderungen folgende Schlüsse für die Behandlung geriatrischer Patienten mit Diabetes mellitus:
1. Sichere Beherrschung des diabetologischen Spezialgebiets, i. e. der reduktionistischen Standards ist Grundvoraussetzung jeder Therapie.
2. Diabetologische Kenntnis muss um neurologische (Polyneuropathie, Leibesinselschwund) und insbesondere psychiatrische Kompetenz (z. B. psychopathologische Befunderhebung, Nosologie der Depressionen) erweitert werden.

3. Junge Therapeuten (intakte leibliche Ökonomie) können mitunter die Auswirkungen des Alterungsprozesses nicht nachvollziehen. Hier empfiehlt sich die Teilnahme an Selbsterfahrungen in „Instant Aging" [7].
4. Der Erhalt der Patientenautonomie steht im Vordergrund der therapeutischen Bemühungen. Dies bedeutet u. a., dass die etablierten Therapieziele dem Patientenstatus angepasst werden müssen.
5. Die anthropologischen und spirituellen Dimensionen gewinnen mit zunehmendem Alter und zunehmenden Erkrankungen immer größere Bedeutung. Hierauf müssen die Therapeuten vorbereitet sein.
6. Der Lebensstil des Patienten, d. h. die Art und Weise des Umgangs mit Behinderungen und die Art und Weise ein gelungenes Leben zu führen (z. B. Inhalationsrauchen, Alkoholkonsum, schnelle Kohlehydrate), dürfen nicht angetastet werden.
7. Der Therapeut muss seine innere Haltung zu den metadiabetologischen Fragen klären: z. B. Berechtigung des Freitods, Recht auf Selbstschädigung, (genitale) Sexualität im Alter, fehlendes Einverständnis zu notwendigen Therapien (vulg.: „Therapieverweigerung").

Literatur

[1] Heidegger M. Was ist Metaphysik. 16. Aufl. Frankfurt am Main: Vittorio Klostermann; 2007.
[2] Goodwin JS. Geriatrics and the limits of modern medicine. The New England Journal of Medicine. 1999;340:1283-5.
[3] Drieschner F. Ende ohne Gnade. Die Zeit. 2004;29.
[4] Améry J. Über das Altern – Revolte und Resignation. Stuttgart: Klett-Cotta; 1968.
[5] Améry J. Hand an sich legen, Diskurs über den Freitod. Stuttgart: Klett-Cotta; 1976.
[6] Roth P. Jedermann. München: Hanser; 2006.
[7] Filz SA. Instant aging. Saarbrücken: SVH; 2015.

2 Diabetes im Alter: Aktuelle Situation und Epidemiologie

Jürgen Wernecke

2.1 Einleitung

Laut Bericht der Internationalen Diabetes Gesellschaft 2013 [1] liegt die geschätzte Zahl der Menschen mit Diabetes in Deutschland im Alter von 20 bis 79 Jahren, inklusive der nicht erkannten, nicht berichteten Fälle bei derzeit etwa 12 %, das entspricht ca. 8,5 Millionen Menschen, davon über 90 % mit Diabetes mellitus Typ 2. Geschätzte 1 Million Menschen über 80 Jahre und mit Diabetes kommen hinzu [2]. Damit gehört Deutschland zu den zehn Ländern mit der höchsten absoluten Zahl an Menschen mit Diabetes. Laut Daten des Robert-Koch-Instituts (RKI) hat sich die Zahl der Betroffenen von 1998 bis 2012 in Deutschland um 38 % erhöht [3]. Das bedeutet: In den nächsten Jahren dürfte speziell die Zahl älterer Menschen mit Diabetes noch weiter anwachsen. Diese Entwicklung ist auch in anderen Ländern zu verzeichnen, sodass Diabetes derzeit eine der, wenn nicht sogar die sich am schnellsten ausbreitende chronische Erkrankung weltweit ist.

Ursächlich dafür ist die Lebensstilveränderung mit immer weniger Bewegung und immer größerem Nahrungsangebot. Zusätzlich ist für dieses Wachstum aber auch die weiter ansteigende Lebenserwartung entscheidend. Diabetes ist eine typische „Alterserkrankung": In der Altersgruppe der 70- bis 79-Jährigen und auch darüber hinaus liegt die Prävalenz bei über 20 %! In Klinikabteilungen, im stationären wie ambulanten Pflegebereich hat mittlerweile etwa jeder dritte Patient einen Diabetes mellitus [4].

In den letzten Jahren ist dank medizinischer Fortschritte und Präventionsmaßnahmen die Lebenserwartung weltweit deutlich gestiegen (Abb. 2.1).

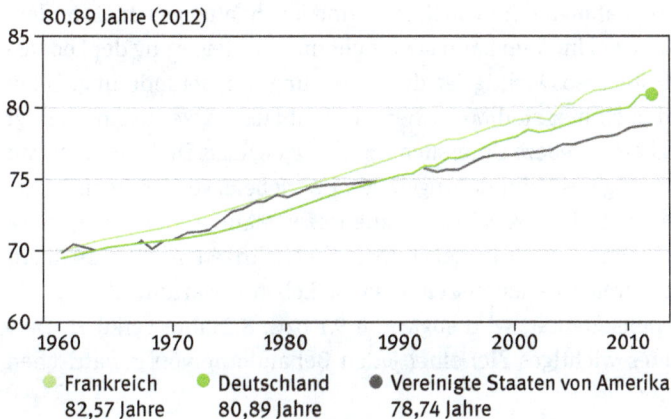

Abb. 2.1: Entwicklung der Lebenserwartung in Deutschland, Frankreich und den USA im Zeitraum 1960 bis 2010 (Quelle: Weltbank 2012).

https://doi.org/10.1515/9783110436457-002

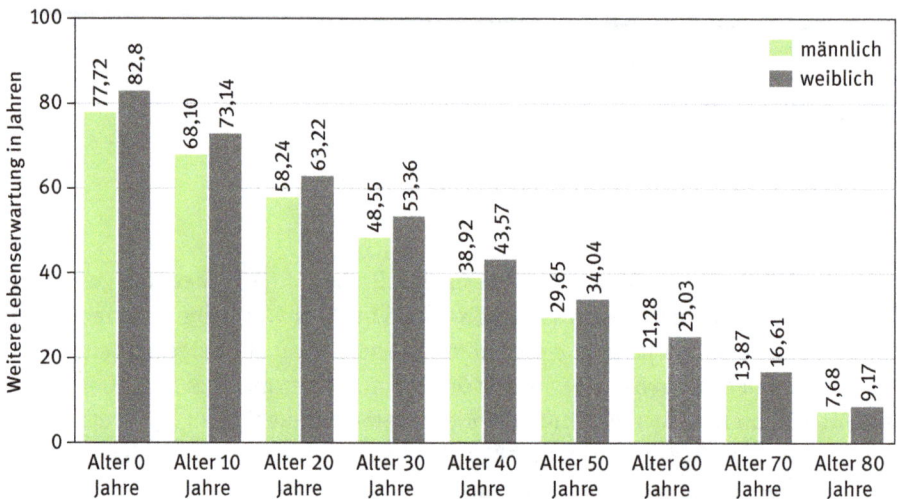

Weitere Lebenserwartung in Jahren (y-Achse, 0–100)

	männlich	weiblich
Alter 0 Jahre	77,72	82,8
Alter 10 Jahre	68,10	73,14
Alter 20 Jahre	58,24	63,22
Alter 30 Jahre	48,55	53,36
Alter 40 Jahre	38,92	43,57
Alter 50 Jahre	29,65	34,04
Alter 60 Jahre	21,28	25,03
Alter 70 Jahre	13,87	16,61
Alter 80 Jahre	7,68	9,17

Abb. 2.2: Altersabhängige Lebenserwartung in Deutschland 2016 (Quelle: Statista).

Laut Statistischem Bundesamt konnte ein weiblicher Neugeborener 2012 mit einer Lebenserwartung von 82,8 Jahren, ein männlicher mit 77,7 Jahren rechnen (Abb. 2.2) [5]. Aber auch die Zahl der Hundertjährigen ist heute schon beeindruckend: 2011 wurden laut Statistischem Bundesamt 13.500 Menschen im Alter von 100 Jahren oder mehr erfasst, 90 % davon waren weiblich und deutlich mehr in Städten als auf dem Land lebend. Der älteste Mensch, dessen Lebensdaten zweifelsfrei belegt sind, ist die Französin Jeanne Calment, die 122 Jahre und 164 Tage alt wurde und am 4. August 1997 verstarb.

Trotz der enorm hohen Steigerungsraten für Diabetes in der Bevölkerung vermindert Diabetes die Lebenserwartung des jeweils Betroffenen immer noch: Die Lebenserwartung eines 55-Jährigen mit Diabetes mellitus Typ 2 wird um bis zu 10 Jahre, die eines 75-Jährigen immer noch um 0,4 bis 5,7 Jahre gemindert [6]! Umso mehr sollte auf effektive Präventionsmaßnahmen schon im Kindes- und Jugendalter geachtet werden.

Lebens- und Therapieziel im Alter kann aber nicht nur die Steigerung der Lebenserwartung sein! Mindestens so wichtig ist die Steigerung der behinderungsfreien Lebenserwartung. Und auch hier sind Menschen mit Diabetes stärker beeinträchtigt als Menschen ohne Diabetes: Neuere Untersuchungen zeigen, dass Diabetes auch mit einer deutlichen Minderung des behinderungsfreien Überlebens verbunden ist: Eine australische Studie [7] zeigt, dass 50-jährige Frauen bzw. Männer eine um 3,1 bzw. 3,2 Jahre geminderte Lebenserwartung gegenüber gleichaltrigen Nichtdiabetikern haben. Die behinderungsfreie Überlebenszeit, also die Lebenserwartung ohne große Einschränkung der Lebensqualität, wird sogar um 9,1 bzw. 8,2 Jahre verkürzt. Deswegen sollte ein weiteres wichtiges Ziel einer jeden Behandlung von geriatrischen

Patienten mit Diabetes die Steigerung und der Erhalt insbesondere der behinderungsfreien Überlebenszeit sein. Wie kommen wir diesem Ziel näher?

2.2 Differenzierung der Gruppe älterer Menschen

Alter stellt sich heterogen dar: Es gibt ältere Menschen, die noch ohne erkennbare
Funktionsdefizite oder Multimorbidität vollständig am gesellschaftlichen Leben teilhaben oder sogar erst im Alter ihre besonderen Fähigkeiten entwickeln, wie z. B. der
deutsche Bundeskanzler Konrad Adenauer, der noch mit 87 Jahren zum Ende seiner
Amtszeit 1963 den deutsch-französischen Freundschaftsvertrag unterschrieb.

Auf der anderen Seite stehen ältere Menschen, die aufgrund von Multimorbidität
und Funktionseinschränkungen mehr oder weniger auf Hilfe angewiesen sind oder
sich am Ende ihres Lebens als Palliativpatienten nicht mehr selbst behelfen können.

Pflegebedürftige ältere Menschen benötigen den höchsten Ressourceneinsatz der
Krankenkassenausgaben. Im Jahr 2017 waren nach Statista 3,41 Millionen Menschen
in Deutschland im Sinne des Pflegeversicherungsgesetzes (SGB XI) pflegebedürftig.
Nach der Statistik leiden aus dieser Gruppe ca. 1,2 Mill. Menschen an einem Diabetes
mellitus. Die Mehrheit dieser Pflegebedürftigen (83 %) war über 65 Jahre alt, über ein
Drittel (37 %) war 85 Jahre und älter. Drei Viertel der Pflegebedürftigen wurden 2017
zu Hause versorgt, davon knapp zwei Drittel durch Angehörige und ein Drittel teilweise oder vollständig durch ambulante Pflegedienste. Etwa ein Viertel der Pflegebedürftigen wurde in Pflegeheimen betreut. Bei einer Diabetesprävalenz von etwa
30 % müssen wir demnach von knapp 900.000 häuslich versorgten Pflegebedürftigen
mit einem Diabetes mellitus ausgehen. Davon 420.000 durch Angehörige und etwa
210.000 durch einen ambulanten Pflegedienst versorgt. Im Bereich der Pflegeheime
rechnen wir mit etwa weiteren 300.000 Bewohnern, die an einem Diabetes mellitus
leiden.

Gleichzeitig erleben wir einen Mangel an Pflegekräften. Das Bundesministerium
für Gesundheit geht, Stand 2015, von ca. 250.000 fehlenden Pflegekräften aus. Neben
den etwa 50.000 ab 2020 fehlenden Ärzten im ambulanten Bereich ist damit die Pfle-
gefachkraft die knappste Gesundheitsressource im europäischen Gesundheitssystem.

Zu diesem Personalmangel kommt nicht nur im ärztlichen Bereich, sondern insbesondere auch im Pflegebereich ein Mangel an diabetologischem Fachwissen: Weniger als 50 % der befragten Pflegekräfte im Bereich der ambulanten und stationären
Pflege weiß, was im Falle einer schweren Hypoglykämie zu tun ist [8].

Um hier kurzfristig trotz des Personalmangels Abhilfe zu schaffen, müssen behandelnde Ärzte und Pflegekräfte besser ausgebildet werden. Daher will sich unter
anderem die Deutsche Diabetes Gesellschaft in ihrem jüngsten Strategieansatz mit
neuen Diabetes-Ausbildungsprogrammen in Form von Langzeit- und Basisausbildun-
gen besonders um den Bereich der Pflege kümmern.

Tab. 2.1: Definition eines geriatrischen Patienten (Deutsche Gesellschaft für Gerontologie und Geriatrie).

	Kurzbeschreibung	Grad der Abhängigkeit
1.	Kalendarisch ältere, nicht-geriatrische Patienten	Funktionell unabhängig
2.	Hilfsbedürftige, geriatrische Patienten mit leichten Handicaps	Funktionell leicht abhängig
3.	Hilflose, geriatrische Patienten mit schwersten Handicaps	Funktionell stark abhängig
4.	Palliativpatienten	Menschen in der akuten Sterbephase

Grundlage für ein besseres Verständnis und für einen differenzierteren Umgang mit Menschen mit Diabetes ist eine adäquate Differenzierung in den Therapiezielen und -formen. Kalendarisches Alter allein ist dabei nicht hinreichend für differenzierte und spezielle Therapieziele und -inhalte im Alter.

Die AG Diabetes und Geriatrie der Deutschen Diabetes Gesellschaft hat schon sehr früh die Besonderheiten des älteren Menschen mit Diabetes betont und diese Patientengruppe weiter differenziert [9,10]. Nimmt man die Gruppe der Palliativpatienten mit Diabetes hinzu, kommt man zu folgender Einteilung, die auch derzeit in der Leitlinienkommission „Diabetes im Alter" der Deutschen Diabetes Gesellschaft genutzt wird und die sich auch weitestgehend mit der neuesten Leitlinienempfehlung der Amerikanischen Diabetes Gesellschaft deckt [11].

Die Bezeichnung „geriatrischer Patient" entspricht in Tab. 2.1 der Definition der Deutschen Gesellschaft für Gerontologie und Geriatrie:
– multimorbid
– höheres Lebensalter (meist älter als 70 Jahre)
  – die geriatrietypische Multimorbidität ist dabei vorrangig vor dem kalendarischen Alter zu sehen
oder
– Alter 80+ Aufgrund der alterstypischen Vulnerabilität, wegen z. B.
  – des Auftretens von Komplikationen oder Folgeerkrankungen,
  – der Gefahr der Chronifizierung sowie
  – des erhöhten Risikos des Verlusts der Autonomie mit Verschlechterung des Selbsthilfestatus.

Hintergrund dafür sind u. a. die jüngsten Daten zur Gefahr von Hypoglykämien speziell bei älteren Menschen mit Diabetes mellitus, die wir in einem eigenen Kapitel (Kap. 5.1) behandeln, und die Ergebnisse von Langzeit-Therapiestudien, die uns die protrahierten und langanhaltenden Effekte einer möglichst optimalen Glukoseeinstellung deutlich gemacht haben.

Die größte kontrollierte und randomisierte Therapiestudie, die UKPDS, hat Patienten mit neue aufgetretenem Diabetes Typ 2 mit dem Ziel untersucht, durch möglichst normoglykämische Stoffwechseleinstellung in der Therapiegruppe die Zahl der mikrovaskulären Endpunkte zu senken. Sie zeigte erst ab etwa 10 bis 15 Jahren Behandlungsdauer einen signifikanten Unterschied durch bessere Stoffwechseleinstellung v. a. im Bereich der laserbedürftigen diabetischen Retinopathie [12]. Die Patienten der wesentlich besser eingestellten Therapiegruppe boten aber nach 10 Jahren noch keine erkennbare Wirkung in Bezug auf ihre Lebensqualität: Visus, Dialyse- und Amputationshäufigkeit zeigten trotz der jahrelangen Anstrengungen um den Stoffwechsel noch keinen signifikanten Unterschied zur Kontrollgruppe. Anfang des 21. Jahrhunderts versuchten VADT, ADVANCE und ACCORD mit der Idee „the lower the better" durch noch bessere Stoffwechselqualität mit HbA_{1c}-Zielwerten unter 6,5 % bei langjährigem Diabetes und schon fortgeschrittenen makrovaskulären Folgeschäden klarere und schnellere Erfolge auch im makrovaskulären Bereich zu erzielen. Die Studienversuche waren dahingegen leider frustran. Im Gegenteil: ACCORD musste bei Übersterblichkeit in der Therapiegruppe sogar abgebrochen werden [13].

Die DCCT Nachfolgestudie für Diabetes mellitus Typ 1, erbrachte nach 30 Jahren mit einem durchschnittlichen HbA_{1c}-Wert von 8,5 % eine überraschend niedrige Rate diabetischer Folgekomplikationen: Amputationsrate von 1 %, Dialyse oder Nierentransplantation von 2 % und Blindheit unter 1 % in der Studienpopulation [14]! Allerdings wurden diese Patienten regelmäßig auf Folgekomplikationen untersucht und behandelt.

Funktionell eingeschränkte ältere Patienten mit Diabetes und einer Lebenserwartung von 10 bis 15 Jahren hätten nach diesen Daten innerhalb ihrer noch verbleibenden Lebenszeit keinen erlebbaren subjektiven Vorteil einer aggressiven Diabetestherapie. Andererseits sind erhöhte Blutzuckerwerte auch mit einer Verschlechterung der geriatrischen Syndrome (Kap. 3.1) verbunden und sollten daher nicht nihilistisch, sondern differenziert wie in Kap. 5.2 behandelt werden.

Literatur

[1]   IDF Diabetes Atlas. 6th ed. Brussels: International Diabetes Federation; 2013.

[2]   Tamayo T, Brinks R, Hoyer A, Kuß O, Rathmann W. Prävalenz und Inzidenz von Diabetes mellitus in Deutschland. Dtsch Arztebl Int. 2016;113(11):177-82.

[3]   Boehme MW, Buechele G, Frankenhauser-Mannuss J, et al. Prevalence, incidence and concomitant co-morbidities of type 2 diabetes mellitus in South Western Germany – a retrospective cohort and case control study in claims data of a large statutory health insurance. BMC Public Health. 2015;15:855-73.

[4]   Siegel EG. Diabetesversorgung im Krankenhaus. Der Diabetologe. 2011;7:471.

[5]   Deutscher Gesundheitsbericht 2015 Diabetes. diabetes.de (abgerufen: 1.10.2016).

[6]   Leal J, Gray AM, Clarke PM. Development of life-expectancy tables for people with type 2 diabetes. Eur Heart J. 2009;30(7):834-9.

[7] Huo L, Shaw JE, Wong E, et al. Burden of diabetes in Autralia: life expectancy and disability-free life expectancy in adults with diabetes. Diabetologia. 2016;7:1437-45.

[8] Hecht L, Schöning D. Evaluation des diabetesrelavanten Fachwissens von examinierten Gesundheits- und Krankenpflegern im klinischen Setting. Posterpräsentation. DDG Frühjahrs-kongress. 2014.

[9] Hader C, Beischer W, Braun A, et al. Diagnostik, Therapie und Verlaufskontrolle des Diabetes im Alter. Diabetes und Stoffwechsel. 2004;13:31-56.

[10] Zeyfang A, Wernecke J, Braun A. Diabetes mellitus im Alter. DDG Praxisempfehlungen. 2011;2:170-5.

[11] Bahrmann A, Bahrmann P, Baumann J, et al. S2k-Leitlinie Diagnostik, Therapie und Verlaufs-kontrolle des Diabetes mellitus im Alter. 2. Aufl. Deutsche Diabetes Gesellschaft; 2018.

[12] Holman RR, Paul SK, Bethel MA, Matthews DR, Neil HA. 10-year follow-up of intensive glucose control in type 2 diabetes. N Engl J Med. 2008;359:1577-89.

[13] Gerstein HC, Miller ME, Byington RP, et al. Effects of intensive glucose lowering in type 2 dia-betes. N Engl J Med. 2008;358:2545-59.

[14] Nathan DM, Zinman B, Cleary PA, et al. Modern-day clinical course of type 1 diabetes mellitus after 30 years' duration: the diabetes control and complications trial/epidemiology of diabetes interventions and complications and Pittsburgh epidemiology of diabetes complications experience (1983-2005). Arch Intern Med. 2009;169(14):1307-16.

3 Der geriatrische Mensch mit Diabetes mellitus

3.1 Geriatrische Syndrome und ihre Wechselwirkung mit Diabetes mellitus im Alter

Andrej Zeyfang

Der Erhalt von Autonomie und möglichst hoher physischer und psychischer Leistungsfähigkeit bedeutet letztendlich Lebensqualität bei älteren Menschen. Die Erkrankung Diabetes kann starken Einfluss auf die Lebensqualität nehmen und muss deshalb auch im Alter adäquat behandelt werden; die bekannten Säulen der Diabetestherapie *Schulung, Ernährung, Bewegung* und *medikamentöse Behandlung* zeigen im Alter Besonderheiten. Deshalb sind Angehörige und/oder das Pflegepersonal intensiv in die Behandlungsplanung einzubeziehen, besonders bei Vorliegen von geriatrietypischer Multimorbidität inklusive geriatrischer Syndrome und Vulnerabilität. Die Interaktion und wechselseitige Verstärkung vieler Syndrome mit der Erkrankung Diabetes, lassen den Fokus beim individuellen Patienten oft weg von HbA_{1c} und hin zu einer individualisierten Behandlung richten. Defizite und Ressourcen des einzelnen Patienten – v. a. das Vorliegen geriatrischer Syndrome – spielen dabei eine entscheidende Rolle.

In Deutschland leben heute ca. 4,4 Millionen Menschen, die älter als 80 Jahre sind [1]. Einerseits sind ältere Menschen relativ häufig fit, andererseits ist die Mehrheit auf Grund von Funktionsstörungen oder Behinderungen mehr oder weniger stark beeinträchtigt. Dabei ist die Auswirkung der funktionellen Schädigung ein wichtiges Element beim Erhalt von Autonomie und möglichst hoher physischer und psychischer Leistungsfähigkeit – ein wichtiger Parameter der Lebensqualität im Alter.

Behandlungsvorgehensweisen und Behandlungsziele müssen sich im Alter stark an den vorhandenen Ressourcen bzw. den Limitationen (z. B. Demenz) orientieren. Deshalb ist eine Kategorisierung auf Grund der *Ressourcen* und *Defizite* hilfreich. Die neue Leitlinie „Diabetes im Alter" differenziert deshalb in vielen Bereichen folgendermaßen:

> Für eine differenzierte Therapieplanung sollten ältere Menschen mit Diabetes in folgende funktionelle Gruppen eingeteilt werden:
> – Funktionell unabhängig: Ältere Menschen mit Diabetes und gutem funktionellen Status. Patienten mit wenig Komorbidität, allenfalls geringer kognitiver Einschränkung und guten Kompensationsmöglichkeiten
> – Funktionell leicht abhängig: Ältere Menschen mit Diabetes und eingeschränktem funktionellen Status. Patienten mit Multimorbidität, funktionellen und kognitiven Einschränkungen sowie geriatrischen Syndromen

https://doi.org/10.1515/9783110436457-003

– Funktionell stark abhängig: Ältere Menschen mit Diabetes und extrem eingeschränktem funktionellen Status oder terminal erkrankte Menschen. Patienten mit Multimorbidität, geriatrischen Symptomen, ausgeprägten funktionellen und kognitiven Einschränkungen und Vorliegen von Erkrankungen mit limitierter Lebensprognose, z. B. terminale Herz-, Nieren- oder maligne Erkrankungen
– Menschen, die sich in der unmittelbaren Sterbephase befinden

Die funktionellen Einschränkungen betreffen viele Bereiche. Ebenfalls vereinfacht, aber didaktisch sinnvoll ist das Memorieren der Geriatrischen I: Immobilität, Inkontinenz, Instabilität, intellektueller Abbau und iatrogener Schaden. Zusätzlich ist den originären 5 I ist die Interaktion (zwischen geriatrischen Syndromen und Diabetes) anzufügen. Darüber hinaus sind bei älteren Menschen mit Diabetes häufig weitere Erkrankungen und Syndrome anzutreffen: Seh- und Hörbeeinträchtigung, Mangelernährung, Untergewicht, Dekubitalgeschwüre, Gebrechlichkeit, Schmerzen, Depression und Isolation.

Lebensqualität in der Geriatrie bedeutet in der Regel:
– Erlangung und Erhalt größtmöglicher Selbstständigkeit und Unabhängigkeit
– Erhalt der sozialen Bindungen und der größtmöglichen körperlichen und geistigen Leistungsfähigkeit sowie der Alltagskompetenz

Lebensqualität im Alter zeichnet sich u. a. aus durch Selbstständigkeit bei der Körperhygiene inklusive Darm- und Blasenentleerung, möglichst wenig Hilfebedarf bei den hauswirtschaftlichen Verrichtungen (Einkaufen, Kochen, Putzen und Waschen) und dem Vermögen, möglichst spontan (aus-)gehen, (auf)stehen, sich an- und ausziehen sowie z. B. die Essenszeit selbst definieren zu können.

3.1.1 Geriatrisches Assessment

Das geriatrische Assessment umfasst organmedizinische, kognitv/mentale, psychische, soziale, umgebungsbezogene und funktionelle Dimensionen. Funktionseinschränkungen, die für eine unzureichende Selbstversorgungsfähigkeit alter Menschen verantwortlich sind, entziehen sich sehr häufig der konventionellen Medizin und erfordern den Einsatz besonderer Abklärungsmethoden [2].

Das geriatrische Assessment bezeichnet einen *diagnostischen Prozess* in der Altersmedizin und wird zur Identifizierung von geriatrischen Patienten mit zu erwartenden Funktionseinschränkungen durchgeführt.

Inhalte des geriatrischen Assessments sind:
– quantifizierende Funktionsdiagnostik bezüglich Organ- und Alltagsfunktionen
– pflegerische Diagnostik über Kompetenz und Hilfsbedürftigkeit bei der Selbst- und Fremdpflege

- überprüfbare Prognose von Reha-Möglichkeiten
- Erfassung ethischer Wertvorstellung persönlicher Lebensplanung
- gemeinsame Erarbeitung medizinischer Aktivitäten und Alltagserfordernissen

Eine Zusammenfassung der Empfehlungen zur Basistherapie in Abhängigkeit vom Vorliegen geriatrischer Syndrome bzw. deren Interaktion mit der Krankheit Diabetes sowie sinnvoller Assessmentuntersuchungen gibt Tab. 3.1.

Tab. 3.1: Besonderheiten der Diabetestherapie beim geriatrischen Patienten [5].

Bereich	Besonderheiten	Testverfahren
Schulung	Testung der Kognition, spezielles Kurrikulum/ Medien (SGS) erforderlich, Schulung von Angehörigen/Pflegekräften (FoDiAl, DPFK)	Visus, Gehör, MMSE (nach Folstein), AKT, DemTect, GDS
Bewegung	Bewegungstherapie erschwert, realistische Empfehlungen (Spazierengehen) sinnvoll, Effekte auf Knochen, Sturz/Frakturen, Kognition	Tinetti, Timed „up and go", 5-Chair-rise, Semi-Tandem-/ Tandem-Stand
Ernährung	Häufig Malnutrition im Alter, übliche Ernährungsempfehlungen (Vollkorn, Abnehmen) nicht sinnvoll, alltagsrealistische Empfehlungen nötig	Gebisszustand, Mini-Nutritional Assessment, Nutritional Risk Score
Pharmakotherapie	Multimedikation und Anfälligkeit für iatrogene Schädigung beachten, Kognition und Depression sind Determinanten der Compliance, Insulin, wenn nötig, einsetzen	Überprüfung der Fähigkeit zur Medikamenteneinnahme, Insulinhandling, Geldzähltest

Ergebnisse des Assessments sind für die Behandlungsplanung sinnvoll und manchmal für das Gelingen der Therapie entscheidend. So zeigte sich beispielsweise, dass bei älteren Menschen mit Diabetes durch einen einfachen, schnellen Test die Eignung zur sicheren Selbstinsulininjektion mit dem „Geldzähltest" [3] nachgewiesen werden kann. Werden weniger als 45 Sekunden für die Durchführung benötigt, besteht eine hohe Wahrscheinlichkeit zur selbstständigen, sicheren Insulininjektion [4].

Es gibt zusätzlich starke wechselseitige Beziehungen zwischen geriatrischen Syndromen und Diabetes betreffend v. a. die Bereiche Kontinenz, Mobilität, Demenz und Depression (Tab. 3.2). Ein wichtiges Therapieziel ist deshalb auch die Verbesserung geriatrischer Syndrome durch verbesserte Diabeteseinstellung. Die vorliegenden Daten sind dabei teilweise widersprüchlich; insgesamt scheint jedoch die relativ normnahe Blutzuckereinstellung ohne schwere Hypoglykämien das Vorliegen dieser geriatrischen Syndrome zu verbessern und somit die Lebensqualität zu erhöhen.

Tab. 3.2: Interaktionen zwischen Diabetes und geriatrischen Syndromen [6].

Syndrom	Wirkung auf Diabetes	Diabetes bewirkt
Demenz	– schlechtere HbA$_{1c}$-Werte – Schulung, Selbstmanagement unmöglich – häufiger Hypoglykämien – Kontrollen erschwert (Fundus, Blutdruck, Blutzucker, Fuß, Essen und Trinken)	– bei Diabetikern häufiger Demenzen als bei Nichtdiabetikern – je schlechter die Stoffwechselführung, desto größer die kognitiven Leistungseinschränkungen
Depression	– schlechtere HbA$_{1c}$-Werte – geringere Compliance – „Pseudodemenz"	– bei Diabetikern signifikant häufiger Depression – Verstärkung durch Angst, Schuldgefühle
Inkontinenz	– willentlich reduzierte Flüssigkeitszufuhr, Exsikkose, Hyperglykämie – Harnwegsinfekte, hierdurch Stoffwechselverschlechterung	– zunächst Dranginkontinenz, später Überlaufblase, bei Hyperglykämie Harnflut – therapieinduzierte Glukosurie, Urogenitalinfekte
Immobilität	– Bewegung als Basistherapie erschwert, Fußpflege nicht möglich, Selbstmanagement BZ/Insulin erschwert	– schwankende Blutzuckerwerte beeinflussen via Schwindel Mobilität, Stürze bei Diabetes häufiger – Gangunsicherheit durch PNP und Retinopathie

3.1.2 Die Rolle der Pflege

Pflegende sind sowohl im stationären als auch ambulanten Setting wichtige Leistungsträger in der Versorgung und Behandlung älterer Menschen mit Diabetes. Erst in den letzten Jahren wurde dies auch durch die Fachgesellschaft DDG erkannt. Resultat ist u. a. ein abgestuftes Qualifikationsverfahren, bei dem zum Stand der Drucklegung nachfolgende Verfahren in der Weiterbildungssäule Diabetes-Pflege DDG vorgesehen sind [7]:
– Basisqualifikation Diabetes-Pflege: Ziel der Basisqualifikation ist es, durch ein Fortbildungsprogramm mit einem geringen Stundenumfang von ca. 16 Unterrichtseinheiten möglichst viele Pflegefachkräfte zu erreichen und damit flächendeckend die Diabetesbetreuung in allen Pflegebereichen auf einem einheitlichen Grundniveau zu sichern.
– Weiterbildung zur Diabetes-Pflegefachkraft DDG: Die Weiterbildung zur Diabetes-Pflegefachkraft DDG umfasst einen Gesamtarbeitsumfang von 180 Stunden, von denen 80 Stunden Präsenzzeit mit theoretischem Unterricht, 40 Stunden Transferzeit für die Bearbeitung einer praktischen Aufgabe (Anwendung) sowie 60 Stunden Selbststudium eingeplant sind.

- Weiterbildung zur Diabetes-Pflegefachkraft DDG (Langzeit, DPFK-L): die Kurstage finden in ca. 14-tägigem Abstand statt, sodass ein ständiger Wechsel zwischen Theorie und Praxis (Anwendung angeleitet durch Transferaufgaben) mit anschließendem Erfahrungsaustausch gewährleistet ist. Die Weiterbildung zur Diabetes-Pflegefachkraft DDG (Langzeit) bereitet ambulante Pflegedienste auf eine Zertifizierung zum Diabetes-Schwerpunktpflegedienst DDG vor.
  - Weiterbildung zur Diabetes-Pflegefachkraft DDG (Klinik, DPFK-K): Die Weiterbildung DPFK-K findet in zwei Blöcken im Umfang von jeweils 40 Unterrichtseinheiten statt. Zwischen beiden Blöcken erfolgt eine mindestens dreitägige klinische Praxisphase, zu der als Transferleistung eine Fallanalyse von der Anamnese bis zur Therapie erfolgt.
  - Eine berufsgruppenübergreifend abgestimmte Situations- und Risikoeinschätzung birgt die Chance, Veränderungen des Allgemeinzustands des Patienten longitudinal über den Krankheitsverlauf und über die Versorgungsbereiche hinweg zu beobachten; der berufsgruppenübergreifende Austausch zur Situations- und Risikoeinschätzung erfolgt objektiviert, was zur besseren Kommunikation und Sicherheit beiträgt [8].

Schwerpunkte in der Pflege bei Diabetes im Alter sind beispielsweise:
- Prävention des diabetischen Fußsyndroms
- Wundversorgung
- Hautpflege
- Erfassung von Schmerzen
- Mundgesundheit
- Erfassung der Ernährungssituation
- Versorgung bei Inkontinenz
- Förderung der Mobilität

Literatur

[1] http://www.bpb.de/nachschlagen/zahlen-und-fakten/soziale-situation-in-deutschland/61541/altersstruktur (abgerufen am 18. April 2019).

[2] Bach M, Hofmann W, Nikolaus T. Geriatrisches Basisassessment: Handlungsanleitung für die Praxis. München: MMV Medizin Verlag GmbH; 1997.

[3] Nikolaus T, Bach M, Specht-Leible N, Oster P, Schlierf G. The timed test of money counting: a short physical performance test for manual dexterity and cognitive capacity. Age Ageing. 1995;24:257-8.

[4] Zeyfang A, Berndt S, Aurnhammer G, et al. A short easy test can detect ability for autonomous insulin injection by the elderly with diabetes mellitus. J Am Med Dir Assoc. 2012;13(1):81.e15-8.

[5] Zeyfang A. Neue Diabetes-Leitlinie für geriatrische Patienten: Die Besonderheiten bei Senioren auf einen Blick. MMW Fortschr Med. 2005;147(7):37-40.

[6] Zeyfang A. Die Hochbetagten passen in kein Durchschnittskonzept. MMW Fortschr Med. 2007;49:29-33.

[7]   http://www.deutsche-diabetes-gesellschaft.de/fileadmin/Redakteur/Leitlinien/Evidenzbasierte_
      Leitlinien/2018/LL_Alter_Gesamtdokument_20180713.pdf (abgerufen am 18. April 2019)
[8]   Grundke S, Klement A. Pflegebedürftigkeit: Beratung – Betreuung – Zusammenarbeit. Praxis-
      hilfen praktische Geriatrie, Band 5. 1. Aufl. Mainz: Kirchheim; 2015.

3.2 Mangelernährung

Dorothee Volkert

3.2.1 Epidemiologie

Mangelernährung ist bei älteren Menschen weit verbreitet und zählt aufgrund ihrer weitreichenden Folgen und vergleichsweise guten Interventionsmöglichkeiten zu den bedeutendsten geriatrischen Syndromen [1].

Die Prävalenz von Mangelernährung variiert in Abhängigkeit von der Gesundheits- und Lebenssituation älterer Menschen. Während rüstige, selbstständig lebende Senioren mit Prävalenzzahlen unter 5 % eher ausnahmsweise betroffen sind, steigt die Prävalenz mit zunehmender Hilfs- und Pflegebedürftigkeit und mit schlechter werdendem Gesundheits- und Allgemeinzustand an [2,3]. Einer aktuellen Übersichtsarbeit zufolge sind im deutschsprachigen Raum bis zu einem Drittel institutionalisierter Senioren von Mangelernährung betroffen, bis zu zwei Drittel weisen ein Risiko für Mangelernährung auf [4]. Bei pflegebedürftigen Senioren zeigt sich sowohl in Pflegeheimen als auch im häuslichen Umfeld eine zunehmende Häufigkeit von Untergewicht mit zunehmender Pflegebedürftigkeit und mit zunehmenden kognitiven Einschränkungen [4].

Zur Häufigkeit von Mangelernährung bei älteren Menschen mit Diabetes mellitus ist die Datenlage sehr begrenzt. In einer Genfer Untersuchung waren von 146 geriatrischen Patienten mit Diabetes mellitus 14 % mangelernährt und 75 % hatten ein Risiko für Mangelernährung bei gleichzeitig 39 % erhöhter BMI-Werte ≥ 30 kg/m^2 [5]. Da in dieser Seniorengruppe augenscheinlich die Übergewichtsproblematik im Vordergrund steht, wird Mangelernährung leicht übersehen.

> Die Prävalenz von Mangelernährung steigt mit zunehmender Hilfs- und Pflegebedürftigkeit und mit schlechter werdendem Gesundheits- und Allgemeinzustand an.

3.2.2 Ursachen und Folgen von Mangelernährung im Alter

Mangelernährung entsteht generell durch ein Ungleichgewicht zwischen der Aufnahme und dem Verbrauch des Körpers an Energie und Nährstoffen. Dies kann durch ungenügende Zufuhr, erhöhten Bedarf, gestörte Verwertung bzw. erhöhte Ausscheidung bedingt sein.

Bei älteren Menschen steht eine reduzierte Essmenge und dadurch ungenügende Energie- und Nährstoffzufuhr bei der Entstehung von Mangelernährung im Vordergrund. Mögliche Ursachen hierfür sind vielfältig, meist wirken mehrere Faktoren zusammen (multifaktorielle Entstehung) [1,2]. Einerseits führen physiologische Altersveränderungen – insbesondere reduzierte Geschmacks- und Geruchswahrnehmung und nachlassender Appetit (Altersanorexie) – zu einer Reduktion der Essmenge, andererseits können altersbegleitende Veränderungen in allen Lebensbereichen eine ausreichende Ernährung erschweren. Körperliche Beeinträchtigungen, wie Kau- und Schluckstörungen, eingeschränkte Mobilität und Feinmotorik, sowie kognitive Defizite spielen hier eine wesentliche Rolle. Psychische Erkrankungen – insbesondere Depressionen – und soziale Einschränkungen – Einsamkeit, Altersarmut – sind ebenfalls typische Auslöser einer ungenügenden Ernährung [2].

Kommen zu diesen Altersveränderungen Erkrankungen hinzu, erhöht sich das Mangelernährungsrisiko weiter. Akute und chronische Krankheiten reduzieren nicht nur den Appetit, sondern erhöhen häufig zusätzlich den Energie- und Nährstoffbedarf bzw. beeinträchtigen im Fall von gastrointestinalen Erkrankungen Verdauung und Absorption der Nährstoffe. Zahlreiche Medikamente tragen durch unerwünschte Nebenwirkungen – z. B. Appetitminderung, Mundtrockenheit, Geschmacks- und Geruchsbeeinträchtigung, Somnolenz – zu einer verringerten Nahrungsmenge bei oder schränken die Bioverfügbarkeit von Nährstoffen ein. In Institutionen ist die ausreichende Ernährung zusätzlich durch Zeit- und Kostendruck sowie mangelndes Ernährungsbewusstsein und -wissen der Mitarbeiter gefährdet.

Mögliche Ursachen von Mangelernährung sind vielfältig, meist wirken mehrere Faktoren zusammen (multifaktorielle Entstehung). Erkrankungen spielen dabei eine zentrale Rolle.

Die Folgen von Mangelernährung sind gravierend, sie beeinträchtigen nicht nur die Lebensqualität der Betroffenen, sondern verursachen auch erhebliche Kosten im Gesundheitssystem [6].

Durch eingeschränkte Funktionalität und reduzierte Reserven zeigen sich die Auswirkungen bei älteren Menschen schneller als bei jüngeren. Bereits wenige Tage ohne ausreichende Ernährung wirken sich spürbar auf den Ernährungs- und Allgemeinzustand aus. Allgemeine Schwäche, Kraftlosigkeit und Erschöpfung können erste Anzeichen sein. Eine anhaltend unzureichende Ernährung führt zu einem Gewichtsverlust, der im Alter mehr zulasten der fettfreien Körpermasse geht als in jüngeren Jahren [7]. Die altersbedingt ohnehin reduzierte Muskelmasse nimmt dadurch weiter ab, die Entwicklung von Sarkopenie und Gebrechlichkeit wird gefördert. Dies hat weitreichende Folgen für die Funktionalität und Leistungsfähigkeit und damit für die Selbstständigkeit älterer Menschen. Abb. 3.1 veranschaulicht die Entstehung von Mangelernährung und den Zusammenhang mit Sarkopenie und Gebrechlichkeit.

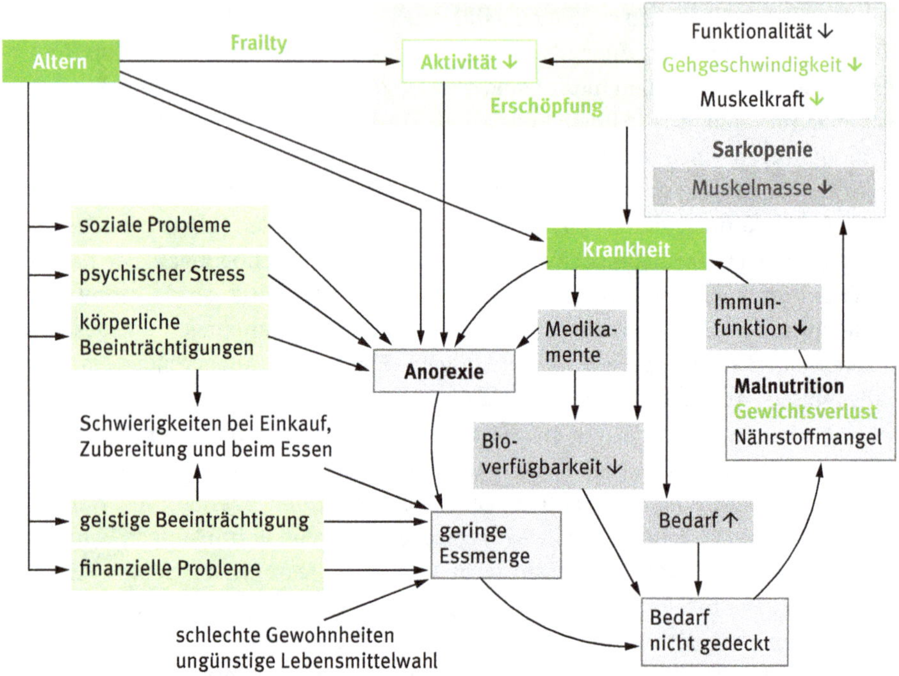

Abb. 3.1: Teufelskreis der Mangelernährung und Gebrechlichkeit.

Bei mangelnder Energie- und Nährstoffversorgung ist jedoch nicht nur die Muskulatur betroffen, früher oder später treten auch bei allen anderen Organen Funktionseinbußen auf. Relativ rasch betroffen ist das Immunsystem mit eingeschränkter Immunantwort und folglich erhöhter Infektionshäufigkeit, -schwere und -dauer. Im Krankheitsfall kommt es bei mangelernährten Patienten zu erhöhten Komplikationsraten, verlangsamter Genesung, längerer Krankenhausverweildauer und vermehrten Wiedereinweisungsraten. Die enge Beziehung zwischen Mangelernährung und ungünstigem Krankheitsverlauf ist in vielen Studien bei älteren Menschen gut belegt [8]. Nicht zuletzt ist Mangelernährung im Alter mit einem deutlich erhöhten Mortalitätsrisiko verbunden.

Mangelernährung hat sowohl für die Lebensqualität der Betroffenen als auch für das Gesundheitssystem gravierende Folgen.

3.2.3 Erfassung von Mangelernährung im Alter

Da Mangelernährung und ein bestehendes Risiko für Mangelernährung – insbesondere bei übergewichtigen Personen – leicht übersehen werden, sollte die Ernährungssituation älterer Menschen sowohl im ambulanten als auch im stationären Bereich systematisch und routinemäßig erfasst werden.

Die wichtigsten Indikatoren einer vorliegenden Mangelernährung sind ein niedriger BMI und ein Gewichtsverlust. Meist wird bei älteren Menschen ein BMI < 20 kg/m^2 zur Definition von Untergewicht bzw. Mangelernährung herangezogen [9], wobei zu beachten ist, dass bereits bei Werten < 23 kg/m^2 ein erhöhtes Mortalitätsrisiko beschrieben wird [10].

Ein auffälliger Gewichtsverlust ist ebenfalls mit einer schlechten Prognose verbunden. Als signifikant wird generell ein Verlust von mindestens 5 % des Ausgangsgewichts innerhalb von drei Monaten oder 10 % innerhalb von 6 Monaten angesehen [11]. Bei älteren Menschen sollte jeder Gewichtsverlust ernst genommen werden, auch wenn er unterhalb der genannten Grenzwerte liegt.

Weitere zentrale Symptome sind Appetitverlust und eine verminderte Essmenge. Beide führen im Lauf der Zeit zu einem Gewichtsverlust und müssen deshalb als frühe Warnzeichen einer Mangelernährung ernstgenommen werden.

In der klinischen Herangehensweise können durch regelmäßiges Wiegen und eine sorgfältige Anamnese von Auffälligkeiten in Zusammenhang mit der Ernährung erste Hinweise auf Ernährungsprobleme gewonnen werden. Unter Zuhilfenahme einfacher Screeninginstrumente, die eine kombinierte Erfassung und Bewertung der oben genannten Aspekte in standardisierter Form ermöglichen, lässt sich rasch klären, ob bei einem Patienten ein Mangelernährungsrisiko bzw. eine Mangelernährung besteht. Die MNA-Kurzform ist das meist genutzte für ältere Menschen validierte Screeninginstrument [12,13] und wird von den Fachgesellschaften für alle Versorgungsbereiche empfohlen [9,14]. In der Klinik sind zum Screening auf Mangelernährung auch für ältere Patienten die Instrumente NRS-2002 [14] und SGA [14] geeignet.

Im ambulanten Bereich sollte das Screening fester Bestandteil der hausärztlichen Behandlung sein und mindestens jährlich durchgeführt werden, im Krankenhaus und Pflegeheim ist dies im Rahmen der Aufnahmeuntersuchungen sinnvoll. Um auch Personen zu erkennen, die im Lauf der Zeit ein Ernährungsrisiko entwickeln, sollte das Screening in regelmäßigen Abständen, z. B. alle 3 Monate, wiederholt werden. Die Abstände variieren je nach Ernährungs-, Gesundheits- und Allgemeinzustand und müssen individuell festgelegt werden [15].

Bei auffälligem Screeningergebnis muss die Ernährungssituation genauer erfasst werden (Assessment): Art und Ausmaß der Mangelernährung, mögliche Ursachen für die vorliegende Problematik sowie individuelle Bedürfnisse/Wünsche und Ressourcen hinsichtlich der Ernährungstherapie müssen geklärt werden. Mithilfe von Ernährungsprotokollen, z. B. einfachen Tellerprotokollen, sollte die Nahrungsmenge über mehrere Tage grob erfasst werden, um bestehende Ernährungsdefizite aufzuzeigen.

Einen zentralen Stellenwert im Rahmen des Assessments hat die systematische Ursachensuche, da sich daraus Ansatzpunkte für geeignete Interventionsmaßnahmen ableiten lassen. Insgesamt dienen die Ergebnisse des Assessments als Grundlage für die Planung von Ernährungsinterventionen und im Anschluss daran der Therapiekontrolle im Verlauf [2].

Zur Erfassung von Mangelernährung empfiehlt sich ein zweistufiges Vorgehen bestehend aus Screening und Assessment. Zentrale Aspekte sind dabei ein niedriger BMI, unbeabsichtigter Gewichtsverlust, Appetitverlust und geringe Essmenge. Die MNA-Kurzform ist das meist genutzte für ältere Menschen validierte Screeninginstrument und wird von den Fachgesellschaften zum Mangelernährungsscreening bei älteren Menschen in allen Versorgungsbereichen empfohlen.

3.2.4 Maßnahmen zur Prävention und Therapie

Ziel von Ernährungsmaßnahmen ist es, die Aufnahme bedarfsgerechter Energie- und Nährstoffmengen zu ermöglichen und dadurch den Ernährungszustand bei älteren Menschen mit Risiko für Mangelernährung möglichst zu erhalten bzw. bei bestehender Mangelernährung zu verbessern. Die gravierenden Folgen von Mangelernährung sollen dadurch vermieden und ein guter funktioneller und klinischer Verlauf unterstützt werden.

Da Mangelernährung im Alter schneller entsteht und schwerer zu behandeln ist als in jüngeren Jahren, gewinnen präventive Maßnahmen bei älteren Menschen an Bedeutung. Ernährungsmaßnahmen sollten deshalb möglichst früh, sobald Hinweise auf ein Mangelernährungsrisiko vorliegen, initiiert werden [9].

Im Rahmen der möglichen Interventionsmaßnahmen hat die Beseitigung potenzieller Ursachen von Mangelernährung einen zentralen Stellenwert, um z. B. durch angemessene Krankheitsbehandlung, Verbesserung des Zahnstatus oder Optimierung des Umfelds überhaupt die richtigen Voraussetzungen für eine ausreichende Essmenge zu schaffen. Bei hilfs- und pflegebedürftigen Menschen ist es erforderlich, die Nahrungsaufnahme durch angemessene pflegerische Maßnahmen – von der verbalen Ermutigung bis hin zum Essen anreichen – zu unterstützen. Tab. 3.3 zeigt mögliche Interventionsmaßnahmen bei verschiedenen Ursachen von Mangelernährung. Gleichzeitig sollten alle angemessenen Möglichkeiten zur Optimierung des Essensangebots genutzt und die Mahlzeiten und Lebensmittel den individuellen Bedürfnissen entsprechend modifiziert werden.

Tab. 3.3: Mögliche Interventionsmaßnahmen bei verschiedenen Ursachen von Mangelernährung (Quelle: Volkert D: Ernährung im Alter. Verlag De Gruyter, Berlin 2015, S. 83).

Ursachen	Maßnahmen
Beeinträchtigtes Geschmacks- und/oder Geruchsempfinden	– Speisen kräftiger würzen – reichlich Kräuter verwenden – Appetitanregung durch intensive Gerüche (z. B. Kaffeeduft, geröstetes Brot)
Kauprobleme	– Mund-/Zahnstatus abklären – zahnärztliche Behandlung – Mundpflege, -hygiene – Konsistenzadaptierte Kost
Mundtrockenheit	– Überprüfung der medikamentösen Therapie auf mögliche Nebenwirkungen – für ausreichende Flüssigkeitsaufnahme sorgen – Befeuchtung der Schleimhäute mit Mundgel
Schluckstörungen	– logopädische Abklärung – Körper- und Kopfhaltung überprüfen – Schlucktraining – konsistenzadaptierte Kost
Schwierigkeiten beim selbstständigen Essen	– angemessene Unterstützung – geeignete Hilfsmittel – Ergo-, Physiotherapie
Mobilitätseinschränkungen	– Physiotherapie – Einkaufs-/Kochhilfe, Essen auf Rädern
Erkrankungen	– adäquate medizinische und ggf. diätetische Behandlung
Schmerzen	– adäquate Schmerzbehandlung
Multimedikation	– kritische Überprüfung der eingenommenen Medikamente auf ernährungsrelevante Nebenwirkungen, ggf. Austausch von Präparaten bzw. Reduktion der Medikamentenzahl
Geistige und psychische Beeinträchtigungen	– adäquate ärztliche Abklärung und Behandlung – Überprüfung der medikamentösen Therapie auf mögliche Nebenwirkungen – angenehme Essatmosphäre – angemessene Unterstützung beim Essen
Restriktive Diäten	– Notwendigkeit überprüfen, möglichst vermeiden
Einsamkeit	– Gesellschaft beim Essen, Esspaten – gemeinsamer Mittagstisch

Maßnahmen zur Optimierung des Essensangebots (Quelle: [2]):
- bedarfsgerechtes, abwechslungsreiches, sensorisch ansprechendes, appetitanregendes Essensangebot
- Wunschkost – Berücksichtigung individueller Bedürfnisse
- Aufhebung bzw. Vermeidung restriktiver Diätvorschriften
- energie-/proteinreiche Kost:
    - verstärktes Angebot energie-/proteinreicher Lebensmittel
    - Anreicherung von Speisen und Gerichten mit energie-/proteinreichen Lebensmitteln
    - Anreicherung von Speisen und Gerichten mit Nährstoffkonzentraten
- zusätzliche Zwischenmahlzeiten
- bei Kau- und Schluckstörungen: Anpassung der Nahrungskonsistenz an die Kau- und Schluckfähigkeit
- mundgerechte Speisen zum direkten Verzehr (Finger Food)

Auf Diätvorschriften, die die Nahrungsaufnahme limitieren können, sollte bei älteren Menschen mit Risiko für Mangelernährung soweit wie möglich verzichtet werden. Auch in der Diabetestherapie sind strikte Diätformen – sowohl zur Blutzuckerregulation als auch zur Gewichtsreduktion – bei geriatrischen Patienten aufgrund des erhöhten Risikos zur Entwicklung einer Mangelernährung bzw. Sarkopenie abzulehnen.

Wenn die Nahrungsaufnahme durch normale Lebensmittel nicht ausreicht, können übliche Speisen und Gerichte mit Energie und Eiweiß angereichert werden. Auch das Angebot von Trinknahrung stellt eine effektive Maßnahme dar, um die Energie- und Nährstoffzufuhr zu erhöhen [9]. Ist die orale Ernährung z. B. aufgrund gravierender Schluckstörungen nicht möglich oder trotz aller Bemühungen anhaltend unzureichend, kommt die Ernährung über eine Sonde in Betracht.

Evidenzbasierte Empfehlungen zur Ernährungsversorgung älterer Menschen finden sich in der Leitlinie „Klinische Ernährung in der Geriatrie" der Deutschen Gesellschaft für Ernährungsmedizin (DGEM) [9]. Im Einzelfall basiert die Ableitung angemessener Therapiemaßnahmen auf einer Gesamtbeurteilung der Ergebnisse des Ernährungsassessments, bei der alle erfassten Einzelaspekte berücksichtigt werden. Die Entscheidung für oder gegen bestimmte Maßnahmen muss dann individuell unter sorgfältiger Abwägung des zu erwartenden Nutzens und der potenziellen Risiken, Berücksichtigung des (mutmaßlichen) Patientenwillens und der Prognose getroffen werden.

Da auch ältere Patienten mit Diabetes mellitus trotz häufig vorhandenen Übergewichts generell gefährdet sind, eine Mangelernährung zu entwickeln, sollten Maßnahmen zur Prävention und Behandlung von Mangelernährung in das Gesamtbehandlungskonzept älterer Patienten mit Diabetes mellitus integriert werden.

– Maßnahmen zur Verbesserung der Ernährungssituation leiten sich aus den Ergebnissen des Assessments ab und müssen an die individuelle Situation angepasst werden.
– Durch Beseitigung möglicher Ursachen von Mangelernährung und Optimierung des oralen Essensangebots soll die Aufnahme bedarfsgerechter Energie- und Nährstoffmengen ermöglicht werden.

Literatur

[1] Morley JE. Anorexia of aging: a true geriatric syndrome. J Nutr Health Aging. 2012;16:422-5.
[2] Volkert D. Ernährung im Alter. Berlin: De Gruyter; 2015.
[3] Kaiser MJ, Bauer JM, Ramsch C, et al. Frequency of malnutrition in older adults: a multinational perspective using the mini nutritional assessment. J Am Geriatr Soc. 2010;58:1734-8.
[4] Kiesswetter E, Sieber CC, Volkert D. Ernährungssituation älterer Menschen im deutschsprachigen Raum. Aktuel Ernaehrungsmed. 2016;41:362-9.
[5] Vischer UM, Perrenoud L, Genet C, et al. The high prevalence of malnutrition in elderly diabetic patients: implications for anti-diabetic drug treatments. Diabet Med. 2010;27:918-24.
[6] Löser C. Klinische Folgen. In: Löser C, ed. Unter- und Mangelernährung. 1. Aufl. Stuttgart: Thieme; 2011:42-51.
[7] Hebuterne X, Bermon S, Schneider SM. Ageing and muscle: the effects of malnutrition, renutrition, and physical exercise. Curr Opin Clin Nutr Metab Care. 2001;4:295-300.
[8] Volkert D. Leitlinie Enterale Ernährung der DGEM und DGG: Ernährungszustand, Energie- und Substratstoffwechsel im Alter. Aktuel Ernaehrungsmed. 2004;29:190-7.
[9] Volkert D, Bauer J, Frühwald T, Gehrke I, Lechleitner M, et al. Leitlinie der Deutschen Gesellschaft für Ernährungsmedizin in Zusammenarbeit mit der GESKES, der AKE und der DGG: Klinische Ernährung in der Geriatrie. Aktuel Ernaehrungsmed. 2013;38:e1-e48.
[10] Winter JE, MacInnis RJ, Wattanapenpaiboon N, Nowson CA. BMI and all-cause mortality in older adults: a meta-analysis. Am J Clin Nutr. 2014;99:875-90.
[11] Pirlich M, Norman K. Bestimmung des Ernährungszustands: moderne Standards. Aktuel Ernahrungsmed. 2011;36:248-64.
[12] Guigoz Y, Lauque S, Vellas BJ. Identifying the elderly at risk for malnutrition. The Mini Nutritional Assessment. Clin Geriatr Med. 2002;18:737-57.
[13] Kaiser MJ, Bauer JM, Ramsch C, et al. Validation of the Mini Nutritional Assessment shortform (MNA-SF): a practical tool for identification of nutritional status. J Nutr Health Aging. 2009;13:782-8.
[14] Screening auf Mangelernährung – den Ernährungszustand richtig einschätzen. Deutsche Gesellschaft für Ernährungsmedizin (DGEM). http://www.dgem.de/screening (eingesehen am 14.12.2016)
[15] Deutsches Netzwerk für Qualitätsentwicklung in der Pflege, Hrsg. Ernährungsmanagement zur Sicherstellung und Förderung der oralen Ernährung in der Pflege. Osnabrück: DNQP; 2017.

3.3 Stürze

Sarah Kettner, Ulrich Rißmann, Andrej Zeyfang

Fallbeispiel: Bei Herrn U. wurde mit 67 Jahren ein Typ-2-Diabetes festgestellt. Mit dem Älterwerden muss er häufiger nachts auf die Toilette und mit seinen nun 83 Jahren findet er es auch nicht so verwunderlich, dass seine Füße immer so pelzig sind. Der Hausarzt hat ihm deswegen ein neues Medikament gegeben, von dem man auch noch besser schlafen kann. In der zweiten Woche der Einnahme wacht Herr U. auf und muss plötzlich dringend aufs WC. In der Eile macht er kein Licht an und stürzt schwer beim Aufstehen aus dem Bett. Er kommt mit einer Schenkelhalsfraktur ins Krankenhaus, wird früh mobilisiert und rehabilitiert und kann wieder in seine häusliche Umgebung zurück. Nochmal Glück gehabt!

3.3.1 Epidemiologie und gesundheitliche Folgen

Stürze kommen in jedem Lebensalter vor, allerdings nimmt mit zunehmendem Lebensalter die Häufigkeit an Sturzereignissen zu [1]. In bestimmten Situationen können insbesondere ältere Menschen oft nicht mehr adäquat reagieren, sie verlieren das Gleichgewicht bzw. können dieses nicht mehr aufrecherhalten und stürzen. Altersbedingte Veränderungen, wie die Abnahme der posturalen Haltungskontrolle und eine reduzierte Geschwindigkeit der menschlichen Schutzreflexe, die zur Vermeidung eines Sturzes relevant sind, spielen hierbei eine wichtige Rolle [2].

Nach Definition der Weltgesundheitsorganisation (WHO) und dem europäischen Netzwerk für Sturzprävention (ProFaNE) ist ein Sturz ein Ereignis, bei dem die betreffende Person unbeabsichtigt auf dem Boden oder auf einer niedrigeren Ebene aufkommt [3,4]. In Deutschland kommen laut Bundesinitiative Sturzprävention (2009) jährlich zwischen 4 und 5 Millionen unbeabsichtigte Stürze älterer Menschen vor. Internationalen Daten zufolge geht man davon aus, dass 30–40 % der über 65-Jährigen mindestens einmal jährlich stürzen [5,6]. Bei Menschen mit einer Diabeteserkrankung ist es mehr als jeder zweite ältere Betroffene, der über Sturzereignisse berichtet [7]. Auch zeigte sich in der LASA-Studie (The Longitudinal Aging Study Amsterdam) bei über 65-jährigen im häuslichen Bereich lebenden Personen, dass Menschen mit einer Diabeteserkrankung ein um 67 % höheres Risiko von wiederkehrenden Stürzen im Vergleich zu gleichaltrigen Personen ohne Diabeteserkrankung hatten [8]. Im Bereich der Sturzforschung rücken daher auch zunehmend ältere Menschen mit Diabetes mellitus in den Vordergrund, da bei dieser Patientengruppe ein deutlich erhöhtes Sturzrisiko besteht [9,10,11,41]. Die höhere Sturzneigung bei Menschen mit Diabetes lässt sich vermutlich auf den engen Zusammenhang zwischen dem Vorliegen einer Diabeteserkrankung und den wiederum mit Stürzen und Immobilität eng assoziierten geriatrischen Syndromen der Frailty (Gebrechlichkeit) und Sarkopenie (Rückgang an Muskelmasse mit zunehmendem Alter) zurückführen.

Die Folgen eines Sturzes können für Betroffene zu einer einschneidenden Lebenserfahrung werden. Etwa 10 % der Stürze ziehen behandlungsbedürftige Verletzungen nach sich; die Hälfte davon hat eine Fraktur zumeist an Ober- und Unterarmen sowie dem Becken zur Folge [12]. Neben den mehr oder weniger schwerwiegenden körperlichen Sturzfolgen sind auch negative psychische und soziale Folgen nicht außer Acht zu lassen. Selbst bei Stürzen ohne Verletzungen können ein herabgesetztes Selbstvertrauen, die Einschränkung von Bewegungsaktivitäten und sozialen Unternehmungen bis hin zur Vereinsamung die Folge sein [13]. Ebenso können die Lebensqualität und der Funktionsstatus hinsichtlich der Aktivitäten des täglichen Lebens und damit die Selbstständigkeit negativ beeinflusst werden [14]. Neben dem Verlust der Selbstständigkeit geht die Angst zu stürzen häufig mit Stürzen einher [15]. Internationale Studien belegen, dass bei 70 % der Menschen, die kürzlich gestürzt sind, von Sturzangst berichtet wird und diese selbst bei 40 % der Menschen vorkommt, die kein Sturzereignis in der vergangenen Zeit hatten [13]. Dabei kann die Angst zu stürzen, die Entstehung einer Negativspirale aus Rückzug von sozialen Aktivitäten, Verlust von aktivitätsbezogenen Funktionen und erneuten Sturzereignissen begünstigen [14]. Aufgrund hoher Belastungen und Kosten für das Gesundheitssystem, die durch Stürze und sturzbedingte Folgen entstehen [16], ist das Thema „Sturz" auch in gesellschaftlicher Hinsicht nach wie vor aktuell.

3.3.2 Sturzgefahren und Risikofaktoren

Sturzereignisse sind überwiegend auf multifaktorielle Ursachen zurückzuführen [2,6,17]. In den letzten Jahrzehnten wurden zahlreiche Risikofaktoren für Stürze und sturzbedingte Verletzungen erforscht und identifiziert [2,18,19]. Es hat sich gezeigt: Je mehr Risikofaktoren bei einer Person vorliegen, desto größer ist das Risiko zu stürzen. Die Wahrscheinlichkeit innerhalb eines Jahres zu stürzen, steigt dabei von 8 % (keine Risikofaktoren) auf 78 % bei Personen, die vier oder mehr Risikofaktoren aufweisen [20]. In Anlehnung an das Modell der WHO (2007) werden Risikofaktoren von Stürzen und sturzbedingten Verletzungen in biologische, verhaltensbezogene, sozioökonomische und umweltbedingte Risikofaktoren eingeteilt (Abb. 3.2).

Neben der oben dargestellten Einteilung der Risikofaktoren nach der WHO (2007) wird in der Literatur vielfach auch eine Einteilung in intrinsische (personenbezogene) und extrinsische (umweltbedingte) Risikofaktoren vorgenommen [18]. Zusätzlich kann es situativ bedingt durch selbstüberschätzendes Verhalten sowie unangemessene Aktivitäten hinsichtlich der individuellen Fähigkeiten zu einem Sturz kommen [21].

Ein klassischer Risikofaktor für einen Sturz ist die Hypoglykämie [22]. Insulintherapie, aber auch Sulfonylharnstoffe spielen hier eine wesentliche Rolle (Kap. 6). In diesem Zusammenhang weisen internationale Daten darauf hin, dass sich das Risiko zu stürzen bei älteren Patienten mit Diabetes mellitus Typ 2, bei denen bereits eine Hypoglykämie eingetreten ist, im Vergleich zu Diabetikern ohne diagnostizierte hypo-

verhaltensbezogene Risikofaktoren
– übermäßige Medikamenteneinnahme
– exzessiver Alkoholkonsum
– Bewegungsmangel
– ungeeignetes Schuhwerk

umweltbedingte Risikofaktoren
– schlechte Gebäudegestaltung
– rutschiger Untergrund
– Stolperfallen, z. B. Teppiche
– unzureichende Beleuchtung
– rissige, unebene Gehwege

Stürze und sturzbedingte Verletzungen

biologische Risikofaktoren
– Alter, Geschlecht, ethnische Herkunft
– chronische Erkrankungen
– Abnahme im körperlichen, kognitiven, affektiven Bereich

sozioökonomische Risikofaktoren
– geringes Einkommen und niedriges Bildungslevel
– nicht angepasste Wohnungsbedingungen
– Mangel an sozialen Kontakten
– fehlender Zugang zu Leistungen im Gesundheits- und Sozialsektor
– Defizite an Ressourcen in der Gesellschaft

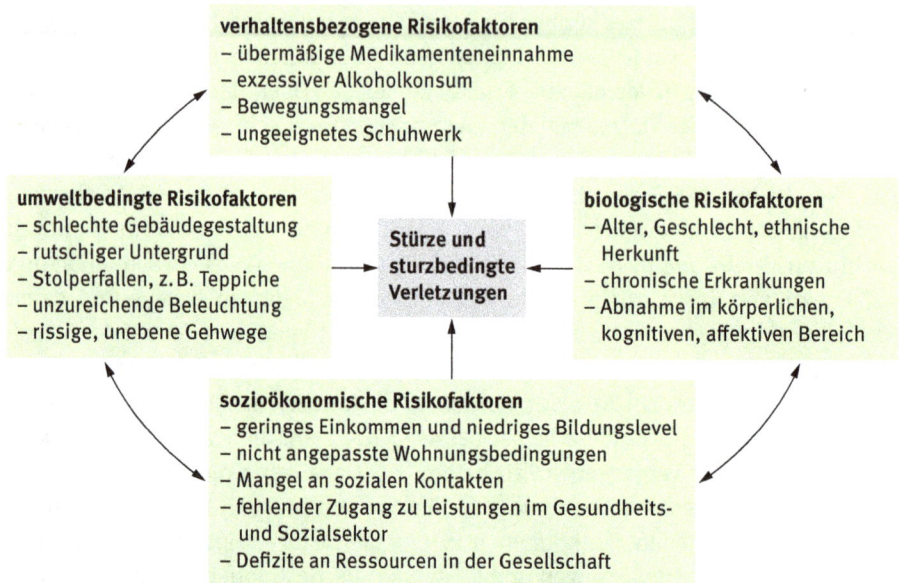

Abb. 3.2: Risikofaktorenmodell für Stürze im Alter (nach [4]).

glykämische Zustände um das zweifache gesteigert ist. Neben sturzbedingten Frakturen zeigte sich ein erhöhtes Risiko in Folge von hypoglykämischen Zuständen bei Diabetikern für Kopfverletzungen, Langzeitpflege und Krankenhauseinweisungen [23].

Aber auch durch die Einnahme bestimmter Medikamente, wie Schlaf- und Beruhigungsmittel sowie Psychopharmaka, kann die Sturzgefahr begünstigt werden [17]. Bei blutdrucksenkenden Medikamenten ist als häufig beobachtete Nebenwirkung eine orthostatische Hypotonie ein anerkannter Risikofaktor für Stürze [24]. Mit der Einnahme von entwässernden Medikamenten ist oftmals ein nächtliches Aufstehen verbunden, Betroffene müssen häufig dringend zur Toilette eilen [25]. Dies kann vor allem zu kritischen Situationen führen, da bei älter werdenden Menschen die Dual-Task-Fähigkeit herabgesetzt ist, d. h. die Fähigkeit, mehrere Aufgaben gleichzeitig ausführen zu können. Dementsprechend ist es schwieriger, „sicher" und „trocken" zur Toilette zu gelangen [26]. Da Diabetiker häufig an Inkontinenz leiden und das Sturzrisiko bei nächtlichem Wasserlassen erhöht ist, kann dies vor allem bei dieser Patientengruppe zu problematischen Situationen führen [27].

Insbesondere werden älteren Menschen mit Diabetes mellitus, die oftmals an weiteren chronischen Erkrankungen leiden, häufig viele Medikamente verschrieben (Polypharmazie) [24]. Da jedoch bei Polypharmazie ein größeres Risiko für Neben- oder Wechselwirkungen und damit auch erhöhte Sturzgefahr besteht, gilt generell die Empfehlung, Polypharmazie besonders im hohen Lebensalter zu vermeiden [27].

Darüber hinaus werden aktuell mehrere Mechanismen diskutiert, die mit Sturzereignissen bei Menschen mit einer Diabeteserkrankung assoziiert sind. Dazu zählen die durch den Diabetes hervorgerufenen Komplikationen, wie eine periphere Neuropathie sowie eine verminderte Seh- und Nierenfunktion, die wiederum eine herabgesetzte Gleichgewichtsfähigkeit und verminderte Muskelkraft sowie einen unsicheren Gang zur Folge haben können [28]. Auch bei einem diabetischen Fußsyndrom kommt es durch nachlassende Mobilität oftmals zu Krafteinbußen und Stürzen [22]. In Studien zeigte sich, dass Diabetespatienten mit peripherer Neuropathie und vermindertem Empfinden an den Fußsohlen mehr Haltungsschwankungen im Vergleich mit gesunden Vergleichspersonen zeigten [29]. Auch konnte in Untersuchungen gezeigt werden, dass die Reaktionszeiten älterer Menschen mit Diabetes mellitus Typ 2 langsamer sind verglichen mit gleichaltrigen Probanden ohne eine Diabeteserkrankung [27]. Ebenso können bei Diabetikern Symptome wie Schwindel und Sehstörungen auftreten, die gerade bei älteren Menschen die Sturzneigung erhöhen [27].

3.3.3 Diagnostik, Screeningverfahren und Assessments

Bei Menschen mit einer Diabeteserkrankung ist in der Anamnese zunächst die Befragung nach einem Sturzereignis in den letzten sechs Monaten und bestehender Gangunsicherheit angezeigt [30]. Darüber hinaus ist es wichtig, bei dieser Patientengruppe mögliche Sturzursachen zu identifizieren. Dazu zählen verminderte Sehfähigkeit, nachlassende kognitive Leistungsfähigkeit, depressive Erkrankungen, Übergewicht, Polyneuropathie, Infekte, Polyurie und vermehrte nächtliche Urinausscheidung, Inkontinenz, Schwindel, Kraft- und Gleichgewichtsdefizite sowie Malnutrition [30]. Im Allgemeinen ist bei einer Befragung nach Stürzen ein „underreporting" nicht auszuschließen, da Stürze vielfach als Ausrutscher oder Abgleiten verharmlost werden. Falls eine Person in der Anamnese als sturzgefährdet eingestuft wird, sind weitere Untersuchungen (kardiovaskulär, neurologisch, muskuloskelettal), eine Überprüfung des Sehvermögens (Katarakte, Sehschärfe, Tiefen- und Kontrastwahrnehmung) sowie die Kontrolle der aktuellen Medikamenteneinnahme notwendig [26].

Daneben empfiehlt die Bundesinitiative Sturzprävention (2009) zur Erfassung der körperlichen Leistungsfähigkeit bei älteren Menschen die Verwendung der Short Physical Performance Battery (SPPB) [31]. Zur Erfassung der dynamischen Gleichgewichtsfähigkeit wird in der Literatur der Functional-reach-Test empfohlen. Die allgemeine Mobilität und Ausdauerleistungsfähigkeit kann durch einen Six Minute Walk ermittelt werden [26,32]. In der Sturzdiagnostik haben sich weitere Testverfahren wie der Aufsteh- und Gehtest (TUG = Timed „up and go"), die Tinetti-Testbatterie sowie die Berg-Balance-Skala ergänzend als zweckmäßig bewährt [33] (Kap. 3.1.1). Daneben können durch den Einsatz von Bewegungsmessern (am Körper angebracht) alltägliche Bewegungsmuster untersucht werden [32]. Da sich mit zunehmendem Alter das typische Gangbild eines Erwachsenen verändert – im Vergleich zu jüngeren Menschen wirkt das Gangbild älterer Menschen steifer, weniger koordiniert und unsicherer [2] – können im Rahmen einer Ganganalyse (GAITRite®-System) die verschiedenen Phasen beim Gehen, wie Schrittlänge, Zykluslänge, Schwingphase und Standphase, genauer untersucht und somit Auffälligkeiten identifiziert werden [32]. Der Einsatz verschiedener diagnostischer Instrumente ist in der Sturzdiagnostik deshalb so wichtig, damit eine Einschätzung des individuellen Sturzrisikos vorgenommen und je nach Bedarf entsprechende geeignete sturzprophylaktische Maßnahmen eingeleitet werden können.

3.3.4 Maßnahmen zur Sturzprävention

Vor dem Hintergrund des demographischen Wandels mit einer zunehmend älter werdenden Bevölkerung gewinnt die Sturzprophylaxe immer mehr an gesundheitlicher Relevanz. Zudem bestätigt die aktuelle Datenlage zum Themenkomplex Sturz und den damit verbundenen gesundheitlichen Folgen den Handlungsbedarf für die Implementierung geeigneter sturzpräventiver Maßnahmen. Da die an Diabetes mellitus erkrankten Menschen als sturzgefährdete Personengruppe eingestuft werden, ist es wichtig, künftig auch zielgruppenspezifische Maßnahmen zur Sturzprophylaxe für diese Patientengruppe zu implementieren und nachhaltig umzusetzen.

Zunächst gilt bei allen Präventionsmaßnahmen, unabhängig von unterschiedlichen Settings (Pflegeheime, häuslicher Bereich etc.) und Zielgruppen, als erste Maßnahme, dass eine gute Dokumentation vorhanden ist. Nur durch das Erkennen von Stürzen und den damit verbundenen potenziellen Gefahrenquellen bzw. Risikofaktoren (intrinsisch oder extrinsisch), lassen sich weitere Stürze und Verletzungen minimieren. Neben der Identifizierung der Risikofaktoren können darüber hinaus durch die Absetzung bzw. eine reduzierte Einnahme psychotroper Substanzen Sturzereignissen vorgebeugt werden [6,17]. Zusätzlich gelten ein regelmäßig durchgeführtes Gehtraining und Übungen zur Förderung des Gleichgewichts und Muskelaufbaus als effektive sturzprophylaktische Maßnahmen [6,32]. Bei konkreten Maßnahmen zur Prävention von Stürzen sollte generell auch die Expertenmeinung der unterschiedlichen beteiligten Berufsgruppen beachtet werden. Diese sind im Expertenstandard „Sturzprophylaxe in der Pflege" berücksichtigt [34].

Als besonders wirkungsvoll und damit dringend zu empfehlen, sind multifaktorielle Interventionsprogramme [6,17], wie z. B. das Ulmer Modell zur Sturzprävention. Dieses ist seit 2003 ein etabliertes Programm zur Sturzprävention. Es wurde bundesweit bereits in mehr als 2.000 Pflegeheimen durchgeführt [35]. Die Basis des Ulmer Modells ist ein Kraft- und Gleichgewichtstraining mit zweimal wöchentlichem Training für jeweils 60 Minuten sowie Maßnahmen zur Umgebungsanpassung, Überprüfung der Medikation sowie der Einsatz von Hüftprotektoren. Durch das Programm konnte die Anzahl an Stürzen um 44 % verringert und somit die Wirksamkeit des Programms bestätigt werden [12]. Ebenso zu empfehlen sind für zu Hause lebende Senioren weitere Präventionsprogramme, wie z. B. das Otago-Exercise-Programm, bestehend aus einem 30-minütigen Heimtraining sowie zusätzlicher körperlicher

Betätigung, wie Spaziergehen (jeweils dreimal wöchentlich) [36]. Neben Trainings-übungen für zu Hause, sind Gruppenangebote sowie Tai-Chi sinnvoll, um das Sturz-risiko zu verringern.

Personen mit schweren Sehbeeinträchtigungen können vor allem von Interven-tionen zur häuslichen Umgebungsanpassung profitieren [17]. Weitere Maßnahmen in der Sturzprophylaxe sind die Supplementierung von Vitamin D, die in bestimmten Fällen als wirksame Maßnahme angesehen werden können [37]. Daneben ist über die Wirksamkeit des Einsatzes von Hüftprotektoren in der Wissenschaft noch keine Einigkeit erzielt worden. Trotzdem ist aus pragmatischer Sicht ein Einsatz derselben zu empfehlen. Zusätzliche Maßnahmen, wie der Einsatz von Sensormatten, ein auf sehr niedriges Niveau verstellbares Bett, rutschfeste Socken und gute Beleuchtung, können ebenfalls dazu beitragen, die Sturz- und Verletzungsgefahr zu minimieren. Zukünftig sollten in Studien allerdings die Effektivität solcher Maßnahmen noch um-fassender untersucht werden.

Bei Menschen mit Diabetes mellitus gelten im Allgemeinen die gleichen sturzpro-phylaktischen Empfehlungen wie bei älteren Menschen ohne Diabeteserkrankung. Als besonders wichtige Präventionsmaßnahmen im Hinblick auf Sturzereignisse wer-den körperliche Aktivitäten erachtet, da sich diese positiv auf stoffwechselrelevante Parameter sowie das psychische Wohlbefinden, die kognitive Funktionsfähigkeit so-wie die Knochendichte auswirken [27]. Darüber hinaus können durch eine gesteigerte körperliche Aktivität u. a. eine verbesserte körperliche Fitness und Lebensqualität, eine Senkung von Insulinresistenz, ein verminderter Anteil der viszeralen Fettver-teilung mit damit verbundener Zunahme an Muskulatur (z. B. durch Krafttraining) erzielt werden [38].

Mit Programmen wie Vivifrail [39] können zudem Multiplikatoren, wie Übungslei-ter und Sportlehrer, mit den Prinzipien der Sturzprävention vertraut gemacht werden.

Eine Intensivierung an körperlichen Aktivitäten ist eine wichtige Lebensstil-maßnahme, die als Stufenprogramm für Menschen mit Diabetes mellitus Typ 2 von der Bundesärztekammer, der Kassenärztlichen Bundesvereinigung und der Arbeits-gemeinschaft der Wissenschaftlichen Medizinischen Fachgesellschaften empfohlen wird [38] (Abb. 3.3). Körperliche Aktivität kann somit in vielfacher Hinsicht als po-sitive sturzprophylaktische Maßnahme angesehen werden – zur Prävention des Dia-betes mellitus und den damit verbundenen Begleit- und Folgeerkrankungen sowie als protektive Maßnahme von Stürzen.

In Studien konnte unter anderem nachgewiesen werden, dass Menschen mit Diabetes Typ 2 bereits nach einer sechswöchigen Intervention, bestehend aus Gleich-gewichtsübungen und einem gerätegestützten Krafttraining profitieren konnten. Es wurden Verbesserungen in der Kraftfähigkeit der unteren Extremität, schnel-lere Reaktionszeiten, weniger Haltungsschwankungen und damit eine verbesserte Gleichgewichtsfähigkeit sowie Tiefensensibilität (Propriozeption) beobachtet. Auch das Sturzrisiko reduzierte sich in dieser Untersuchung [40]. Neben der empfohlenen körperlichen Aktivität spielt der Ernährungsaspekt ebenso eine bedeutsame Rolle,

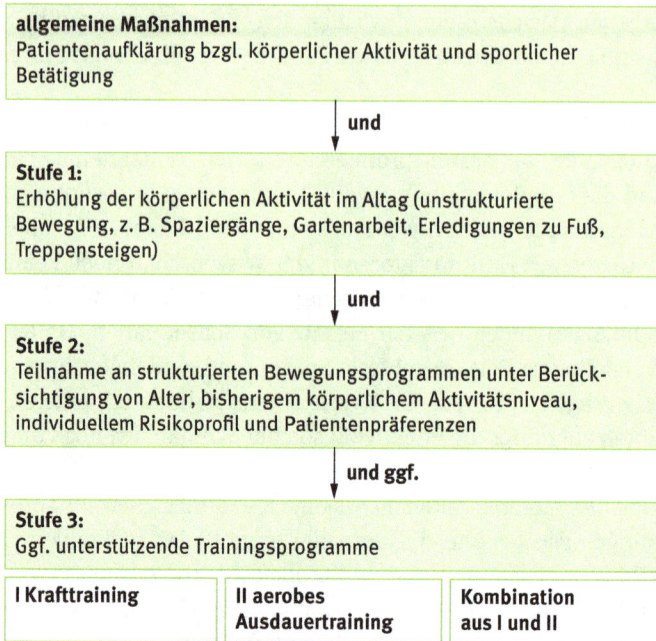

allgemeine Maßnahmen:
Patientenaufklärung bzgl. körperlicher Aktivität und sportlicher
Betätigung

↓ **und**

Stufe 1:
Erhöhung der körperlichen Aktivität im Altag (unstrukturierte
Bewegung, z. B. Spaziergänge, Gartenarbeit, Erledigungen zu Fuß,
Treppensteigen)

↓ **und**

Stufe 2:
Teilnahme an strukturierten Bewegungsprogrammen unter Berücksichtigung von Alter, bisherigem körperlichem Aktivitätsniveau,
individuellem Risikoprofil und Patientenpräferenzen

↓ **und ggf.**

Stufe 3:
Ggf. unterstützende Trainingsprogramme

| I Krafttraining | II aerobes Ausdauertraining | Kombination aus I und II |

Abb. 3.3: Stufenprogramm für körperliche Aktivität und Fitness bei Diabeteserkrankungen; modifiziert nach [38].

da z. B. mit Mangelernährungszuständen eine vermehrte Antriebslosigkeit sowie nachlassende Muskelkraft einhergehen können [27]. Im Alltag können sturzgefährdete Diabetiker z. B. durch entsprechende Hilfsmittelversorgung (z. B. Rollatoren, Hüftprotektoren) unterstützt werden [30]. Physiotherapeutische Einheiten sowie Maßnahmen zur Prophylaxe oder Therapie bei Osteoporose zählen zu weiteren Einsatzmöglichkeiten in der Sturzprävention für diese Patientengruppe. Bei erhöhter Sturzneigung kann darüber hinaus eine geriatrische Rehabilitation in Betracht gezogen werden [30].

Aus der S2k-Leitlinie Diagnostik, Therapie und Verlaufskontrolle des Diabetes mellitus im Alter:
– Das mögliche Sturzrisiko älterer Menschen mit Diabetes sollte überprüft werden.
– Bei älteren Menschen mit Diabetes und erhöhtem Sturzrisiko sollte die Medikation in Hinblick auf Medikamente, die die Sturzneigung erhöhen (z. B. Neuroleptika, Hypnotika, Sedativa) überprüft werden.
– Bei älteren Menschen mit Diabetes sollte regelmäßig die Visusleistung überprüft werden.
– Funktionell leicht oder stark eingeschränkte ältere Menschen mit Diabetes und deren An- und Zugehörige sollten über Möglichkeiten zur Sturzprävention und auf häusliche Sturzgefahren (z. B. mangelnde Beleuchtung, fehlende Haltegriffe in Bad und Toilette) hingewiesen werden.
– Funktionell leicht oder stark abhängige ältere Menschen mit Diabetes, insbesondere Menschen mit Frailty und Diabetes, sollten Möglichkeiten zum Kraft- und Ausdauertraining angeboten werden.
– Ältere Menschen mit Diabetes sollten zur Bewegung motiviert werden.

Literatur

[1] Talbot LA, Musiol RJ, Witham EK, Metter EJ. Falls in young, middle-aged and older community dwelling adults: perceived cause, environmental factors and injury. BMC Public Health. 2005;5:86.

[2] Rubenstein LZ, Josephson KR. The epidemiology of falls and syncope. Clin Geriatr Med. 2002;18:141-58.

[3] Lamb SE, Jorstad-Stein EC, Hauer K, Clemens Becker C. Development of a common outcome data set for fall injury prevention trials: the prevention of falls Network Europe consensus. JAGS. 2005;53:1618-22.

[4] World Health Organization, ed. WHO global report on falls prevention in older age. www.who.int/ageing/publications/Falls_prevention7March.pdf (abgerufen: 16.01.2017).

[5] Moyer VA. Prevention of falls in community-dwelling older adults: U.S. Preventive Services Task Force recommendation statement. Ann Intern Med. 2012;157:197-204.

[6] Rao SS. Prevention of falls in older patients. Am Fam Physician. 2005;72(01):81-8.

[7] Conner-Kerr T, Templeton MS. Chronic fall risk among aged individuals with type 2 diabetes. Ostomy Wound Manage. 2002;48:28-34.

[8] Pijpers E, Ferreira I, De Jongh RT, et al. Older individuals with diabetes have an increased risk of recurrent falls: analysis of potential mediating factors: the Longitudinal Ageing Study Amsterdam. Age Ageing. 2012;41:358-65.

[9] Maurer MS, Burcham J, Cheng H. Diabetes mellitus is associated with an increased risk of falls in elderly residents of a long-term care facility. J Gerontol A Biol Sci Med Sci. 2005;60:1157-62.

[10] Schwartz AV, Hillier TA, Sellmeyer DE, et al. Older women with diabetes have a higher risk of falls: a prospective study. Diabetes Care. 2002;25:1749-54.

[11] Volpato S, Leveille SG, Blaum C, Fried LP, Guralnik JM. Risk factors for falls in older disabled women with diabetes: the women's health and aging study. J Gerontol A Biol Sci Med Sci. 2005;60:1539-45.

[12] Rapp K, Becker C. Sturzprophylaxe. Vorsicht, Stufe! Gesundheit und Gesellschaft. 2009;6:24-9.

[13] Todd C, Skelton D. What are the main risk factors for falls among older people and what are the most effective interventions to prevent these falls? www.euro.who.int/document/E82552.pdf (abgerufen: 23.01.2017).

[14] Balzer K, Bremer M, Schramm S, Lühmann D, Raspe H. Sturzprophylaxe bei älteren Menschen in ihrer persönlichen Wohnumgebung. 1. Aufl. Köln: DIMDI; 2012.

[15] Ambrose AF, Cruz L, Paul G. Falls and fractures: a systematic approach to screening and prevention. Maturitas. 2015;82:85-93.

[16] Stevens JA, Corso PS, Finkelstein EA, Miller TR. The costs of fatal and non-fatal falls among older adults. Inj Prev. 2006;12:290-5.

[17] Gillespie LD, Robertson MC, Gillespie WJ, et al. Interventions for preventing falls in older people living in the community. Cochrane Database of Systematic Reviews. 2012;9:CD007146.

[18] Callis N. Falls prevention: identification of predictive fall risk factors. Appl Nurs Res. 2016;29:53-8.

[19] Masud T, Morris RO. Epidemiology of falls. Age and Ageing. 2001;30:3-7.

[20] Tinetti ME, Speechley M, Ginter SF. Risk factors for falls among elderly persons living in the community. N Engl J Med. 1988;319:1701-7.

[21] Deutsche Gesellschaft für Allgemeinmedizin und Familienmedizin e.V., Hrsg. DEGAM Leitlinie: Ältere Sturzpatienten. www.degam.de/leitlinien/sturz_web.pdf (abgerufen: 25.01.2017).

[22] Bahrmann A, Bahrmann P, Baumann J, et al. S2k-Leitlinie Diagnostik, Therapie und Verlaufskontrolle des Diabetes mellitus im Alter. 2. Aufl. Deutsche Diabetes Gesellschaft; 2018.

[23] Kachroo S, Kawabata H, Colilla S, et al. Association between hypoglycemia and fall-related events in type 2 diabetes mellitus: analysis of a U.S. commercial database. J Manag Care Spec Pharm. 2015;21:243-53.

[24] Tilling LM, Darawil K, Britton M. Falls as a complication of diabetes mellitus in older people. J Diabetes Complications. 2006;20:158-62.

[25] Barmer Pflegekasse, Hrsg. Wie vermeide ich Stürze? Ein Ratgeber für pflegende Angehörige, weitere Pflegepersonen und ihre Pflegebedürftigen. https://www.barmer.de/blob/12302/ 336b8e3c1aff71ef416eeb1150d871b6/data/wie-vermeide-ich-stuerze-7269.pdf (abgerufen: 12.01.2017).

[26] Nikolaus T. Stürze und Folgen. In: Zeyfang A, Hagg-Grün U, Nikolaus T, Hrsg. Basiswissen Medizin des Alterns und des alten Menschen. Berlin Heidelberg: Springer; 2013.

[27] Bahrmann A, Wernecke J, Bahrmann P, Kopf D, Zeyfang A. Diabetes mellitus im Alter. Der Diabetologe. 2012;8:587-600.

[28] Schwartz AV, Vittinghoff E, Sellmeyer DE, et al. Health, aging, and body composition study. Diabetes-related complications, glycemic control, and falls in older adults. Diabetes Care. 2008;31:391-6.

[29] Najafi B, Horn D, Marclay S, et al. Assessing postural control and postural control strategy in diabetes patients using innovative and wearable technology. J Diabetes Sci Technol. 2010;1:780-91.

[30] Zeyfang A, Bahrmann A, Wernecke J. Diabetes mellitus im Alter. Diabetologie. 2014;9:189-95.

[31] Guralnik JM, Simonsick EM, Ferrucci L, et al. A short physical performance battery assessing lower extremity function: association with self-reported disability and prediction of mortality and nursing home admission. J Gerontol. 1994;49:M85-94.

[32] Walther LE, Nikolaus T, Schaaf H, Hörmann K. Schwindel und Stürze im Alter. Teil 2: Sturzdiagnostik, Prophylaxe und Therapie. HNO. 2008;56:927-37.

[33] Bundesinitiative Sturzprävention. Empfehlungspapier für das körperliche Training zur Sturzprävention bei älteren, zu Hause lebenden Menschen. Frankfurt/M; 2009.

[34] Deutsches Netzwerk für Qualitätsentwicklung in der Pflege, Hrsg. Sturzprophylaxe in der Pflege. Osnabrück: DNQP; 2013.

[35] Becker C, Blessing-Kapelke U. Empfehlungspapier für das körperliche Training zur Sturzprävention bei älteren, zu Hause lebenden Menschen. Z Gerontol Geriat. 2011;44:121-8.

[36] Campbell AJ, Robertson MC, Gardner MM, et al. Randomised controlled trial of a general practice programme of home based exercise to prevent falls in elderly women. BMJ. 1997;315:1065-9.

[37] Cameron ID, Gillespie LD, Robertson MC, et al. Interventions for preventing falls in older people in care facilities and hospitals. Cochrane Database Syst Rev. 2012;12:CD005465.

[38] Bundesärztekammer, Kassenärztliche Bundesvereinigung, Arbeitsgemeinschaft der Wissenschaftlichen Medizinischen Fachgesellschaften, Hrsg. Nationale Versorgungsleitlinie Therapie des Typ-2-Diabetes – Langfassung, 1. Aufl. 2013. http://www.versorgungsleitlinien.de/themen/ diabetes2/dm2_therapie (abgerufen: 28.03.2017).

[39] Izquierdo M, Rodriguez-Mañas L, Sinclair AJ. What is new in exercise regimes for frail older people – how does the Erasmus Vivifrail Project take us forward? J Nutr Health Aging. 2016;20(7):736-7.

[40] Morrison S, Colberg SR, Mariano M, Parson HK, Vinik AI. Balance training reduces falls risk in older individuals with type 2 diabetes. Diabetes Care. 2010;33:748-50.

[41] Zeyfang A. Diabetes und Geriatrie. Gesundheitsbericht Diabetes der DDG und DDU. Mainz: Kirchheim & Co GmbH; 2013.

3.4 Diabetes im Alter – Frailty

Michael Jamour

Fallbeispiel: Bisher war Frau M. immer fit und aktiv. Mit ihren 85 Jahren fühlte sie sich ihren Altersgenossen eigentlich überlegen. Nach dem Tod ihres Ehemanns vor zwei Jahren geht sie immer weniger aus dem Haus. Einkaufen macht ihr keinen Spaß, und Kochen allein schon gar nicht. Vor zwei Tagen fiel sie bei der Gartenarbeit in das Rosenbeet und konnte eine halbe Stunde nicht aufstehen. Dem Hausarzt schildert sie einen Kraftverlust, es fehle auch an Antrieb. „Ich habe immer alles schaffen können, aber jetzt geht es immer schneller bergab mit allem ...“

3.4.1 Der Begriff „Frailty"

Frailty (Gebrechlichkeit) umschreibt die Vulnerabilität bzw. „erhöhte Verletzbarkeit" des alte(rnde)n Organismus gegenüber endogenen und exogenen Störungen, wie z. B. akuten Erkrankungen oder Traumata. Frailty ist gemäß internationalem Konsens durch eine Abnahme der körpereigenen physiologischen Funktionsreserven verschiedener Organsysteme sowie dem Verlust der individuellen Widerstandsfähigkeit des Organismus gegenüber äußeren und inneren Stressoren charakterisiert und mit einem erhöhten Risiko für klinische Ereignisse, wie Tod, wiederholte Krankenhauseinweisungen, Stürze, erhöhte Anfälligkeit für Komplikationen sowie Einschränkungen in der Mobilität und in den Aktivitäten des täglichen Lebens einschließlich der Notwendigkeit einer Unterbringung in einem Pflegeheim assoziiert [1,2,3,4].

3.4.2 Definition von Frailty

In der Literatur findet sich eine Vielzahl unterschiedlicher Frailty-Modelle. Wenn auch ein gewisser Konsens darüber besteht, was Frailty im Sinne eines übergeordneten Konzepts ist, wird die Operationalisierung kontrovers diskutiert [5,6]. So gibt es zahlreiche Vorschläge für die Erfassung und Messung von Frailty, wobei die meisten davon auf zwei Grundmodellen basieren, dem phänotypischen Modell nach Fried [7] und dem Modell der Defizitakkumulation nach Rockwood [8,9]. Wie Tab. 3.4 zu entnehmen ist, umfasst der Frailty-Typ nach Fried fünf Dimensionen.

Personen, die ein oder zwei Kriterien erfüllen, werden als „pre-frail" eingestuft, wohingegen drei oder mehr vorhandene Kriterien eine Frailty charakterisieren. Gemäß den populationsbezogenen Untersuchungen von Fried nimmt Frailty im Alter zu und zeigt sich bereits in der Altersgruppe der 65- bis 70-Jährigen bei einem kleineren Teil der Bevölkerung (Tab. 3.5).

Tab. 3.4: Dimensionen des Frailty-Phänotyps nach Fried [7].

Dimension	Operationalisierung
Ernährung	unbeabsichtigter Gewichtsverlust von mehr als 5 kg im zurückliegenden Jahr
Erschöpfung	zwei Fragen zur Antriebslosigkeit aus der CES-D Depression Scale
Muskelkraft	dynamometrisch gemessene Handkraft unterhalb der 20. Perzentile
Gehgeschwindigkeit	nach Körpergröße und Geschlecht adjustierter Wert unterhalb der 20. Perzentile
Körperliche Aktivität	geschätzter Energieverbrauch in einem Fragebogen unterhalb der 20. Perzentile

Tab. 3.5: Prävalenz des Frailty-Phänotyps nach Fried in der Cardiovascular Health Study [7].

Altersgruppe (Jahre)	Insgesamt (%)	Frauen (%)	Männer (%)
65–70	3,2	3,0	1,6
71–75	5,3	6,7	2,9
76–80	9,5	11,5	5,5
81–85	16,3	16,3	14,2
86–90	25,7	31,3	15,5
> 90	23,1	12,5	36,8

Der Frailty-Phänotyp nach Fried gehört zu einem Konzeptmodell (Frailty-Zyklus), das diese fünf Dimensionen pathophysiologisch untereinander verbindet und eine Beziehung zu Krankheit, funktionellen Defiziten und äußeren Einflüssen herstellt. Die Funktionalität der Muskulatur spielt in diesem Modell eine zentrale Rolle und es besteht Konsens, dass es eine große Überlappung zwischen diesem Konzeptmodell der Frailty und dem altersassoziierten Abbau von Muskelmasse und Muskelkraft, der sogenannten Sarkopenie, gibt [10]. Einige Mechanismen zu der Entstehung der Sarkopenie, wie z. B. Insulinresistenz, chronische Inflammation und mitochondriale Dysfunktion, sind auch aus der Pathogenese des Diabetes mellitus bekannt [11,12], weshalb es nicht verwundert, dass Diabetiker vom Typ 2 auch ein erhöhtes Sarkopenierisiko aufweisen [13]. Darüber hinaus wurde auch gezeigt, dass eine herabgesetzte Nierenfunktion bei Diabetikern mit einem erhöhten Risiko für das Auftreten von Frailty assoziiert ist [14].

Häufig wird kritisiert, dass sich das Frailty-Modell nach Fried hauptsächlich auf physische Merkmale stützt und beispielsweise nicht die kognitive Dimension berücksichtigt. Gleichwohl ist festzuhalten, dass mehrere Fried-Kriterien (Erschöpfung, unbeabsichtigter Gewichtsverlust, geringe körperliche Aktivität) vom psychischen Gesundheitszustand beeinflusst werden können [6] und auch das Fried-Kriterium der „verlangsamten Gehgeschwindigkeit" kognitive Aspekte bzw. eine kognitiv-motorische Dysfunktion beinhalten kann [15]. Daher erstaunt es nicht, dass sich das Frailty-Modell nach Fried als recht robust erweist, wenn es um die Risikoeinschätzung ungünstiger Ereignisse bei der älteren Bevölkerung geht. In prospektiven Studien wurde der Zusammenhang zwischen diesem Frailty-Phänotyp und ungünstigen Entwicklungen des Gesundheitszustands eindeutig bestätigt.

Das Modell der Anhäufung von Defiziten nach Rockwood basiert hingegen auf der Idee, dass sich Frailty anhand der Anzahl der mit dem Alter häufiger werdenden Gesundheitsproblemen messen lässt. Der auf diese Weise rechnerisch ermittelte Frailty-Index gibt den Anteil von Problemfeldern innerhalb einer Gesamtheit vielfältiger Gesundheitsvariablen wieder, wobei alle Variablen gleich gewichtet werden. Typisch für den Frailty-Index nach Rockwood ist, dass hier häufige alterstypische Diagnosen, geriatrische Syndrome, Funktionsdefizite und Leistungen in physischen und kognitiven Tests sowie Laborwerte subsummiert sind. Im Ergebnis führt dies dazu, dass der Frailty-Index nach Rockwood eher ein globaler Indikator für den Gesundheitszustand älterer gebrechlicher Menschen und weniger ein spezifisches Maß von Frailty im Sinne des Fried-Modells ist.

Abschließend ist an dieser Stelle festzuhalten, dass es derzeit noch keinen abschließenden Konsens darüber gibt, welche Komponenten zwingend in einem Frailty-Modell enthalten sein müssen. Dementsprechend kann auch keines der zahlreichen verwendeten Instrumente als Goldstandard angesehen werden [16]. Ferner könnte künftig jenseits der heute gebräuchlichen Frailty-Indikatoren auch eine vertiefende Charakterisierung von gebrechlichen Personen anhand von Biomarkern oder externen Faktoren, wie z. B. sozialen Belastungen, weitere Ansatzpunkte für Interventionsmöglichkeiten liefern [5].

3.4.3 Frailty in der klinischen Praxis

Für den Erhalt der funktionellen Fähigkeiten im Alltag ist es sehr wichtig, frühzeitig Defizite zu erkennen und diese bestmöglich auszugleichen. Zur Primärerkennung der Frailty wurden je nach Setting verschiedene Assessmentinstrumente entwickelt, die entsprechend der multidimensionalen Pathophysiologie von Frailty teilweise umfangreich und auch heterogen sind. Eine vergleichende Gegenüberstellung verschiedener Frailty-Assessmentinstrumente findet sich in deutsch- und englischsprachigen Übersichtsarbeiten [17,18]. In den Tab. 3.6, Tab. 3.7 und Tab. 3.8 sind einfache Frailty-Screening-Tools, wie z. B. die FRAIL-Scale [19], das SOF-Frailty-Tool [20] oder die Clinical Frailty Scale nach Rockwood [21], dargestellt, die für den raschen klinischen Gebrauch zu empfehlen sind.

Tab. 3.6: Die FRAIL Scale [19].

Dimension	Operationalisierung*
Erschöpfung	Fühlen Sie sich müde und erschöpft?
Kraft	Können Sie Treppen hinaufgehen?
Ausdauer	Können Sie um einen Häuserblock gehen?
Komorbidität	Haben Sie mehr als fünf Krankheiten?
Ernährung	Haben Sie in den letzten sechs Monaten mehr als 5 % Ihres Körpergewichts verloren?

*Drei oder mehr erfüllte Kriterien signalisieren Frailty

Tab. 3.7: Das SOF Frailty Tool [20].

Dimension	Operationalisierung*
Erschöpfung	Fühlen Sie sich voller Energie? Bei der Antwort *Nein* ist das Frailty-Kriterium erfüllt.
Kraft	Chair-Rising-Test: Das Frailty-Kriterium ist erfüllt, wenn nicht fünfmal hintereinander von einem Stuhl ohne Abstützen mit den Armen aufgestanden werden kann.
Ernährung	Verlust von mehr als 5 % des Körpergewichts in den letzten zwölf Monaten. Falls *Ja* ist das Frailty-Kriterium erfüllt.

*Zwei oder mehr erfüllte Kriterien signalisieren Frailty

Tab. 3.8: Die Clinical Frailty Scale nach Rockwood [21].

Gesundheitszustand	Operationalisierung*
sehr fit	robust, aktiv, energisch, gut motiviert und fit: diese Personen trainieren regelmäßig und zählen zur fittesten Gruppe in ihrem Alter
gut	ohne aktive Erkrankungen, aber weniger fit als die trainierte Gruppe der sehr Fitten
gut mit behandelten Komorbiditäten	Krankheitssymptome sind gut kontrolliert
scheinbar vulnerabel	obwohl nicht offensichtlich abhängig von anderen Menschen, beklagen diese Personen doch langsam geworden zu sein und Krankheitssymptome aufzuweisen

Tab. 3.8: (fortgesetzt) Die Clinical Frailty Scale nach Rockwood [21].

Gesundheitszustand	Operationalisierung*
leicht gebrechlich (frail)	mit begrenzter Abhängigkeit von anderen Menschen in den instrumentellen Aktivitäten des täglichen Lebens
mittelgradig gebrechlich	Hilfe ist in den instrumentellen und nicht-instrumentellen Aktivitäten des täglichen Lebens nötig
sehr gebrechlich	komplett abhängig von anderen Menschen in den Aktivitäten des täglichen Lebens, ganz unabhängig von der Ursache der Abhängigkeit (physisch oder kognitiv)

*Die Zuordnung basiert auf dem klinischen Urteil

Wird in diesen Screening-Tools ein deutliches Defizit erkannt, sollte der Patient einem Geriater zur Durchführung eines umfassenden geriatrischen Assessments und zur Planung therapeutischer Interventionen vorgestellt werden.

Fokussiert man im Rahmen der Frailty-Diagnostik auf die Sarkopenie, können mehrere Verfahren angewandt werden. Dazu stehen vor allem die Bioimpendanzanalyse (BIA) und die Dual-Röntgen-Absorptiometrie (DEXA), mit ihren entsprechenden Normwerttabellen zur Verfügung [17]. Klinisch stützt sich die Diagnose einer Sarkopenie auch auf anthropometrische Parameter, wie z. B. die Umfangsmessung der Wade. Der BMI ist der wohl am häufigsten gebrauchte anthropometrische Parameter. Jedoch ist der BMI sehr unspezifisch, da er keine Auskunft über die Zusammensetzung des Körpers gibt. Übergewichtige Patienten mit *Protein-energy malnutrition* und konsekutiver Sarkopenie können auf diese Weise unerkannt bleiben. Unter den funktionellen Tests sind zur Abschätzung einer Sarkopenie vor allem der Aufstehtest (Chair Rising Test) und die dynamometrische Messung der Handkraft hervorzuheben. Zur Diagnostik der oft mit einer Sarkopenie assoziierten Malnutrition sollte ein genaues Ernährungsassessment, wie z. B. das Mini Nutritional Assessment durchgeführt werden. Ergänzend zu diesem Fragebogen geben Laborparameter, wie das Albumin und Präalbumin, eindeutige Hinweise auf das mögliche Bestehen eines Proteinmangels. Neben einem erniedrigten Albumin gilt auch ein chronisch erhöhtes Serum-CRP als Risikomarker für eine Sarkopenie, da dieser Befund eine katabole Stoffwechsellage mit erhöhtem Energiebedarf signalisiert.

3.4.4 Therapeutische Interventionen

Frailty ist potenziell reversibel, weswegen die Erfassung von Frailty trotz der noch nicht abgeschlossenen Diskussion um einen Goldstandard hochrelevant ist. Präventive Maßnahmen vermögen bei einigen Risikopatienten zu einer Verhinderung oder einer Verzögerung des Auftretens von Frailty beizutragen. Insbesondere übergreifende Interventionsansätze, wie körperliche Aktivität und Training, die auf die überwiegende Anzahl von Erkrankungen und Risikofaktoren des alten, fragilen Menschen eine positive Wirkung ausüben, können hier einen Lösungsansatz darstellen, da sie ebenfalls die Mehrzahl der Frailty-Komponenten günstig beeinflussen.

Frailty ist auch eine Konsequenz der sogenannten geriatrischen Syndrome, wie z. B. Stürze, Immobilität, Inkontinenz, kognitive Beeinträchtigung, Depressivität und Mangelernährung, die allesamt einer körperlichen Inaktivität Vorschub leisten und damit den Verlust von Muskelmasse und Muskelkraft bzw. die Entstehung einer Sarkopenie begünstigen. Zur Behandlung der beiden Overlap-Syndrome Frailty und Sarkopenie benötigt man daher ein multidimensionales Behandlungskonzept, das alle erkannten Defizite auszugleichen versucht.

Hinsichtlich der Sarkopenie zeigte sich vor allem das Widerstandstraining (progressives Krafttraining) im Hochbetagtenalter als äußerst effektiv [22]. Neben der deutlichen Steigerung der Muskelkraft und der damit verbesserten Mobilität finden sich zusätzlich positive Einflüsse auf den Entzündungsstatus im Körper. Bereits bestehende Muskelverfettungen können durch ein Widerstandstraining rückgängig gemacht werden [23]. Aber auch für das Ausdauertraining sind positive Effekte beschrieben, sodass eine Kombination aller Trainingsformen zu favorisieren ist [17].

Gesichert ist ferner, dass ein Zuwenig an Protein im Alter einen modifizierbaren Risikofaktor der Sarkopenie darstellt. Eine tägliche Proteinzufuhr von 1,0–1,2 g/kg Körpergewicht hat hier einen positiven Effekt auf die Performance [17], wobei nach den aktuellen Leitlinien der European Society of Parenteral and Enteral Nutrition (ESPEN) den Patienten mit einer diabetischen Nephropathie eine geringere Proteinzufuhr von 0,8 mg/kg Körpergewicht empfohlen wird [24].

Fasst man die wichtigsten Diagnostik- und Therapiestrategien bei Frailty-Patienten mit Diabetes mellitus zusammen, so ergibt sich ein für den jeweiligen Patienten individuell maßgeschneidertes Maßnahmebündel (Tab. 3.9), das primär darauf fokussiert, den teilweise erheblich herabgesetzten funktionellen Fähigkeiten entgegenzuwirken [25,26].

Tab. 3.9: Diagnostik- und Therapiestrategien bei Frailty-Patienten mit Diabetes mellitus.

Interventionsebene	Konkrete Maßnahmen
Geriatrische Syndrome	umfassendes geriatrisches Assessment und daraus abgeleitete Therapie der geriatrischen Syndrome
Ernährungsdiagnostik	Ernährungsassessment (MNA), Laborwerte und Ernährungsprotokoll inkl. Abklärung von Ernährungsstörungen (Kaufunktion, Zahnstatus, Prothesensitz, Parodontitis, Soor, Parodontopathien, neurogene Dysphagie, Presbyphagie)
Ernährungsmanagement	stark modifizierte Ernährungsempfehlungen (Ernährungsplan, Ernährungsberatung, keine Begrenzung der Nahrungsmittelauswahl, keine einschränkenden Ernährungsvorgaben, Vitamin-D-Substitution 1.000 IE/d, proteinreiche Ernährung) unter Berücksichtigung der Patientenwünsche und seiner Lebensqualität
Sarkopenie	progressives Krafttraining und Ausdauertraining (3- bis 5-mal wöchentlich)
Komorbiditäten	Mitbehandlung von Komorbiditäten, die eine Antriebsschwäche, Müdigkeit oder Erschöpfung begünstigen können (z. B. Depression, Schlafapnoe, Orthostase, Hypothyreose, Vitamin-B_{12}-Mangel, Eisenmangel, Anämie, Infekte)
Multimedikation	Deeskalation einer Polypharmazie unter Vermeidung von Arzneimitteln, die eine Inappetenz und Gebrechlichkeit begünstigen können (z. B. anticholinerg wirkende Medikamente)
Risikomanagement	Bevorzugung nicht hypoglykämiegefährdender Therapieregime
Sekundärprävention	Prävention von makrovaskulären Folge- und Begleiterkrankungen, darunter primär die Blutdruckeinstellung (Ziel: 130–140 mmHg systolisch, 80–90 mmHg diastolisch) und sekundär die Blutglukoseeinstellung (HbA_{1c}-Ziel: 7–8 %)
Tertiärprävention	geriatrische Rehabilitation
Personen-Umwelt-Passung	Sicherstellung der Einkäufe und der Zubereitung von Mahlzeiten, Bereitstellung altersgerechter Hilfsmittel (Therapiepläne mit großer Schrift, Messgeräte mit leicht ablesbarem Display)

3.4.5 Zusammenfassung

Frailty erlangt vor dem Hintergrund der demographischen Alterung eine zunehmende Bedeutung und ist für die Betroffen wie auch für die Pflegenden und die Sozial- und Gesundheitssysteme eine besondere Herausforderung, da Frailty ein deutlich erhöhtes Risiko für funktionelle Hilfsbedürftigkeit, Hospitalisation, Pflegeheimaufnahme und Tod darstellt [6]. Gleichzeitig fehlt derzeit noch eine allseits anerkannte Definition von Frailty und die Abschätzung erfolgt hauptsächlich auf der Grundlage von Assessment-Tools, die dem physischen Phänotyp nach Fried oder dem Konzept der Defizitakkumulation nach Rockwood nahestehen. Frailty ist potenziell reversibel und bedarf daher in der Praxis der Aufmerksamkeit und Zeit, um die davon betroffenen Patienten einer optimalen Versorgung zuzuführen. Grundlage hierfür sind ein umfassendes geriatrisches Assessment und die daraus abgeleiteten Therapieinterventionen, die auch Maßnahmen der Prävention einschließen [25,26]. Generell gilt, dass bei Frailty die Therapieziele zusammen mit dem Patienten zu definieren und dabei Aspekte des Wohlbefindens, des Funktionsstatus, der Lebenserwartung sowie der persönlichen Einstellungen und Präferenzen des Patienten im Sinne einer partizipativen Entscheidungsfindung zu berücksichtigen sind [27]. Speziell für den Personenkreis der Diabetiker ist festzuhalten, dass Frailty und Sarkopenie eine hohe Prävalenz bei älteren Diabetikern zeigen und Prädiktoren für eine höhere Hospitalisierungsrate und dem häufigeren Auftreten neu entstehender ADL-Einschränkungen sind [28]. Die Tatsache, dass Frailty bei Diabetikern eine höhere Sterblichkeit als bei Nicht-Diabetikern aufweist, unterstreicht die Bedeutung eines routinemäßig einzusetzenden Frailty-Screenings speziell bei diesem Personenkreis [29].

> Aus der S2k-Leitlinie Diagnostik, Therapie und Verlaufskontrolle des Diabetes mellitus im Alter:
> – Ein Sarkopenie-/Frailty-Screening sollte bei älteren Menschen mit Diabetes erfolgen, um den besonderen Erfordernissen dieser, durch negative Gesundheitsereignisse wie Pflegeheim- und Krankenhausaufnahmen sowie zunehmendem häuslichen Pflegebedarf, besonders gefährdeten Patientengruppe, besser gerecht zu werden.
> – Ein praxistaugliches Sarkopenie-/Frailty-Screening kann durch die Verwendung von Fremdbeurteilungsfragebögen erfolgen.
> – Eine optimierte Ernährung sowie adaptierte Trainingsprogramme sollten die Basis der Therapie bei Sarkopenie und Frailty darstellen.
> – Bei älteren Menschen mit Diabetes sowie erhöhter Sturz- und Frakturrate sollten Maßnahmen zur Sturzprophylaxe durchgeführt werden.

Literatur

[1] Clegg A, Young J, Iliffe S, Rikkert MO, Rockwood K. Frailty in elderly people. Lancet. 2013;381(9868):752-62.

[2] Morley JE, Vellas B, van Kan GA, et al. Frailty consensus: a call to action. J Am Med Dir Assoc. 2013;14(6):392-7.

[3] Puts MT, Lips P, Deeg DJ. Sex differences in the risk of frailty for mortality independent of disability and chronic diseases. J Am Geriatr Soc. 2005;53(1):40-7.

[4] Rodríguez-Mañas L, Féart C, Mann G, et al. Searching for an operational definition of frailty: a Delphi method based consensus statement: the frailty operative definition-consensus conference project. J Gerontol A Biol Sci Med Sci. 2013;68(1):62-7.

[5] Fuchs J, Scheidt-Nave C, Gaertner B, et al. Frailty in Germany: status and perspectives: results from a workshop of the German Society for Epidemiology. Z Gerontol Geriatr. 2016;49(8):734-42.

[6] Santos-Eggimann B, David S. Soll man in der klinischen Praxis Frailty abschätzen? Schweiz Med Forum. 2013;13(12):248-52.

[7] Fried LP, Tangen CM, Walston J, et al. Frailty in older adults: evidence for a phenotype. J Gerontol A Biol Sci Med Sci. 2001;56(3):M146-56.

[8] Mitnitski AB, Mogilner AJ, Rockwood K. Accumulation of deficits as a proxy measure of aging. ScientificWorldJournal. 2001;1:323-36.

[9] Rockwood K, Mitnitski A. Frailty in relation to the accumulation of deficits. J Gerontol A Biol Sci Med Sci. 2007;62(7):722-7.

[10] Cruz-Jentoft AJ, Baeyens JP, Bauer JM, et al. Sarcopenia: European consensus on definition and diagnosis: report of the European working group on sarcopenia in older people. Age Ageing. 2010;39(4):412-23.

[11] Umegaki H. Sarcopenia and frailty in older patients with diabetes mellitus. Geriatr Gerontol Int. 2016;16(3):293-9.

[12] Barzilay JI, Blaum C, Moore T, et al. Insulin resistance and inflammation as precursors of frailty: the Cardiovascular Health Study. Arch Intern Med. 2007;167(7):635-41.

[13] Kim TN, Park MS, Yang SJ, et al. Prevalence and determinant factors of sarcopenia in patients with type 2 diabetes: the Korean Sarcopenic Obesity Study (KSOS). Diabetes Care. 2010;33(7):1497-9.

[14] Lee S, Lee S, Harada K, et al. Relationship between chronic kidney disease with diabetes or hypertension and frailty in community dwelling Japanese older adults. Geriatr Gerontol Int. 2017;17(10):1527-1533.

[15] Jamour M, Becker C, Synofzik M, Maetzler W. Gait changes as an early indicator of dementia. Z Gerontol Geriatr. 2012;45(1):40-4.

[16] Bouillon K, Kivimaki M, Hamer M, et al. Measures of frailty in population-based studies: an overview. BMC Geriatr. 2013;13:64.

[17] Roller-Wirnsberger R. Krank oder nur alt? Frailty – Ein neues Konzept in der klinischen Praxis. Wien Klin Wschr Education. 2010;3-4:181-92.

[18] Sternberg SA, Wershof Schwartz A, Karunananthan S, Bergman H, Mark Clarfield A. The identification of frailty: a systematic literature review. J Am Geriatr Soc. 2011;59(11):2129-38.

[19] Woo J, Yu R, Wong M, et al. Frailty screening in the community using the FRAIL scale. J Am Med Dir Assoc. 2015;16(5):412-9.

[20] Ensrud KE, Ewing SK, Taylor BC, et al. Comparison of 2 frailty indexes for prediction of falls, disability, fractures, and death in older women. Arch Intern Med. 2008;168(4):382-9.

[21] Rockwood K, Song X, MacKnight C, et al. A global clinical measure of fitness and frailty in elderly people. CMAJ. 2005;173(5):489-95.

[22] Fiatarone MA, O'Neill EF, Ryan ND, et al. Exercise training and nutritional supplementation for physical frailty in very elderly people. N Engl J Med. 1994;330(25):1769-75.

[23] Taaffe DR, Henwood TR, Nalls MA, et al. Alterations in muscle attenuation following detraining and retraining in resistance-trained older adults. Gerontology. 2009;55(2):217-23.

[24] Cano N, Fiaccadori E, Tesinsky P, et al. ESPEN guidelines on enteral nutrition: adult renal failure. Clin Nutr. 2006;25(2):295-310.

[25] Morley JE, Malmstrom TK, Rodriguez-Mañas L, Sinclair AJ. Frailty, sarcopenia and diabetes. J Am Med Dir Assoc. 2014;15(12):853-9.

[26] Zeyfang A, Bahrmann A, Wernecke J. Praxisempfehlung Diabetes mellitus im Alter. Diabetologie. 2016;11(Suppl 2):170-6.

[27] American Geriatrics Society Expert Panel on the Care of Older Adults with Multimorbidity. Patient-centered care for older adults with multiple chronic conditions: a stepwise approach from the American Geriatrics Society. J Am Geriatr Soc. 2012;60(10):1957-68.

[28] Liccini A, Malmstrom TK. Frailty and sarcopenia as predictors of adverse health outcomes in persons with diabetes mellitus. J Am Med Dir Assoc. 2016;17(9):846-51.

[29] Castro-Rodríguez M, Carnicero JA, Garcia-Garcia FJ, et al. Frailty as a major factor in the increased risk of death and disability in older people with diabetes. J Am Med Dir Assoc. 2016;17(10):949-55.

3.5 Intellektueller Abbau

Jennifer Grammes, Thomas Kubiak

Fallbeispiel: Herr C. ist schon länger ein bisschen tüttelig. Mit seinen 82 Jahren schafft er es jedoch immer noch, sich nach dem Tod seiner Ehefrau vor drei Jahren selbst zu versorgen. Der Hausarzt kennt ihn seit vielen Jahren und hat mit Herrn C. vereinbart, jährlich eine Testung der Hirnleistung durchzuführen. Jetzt wird erstmalig ein MMSE von 21 Punkten festgestellt und beim genaueren Hinterfragen hat der sonst so genaue Herr C. seine Medikation öfters vergessen einzunehmen.

3.5.1 Begriffsbestimmung

Intellektueller Abbau im Alter beschreibt altersassoziierte Störungen oder die Beeinträchtigung kognitiver Funktionen. Diese umfassen verschiedene Teilleistungsbereiche, unter anderem:
- Informationsaufnahme und -verarbeitung
- Gedächtnis (z. B. Lernen, Speichern und Abruf von Informationen)
- kommunikative Funktionen (Sprachverständnis und -produktion)
- Exekutivfunktionen (z. B. Planen, Urteilen, Handeln, das Treffen von Entscheidungen)
- Orientierung (z. B. visuell-räumliche Leistungen, zeitliche Orientierung)
- Aufmerksamkeitsprozesse und Konzentration

Leistungsminderungen können sowohl isoliert, d. h. in einem Fähigkeitsbereich, als auch in mehreren Bereichen gleichzeitig auftreten. Ursachen und Risikofaktoren sind vielfältig und umfassen z. B. demenzielle Abbauprozesse, affektive Störungen, Fehlfunktionen der Schilddrüse (Hypo- und Hyperthyreoidismus), Delir, Alkoholmissbrauch, Schädel-Hirn-Trauma, oder Vitaminmangel (z. B. Vitamin B_{12}). Je nach Ursache können kognitive Störungen mit entsprechender Therapie behandelbar und (voll) reversibel sein (z. B. Vitaminsubstitution bei Vitamin-B_{12}-Mangel in Folge von Malnutrition). In anderen Fällen, speziell dem Vorliegen einer Demenz, verlaufen kognitive Störungen chronisch progredient, d. h. die Verschlechterung der Symptomatik kann zwar durch moderne Therapieoptionen verlangsamt oder temporär zum Sistieren gebracht, nicht jedoch auf Dauer aufgehalten werden. Bei älteren Menschen mit Diabetes wird insbesondere ein erhöhtes Risiko für die Entwicklung von leichten kognitiven Störungen *(mild cognitive impairment, MCI)* und Demenzerkrankungen diskutiert. Sie sind daher von besonderer Relevanz und sollen in diesem Kapitel im Fokus stehen.

Mild cognitive impairment (MCI)

Der Begriff *mild cognitive impairment (MCI)* bezeichnet laut der Leitlinie Demenz der Deutschen Gesellschaft für Psychiatrie, Psychotherapie und Nervenheilkunde (DGPPN) und der Deutschen Gesellschaft für Neurologie (DGN) ein Syndrom, welches sich durch von Betroffenen (oder Angehörigen) schilderbaren Gedächtnisstörungen und objektivierbarer kognitiver Leistungsverschlechterung in kognitiven Testungen bei gleichzeitigem Erhalt von Alltagskompetenz und Ausschluss einer Demenzdiagnose auszeichnet [1]. Es existiert derzeit noch keine einheitliche klinische Definition von MCI und die Abgrenzung zum Frühstadium einer Demenz ist aufgrund fließender Übergänge der Symptomausprägung oftmals schwierig. Wenn Gedächtnisstörungen als Leitsymptom eines MCI vorliegen, wird dies als Hinweis auf ein erhöhtes Risiko für eine Demenzerkrankung gesehen. Der Verlauf von MCI ist interindividuell sehr verschieden, bei etwa 10 % der Betroffenen entwickelt sich im Verlauf eine Demenz, bei einem Teil der Betroffenen ist ein MCI jedoch reversibel.

Aufgrund der bisher fehlenden einheitlichen Anwendung der MCI-Kriterien lassen sich noch keine eindeutigen Aussagen zur Prävalenz von MCI bei älteren Menschen treffen. Epidemiologische Studien berichten Prävalenzen zwischen 3 und 19 % für MCI bei über 65-Jährigen in der Allgemeinbevölkerung. Repräsentativ angelegte Studien zu MCI bei älteren Menschen mit Diabetes kommen zu inhomogenen Ergebnissen [2]. Zwar wurden in einigen Studien Leistungseinbußen in verschiedenen kognitiven Fähigkeiten von Menschen mit Typ-1- und Typ-2-Diabetes im Vergleich mit stoffwechselgesunden Probanden gefunden, andere repräsentative Studien konnten jedoch keine Unterschiede in den kognitiven Leistungen zwischen Patienten mit Diabetes und altersgleichen, stoffwechselgesunden Personen nachweisen [3–6].

Demenzielle Erkrankungen

Die Demenz ist nach der Internationalen Klassifikation der Krankheiten und verwandter Gesundheitsprobleme (ICD-10, Diagnosen: F00–F03) ein Sammelbegriff für verschiedene kognitive Störungen, denen eine chronisch progredient verlaufende Erkrankung des Gehirns zu Grunde liegt. Entsprechend ihrer Ursache sind die vorliegenden Störungen primäre Folgen von Krankheiten oder Verletzungen, die das Gehirn direkt betreffen, oder sekundäre Folgen von (systemischen) nicht-hirnorganischen Begleiterkrankungen. Die primären Demenzen umfassen die neurodegenerative Demenz (Demenz vom Alzheimer-Typus, frontotemporale Demenz, Lewy-Körperchen-Demenz) und vaskuläre (gefäßbedingte) Demenzen. Im Zusammenhang mit Diabetes wurden insbesondere die Assoziationen zur Demenz bei Alzheimer-Krankheit und vaskulären Demenz untersucht und nachgewiesen. Symptome der Demenzerkrankung können in Form unterschiedlicher kognitiver Störungen z. B. in den Bereichen Gedächtnis, Sprache, Orientierung, Lernfähigkeit, Rechnen, Denken und Urteilsvermögen auftreten. Zum Teil können auch Veränderungen in den Bereichen Motivation (z. B. Antriebslosigkeit, Interessenverlust) Emotion (z. B. mangelnde Emotionskontrolle, Stimmungsschwankungen, Gereiztheit) und Sozialverhalten (z. B. distanzloses Verhalten) auftreten, die den Angehörigen Betroffener gelegentlich noch vor Auftreten der kognitiven Beeinträchtigungen auffallen. Um die Diagnose Demenz zu stellen, müssen die Symptome mindestens sechs Monate bestehen. Ausgehend vom vorliegenden Demenztypus können sich Krankheitsverlauf und Prognose deutlich unterscheiden. Liegt eine neurodegenerative Demenz oder Begleiterkrankung vor, treten die Symptome oft schleichend auf und werden häufig zunächst nicht mit einer Erkrankung, sondern mit dem Alterungsprozess in Verbindung gebracht (z. B. bei erstem Auftreten von Vergesslichkeit). Moderne Therapieoptionen können die Symptome zwar abschwächen und den Krankheitsverlauf verlangsamen, eine Heilung oder dauerhafte Möglichkeit, die Erkrankung aufzuhalten, gibt es bisher jedoch noch nicht. Bei Vorliegen einer vaskulären Demenz treten die Symptome oftmals früher und heftiger auf als bei der Demenz vom Alzheimer-Typus, dagegen bleibt die Gedächtnisfunktion meist deutlich länger erhalten. Insbesondere der Verlauf der vaskulären Demenz kann phasenhaft erfolgen, mit zeitweise deutlicher Verschlechterung, aber auch Verbesserung der Symptome in Abhängigkeit der Lokalisierung, Größe und Zahl der Durchblutungsstörungen im Gehirn der Betroffenen.

Deutschlandweit leben rund 1,4 Millionen Menschen mit einer Demenzerkrankung, davon leiden etwa 60 % an einer Alzheimer-Demenz, etwa jeder fünfte Demenzerkrankte leidet an vaskulärer Demenz. Mit zunehmendem Lebensalter steigt das Risiko, an einer Demenz zu erkranken, daher ist aufgrund der demographischen Entwicklung mit einer Verdopplung der absoluten Zahl der Demenzerkrankten zu erwarten. Insbesondere der Typ-2-Diabetes ist ein Risikofaktor für die Entwicklung einer Demenz. Das relative Erkrankungsrisiko für eine vaskuläre Demenz ist in diesem Fall 2- bis 4-fach erhöht, für eine Alzheimer Demenz ist von einem um das 1,5- bis 2-fache Erkrankungsrisiko auszugehen. Die Ursachen für das erhöhte Erkrankungsrisiko bei Typ-2-Diabetes sind noch nicht vollständig geklärt, es ist jedoch davon aus-zugehen, dass sowohl genetische Disposition, arterielle Hypertonie, mikro- und ma-krovaskuläre Erkrankungen als auch chronische Hyperglykämie dazu beitragen [7]. Aufgrund der vergleichsweise geringen Anzahl von Menschen mit Typ-1-Diabetes im Alter über 65 Jahre, liegen derzeit keine verlässlichen Prävalenzraten für demenzielle Erkrankungen für diese Patientengruppe vor. Jedoch scheinen Patienten mit Typ-1-Diabetes seltener betroffen zu sein als Patienten mit Typ-2-Diabetes. Tab. 3.10 bietet einen Überblick über bisher bekannte allgemeine und diabetesspezifische Risikofak-toren für die Entwicklung von Demenz.

Tab. 3.10: Risikofaktoren für die Entwicklung einer Demenz (nach [19]).

Allgemeine Risikofaktoren	Diabetesspezifische Risikofaktoren
– vaskuläres Risikoprofil (Arteriosklerose, Rauchen, Adipositas, Diabetes, Hypertonie) – genetische Disposition – Depression – MCI – Schlaganfall – Schädel-Hirn-Trauma – geringes Bildungsniveau – Alkoholmissbrauch und -abhängigkeit – Demenz bei Verwandten ersten Grades – weibliches Geschlecht	– chronische Hyperglykämie – Depression – Hypertonie – Insulinresistenz – genetische Faktoren – Kortisolspiegel – erhöhte Freisetzung von inflammatorischen Zytokinen, wie Interleukin 6 und Tumor-Nekro-se-Faktor α

3.5.2 Prävention

Das Demenzrisiko kann durch eine Reihe präventiver Maßnahmen gesenkt werden. Zentrale Ansatzpunkte sind hier, neben regelmäßiger körperlicher Bewegung, eine ausgewogene Ernährung sowie Aktivitäten zum Erhalt der geistigen „Fitness" (z. B. durch das Pflegen sozialer Kontakte und Ausüben von Hobbies, kulturellen Aktivi-täten und Denkaufgaben) [1]. Diese Empfehlungen gelten auch für die Prävention von MCI. Bei Menschen mit Diabetes sollten insbesondere die diabetesspezifischen Risikofaktoren minimiert oder frühzeitig behandelt werden. Hierfür ist eine stabile, altersgerechte Blutzuckereinstellung, die das Risiko hyperglykämiebedingter Symp-tome verringert, von zentraler Bedeutung. In der Geriatrie werden aufgrund des er-höhten Hypoglykämierisikos und erhöhter Mortalität bei zu strengen Stoffwechsel-einstellungen HbA_{1c}-Werte zwischen 7 und 8 % (52,8–63,3 mmol/mol) bzw. bis 8,5 % (69,4 mmol/mol) bei gebrechlichen Patienten (Frailty) empfohlen [8]. Ob Hypoglykä-mien das Risiko an einer Demenz zu erkranken, erhöhen, ist noch nicht abschließend geklärt und wird aus diesem Grund in der Fachliteratur noch kontrovers diskutiert [7].

3.5.3 Wechselwirkungen mit der Diabeteserkrankung

Kognitive Störungen im Rahmen einer Demenz oder MCI sind bei Menschen mit Diabetes mit einem erhöhten Hypoglykämierisiko sowie einem erhöhten Risiko für chronische Hyperglykämie, Folgeerkrankungen und Stürze assoziiert. Gründe können Fehler im Diabetesselbstmanagement sein, wie z. B. fehlerhafte Insulindosierung, das Vergessen oder doppelte Einnehmen von Medikamenten sowie die unregelmäßige Nahrungsaufnahme aufgrund mangelnden Appetits oder Vergessen von Mahlzeiten.

Bereits in der Frühphase einer Demenz können die psychosozialen Belastungen für Betroffene und Angehörige erheblich sein. Oft werden sozial unangepasstes, gereiztes oder enthemmtes Verhalten sowie Stimmungsschwankungen noch vor den Symptomen einer verminderten Gedächtnisleistung durch die Angehörigen bemerkt. Diese können insbesondere vor Diagnosestellung zu häufigen Konflikten führen. Zum Teil werden sozialer Rückzug und Verlust von Motivation bzw. Interesse an Hobbies und Aktivitäten zunächst als Depression fehlinterpretiert. Die Diagnose selbst ist aufgrund des chronisch progredienten Verlaufs der Erkrankung besonders angstbesetzt und geht oft mit Hoffnungslosigkeit und Perspektivlosigkeit einher. Der Alltag der Betroffenen, aber auch Lebenspläne und -perspektiven müssen neu strukturiert werden. Bei Menschen mit Diabetes stellt sich zudem die Frage, wie die Diabetestherapie in Zukunft gestaltet werden kann und ob bzw. inwiefern Angehörige in das Selbstmanagement einbezogen werden. Der damit zusammenhängende Autonomieverlust kann eine erhebliche Belastung für die Betroffenen darstellen. Auch Angst oder soziale Scham aufgrund von unangepasstem Verhalten, Furcht vor Gedächtnislücken oder einer möglichen Stigmatisierung durch die Erkrankung können auftreten und zu sozialem Rückzug sowie dem Verlust sozialer Kontakte führen. Dies wiederum ist mit einem schnelleren Abbau kognitiver Fähigkeiten sowie verringerter Lebensqualität und größeren emotionalen Belastungen assoziiert. Im Krankheitsverlauf kann es zur Verweigerung der Medikamenteneinnahme, Orientierungslosigkeit, Unruhe, Steigerung des Bewegungsdrangs sowie dem Nichterkennen von Pflegekräften und Angehörigen kommen. Die ambulante und stationäre Pflege stellt dann häufig eine große Belastung für Angehörige und Pflegekräfte dar.

3.5.4 Screening und Diagnostik

Moderne präventive und therapeutische Behandlungsoptionen können die Symptomatik von Demenzerkrankungen bessern und den progredienten Verlauf der Erkrankung verzögern. Die frühzeitige Diagnosestellung ist daher nicht nur Voraussetzung für eine schnelle und effektive Behandlung, sie ist auch Grundlage für die weitere Lebensplanung der Betroffenen und ihrer Angehörigen. Altersbedingte Veränderungen der kognitiven Funktionsfähigkeit sind oft nur schwer von den Frühsymptomen einer Demenz oder eines MCI zu unterscheiden. Die Frühsymptome einer beginnenden

Demenz sind vielfältig und können sowohl schleichend als auch plötzlich auftreten (Tab. 3.11). Die Fremdeinschätzung durch Bezugspersonen, ob und inwiefern sich das Verhalten der Betroffenen im Vergleich zu früher verändert hat, ist deshalb diagnostisch von großer Relevanz. Liegen Hinweise auf Veränderungen und erste Frühsymptome einer Demenz vor, sollte eine ausführliche Differenzialdiagnostik erfolgen. Diese kann neben Eigen- und Fremdanamnese, körperlicher Untersuchungen und Laborbefunden auch psychometrische Demenz-Screening-Tests beinhalten. Bei der Durchführung des Screenings sollte immer darauf geachtet werden, dass bei Bedarf sowohl Seh- als auch Hörhilfen genutzt werden. Eine Übersicht zur leitliniengerechten Diagnostik von Demenz ist auf der Homepage der Deutschen Gesellschaft für Neurologie (DGN) verfügbar [20]. Psychometrische Kurztestverfahren sind als alleiniges Instrument zur Diagnosestellung nicht geeignet, da ihre Sensitivität und Spezifität zum Teil durch Einflussfaktoren, wie z. B. Alter und Bildungsgrad der Betroffenen, eingeschränkte Sinnesfunktionen (Sehen, Hören), Tremor, Nervosität, Abneigung gegenüber der Testung sowie die Erfahrung des Behandlers in der standardisierten Testdurchführung, beeinflusst werden können. Insbesondere bei Patienten, die im diagnostischen Graubereich zwischen leichter Demenz und normaler Kognition liegen, kann es daher zu falschen Testergebnissen kommen. Zudem ist die Diagnose Demenz von Seiten der Angehörigen und Betroffenen mit großen Ängsten und starken Belastungen verbunden. Insbesondere während des diagnostischen Prozesses sollte daher eine mögliche Demenzdiagnose nicht vorzeitig thematisiert werden.

Die im Folgenden beispielhaft genannten, etablierten Kurztestverfahren dienen einer ersten Orientierung zur Einschätzung möglicher Hirnleistungsstörungen oder der Verlaufsdiagnostik:
- Demenz-Detection-Test (DemTect) [9]
- Mini Mental State Examination (MMSE) [10]
- Geldzähltest [11]
- Uhren-Ergänzungstest [12]
- Reisberg-Skalen zur Fremdbeurteilung [13]

Zur Einschätzung der Pflegebedürftigkeit im Alltag können zusätzlich der Barthel-Index [14] und die Instrumental-Activities-of-Daily-Living-Skala (IADL-Skala) [15] eingesetzt werden. Besondere Sorgfalt ist bei der Abgrenzung von Depression und MCI oder Demenzerkrankung im Frühstadium geboten. Aufgrund der vorhandenen Ähnlichkeiten einiger Symptome (z. B. Schlafstörungen, Motivationsverlust) werden Depressionen oft fälschlicherweise für Demenzen gehalten („Pseudodemenz"). Eine Möglichkeit der Unterscheidung zwischen Demenz und Depression bietet der diagnostische Test zur Früherkennung von Demenzen mit Depression (TFDD) [16]. Bei Vorliegen einer Demenzerkrankung ist die behutsame Aufklärung über die Erkrankung, Behandlungsmöglichkeiten, sowie über Beratungsstellen und die Möglichkeit von Schulungen und gegebenenfalls psychologischer Beratung für Betroffene und Angehörige von großer Bedeutung.

Tab. 3.11: Frühsymptome einer Demenzerkrankung (mod. nach [21]).

Fähigkeits-/Verhaltens-bereich	Beispiele
Neue Informationen auf-nehmen und behalten	– Vergesslichkeit; kurz zurückliegende Verabredungen, Ereignisse und Absprachen/Gespräche werden nicht erinnert (Betroffene spritzen beispielsweise zweimal Insulin, da die erste Injektion vergessen wurde) – Verlust alltäglicher Gegenstände, wie z. B. Insulinpen, Medikamen-tenbox – Erkennungsstörung
Vernunft und Urteilsver-mögen	– praktische Alltagsprobleme können nicht mehr eingeschätzt und gelöst werden (z. B. unpassende Kleidung, wie Pullover im Sommer tragen, häufiges Anbrennen des Essens)
Komplexe Handlungen durchführen	– abstraktes Denken wird zunehmend problematisch (z. B. Konto-führung, Geldbeträge zählen) – Tätigkeiten, die mehrere Schritte benötigen, können nur noch mit Mühe durchgeführt werden, die Reihenfolge der Aufgabenschritte gerät durcheinander (z. B. Eintragungen in das Blutzuckertagebuch, Einstellung und Nutzung des Insulinpens, Nutzung der Medikamen-tenbox)
Räumliche Orientierung	– nicht Zurechtfinden in neuer, ungewohnter Umgebung, sich verlaufen oder nicht nach Hause finden – Vergessen von Wochentagen und wichtigen Daten – Schwierigkeiten beim Ablesen der Uhrzeit – Schwierigkeiten beim Autofahren (z. B. beim Einparken, häufige Blechschäden)
Sprachfertigkeiten	– Wortfindungsstörungen (bekannte Wörter werden nicht erinnert, stattdessen häufige Umschreibungen oder Wortneubildungen) – komplexen Gesprächsinhalten kann nur noch schwer gefolgt werden, Inhalte werden vergessen (z. B. ärztliche Absprachen zur Medikation) – umständliche Sprache auf Seiten der Betroffenen (Satzbau fällt schwer)
Verhalten und Persönlichkeit	– verminderte Eigeninitiative (z. B. Verlust der Freude an Hobbies) – passives, verlangsamtes Verhalten – Stimmungsschwankungen ohne erkennbaren Grund (z. B. Gereiztheit) – untypisches Misstrauen oder Ängstlichkeit – soziale Unangepasstheit (z. B. in unpassenden Situationen lachen, Distanzlosigkeit) – Fehlinterpretation von Sinnesreizen – Halluzinationen – Wahnideen (z. B. Verarmungswahn, Bestehlungswahn)

3.5.5 Therapie des Diabetes bei Vorliegen kognitiver Beeinträchtigungen

Ein Überblick zur leitliniengerechten Behandlung der Demenz entsprechend der Empfehlungen der Deutschen Gesellschaft für Psychiatrie und Psychotherapie, Psychosomatik und Nervenheilkunde (DGPPN) und der DGN kann online eingesehen werden [22]. Für die Behandlung von Menschen mit Diabetes und MCI oder Demenz können zudem die Praxisempfehlungen der Deutschen Diabetes Gesellschaft zu Diabetes im Alter [8] und die S2-Leitlinie Psychosoziales und Diabetes [2] wichtige Hinweise liefern. Im Folgenden soll daher ein Überblick der zentralen Aspekte der Behandlung von älteren Menschen mit Diabetes und komorbider Demenz oder MCI geboten werden [7,8]:

- Die Symptomfreiheit steht bei älteren Menschen mit Diabetes als Therapieziel im Vordergrund. Neben der Therapie der chronischen Hyperglykämie und hyperglykämiebedingten Symptome, wie z. B. Polyurie, Polydipsie, Auftreten/Verschlechterung eines diabetischen Fußsyndroms, ist insbesondere die strikte Vermeidung von Hypoglykämien aufgrund ihres großen Risikopotenzials für ältere Patienten (z. B. durch Sturzgefahr) von zentraler Bedeutung für die Therapie. (HbA_{1c}-Zielbereich: 7–8,5 % [52,8–69,4 mmol/mol]).
- Um einerseits Verwirrung und Ängste vor Autonomieverlust auf Seiten der Betroffenen, sowie Therapiefehler zu vermeiden, sollte möglichst lange an altbekannten Therapien festgehalten werden. Auch vermeintliche Therapievereinfachungen bedeuten für an Demenz erkrankte Menschen eine oft schwer oder nicht zu meisternde Umstellung. Erinnerungshilfen, wie beschriftete Medikamentenboxen und Notizen zur Insulindosis, und eine klare Tagesstruktur können Unterstützung bieten.
- Es sollten regelmäßig Screenings auf Depression durchgeführt werden (siehe Screening und Diagnostik), da das Depressionsrisiko bei Vorliegen einer Demenzerkrankung erhöht ist.
- Bei Vorliegen einer schweren Demenzerkrankung mit fehlender Möglichkeit der Diabetestherapie durch den Betroffenen sollte rechtzeitig die Einbindung und Schulung der Angehörigen und Pflegekräfte in die Therapie erfolgen und eine Vereinfachung komplexer Therapieschemata in Erwägung gezogen werden [7].
- Orale Antidiabetika sollten nur dann in Betracht gezogen werden, wenn der Betroffene regelmäßig Nahrung zu sich nimmt. Empfehlenswert sind Metformin (insbesondere bei Insulinresistenz) und Dipeptidyl-peptidase-4-Inhibitoren (DPP4-Hemmer). Aufgrund ihres kardialen Risikoprofils und des gesteigerten Hypoglykämierisikos sind Sulfonylharnstoffe, Glinide und Glitazone nicht empfehlenswert für ältere Menschen mit Diabetes (Repaglinid kann jedoch bei Niereninsuffizienz in Betracht gezogen werden).
- Wenn sich die individuellen Therapieziele durch eine Therapie mit oralen Antidiabetika nicht erreichen lassen oder deren Einnahme nicht möglich ist, sollte

die Umstellung auf eine Insulintherapie erfolgen. Voraussetzung hierfür sind regelmäßige Blutzuckerkontrollen.

– Empfehlenswert für die Insulintherapie sind einfache Therapieschemata (z. B. einmal täglich lang wirksames Insulinanalog, oder zweimal täglich Mischinsulin), oder intensivierte Insulintherapie (z. B. Basalinsulin jeweils morgens und abends, sowie kurz wirksames Normalinsulin zu den Mahlzeiten) falls keine Stoffwechselkontrolle erreicht wird.

– Das Auslassen von Mahlzeiten sollte bei der Anpassung der Insulindosis beachtet werden. An fortgeschrittener Demenz erkrankte Menschen können häufig Speisen nicht mehr als solche erkennen, die für das Essen und Trinken nötigen Handlungsabläufe (z. B. Umgang mit Besteck, das Halten eines Bechers) nicht mehr erinnern oder leiden an innerer Unruhe, die es ihnen schwermacht, sich auf die Mahlzeiten zu konzentrieren. Gleichzeitig liegt oft ein erhöhter Energiebedarf aufgrund großen Bewegungsdrangs vor. Die Exsikkose kann zudem zu einer verzögerten Wirkung des Insulins und Hypoglykämien führen. Hilfreiche Tipps im Umgang mit unregelmäßiger Nahrungsaufnahme (mod. nach www.alzheimer-info.de):

  – Oft werden bekannte und regionale Gerichte, sowie süße und fettreiche Speisen (und Getränke) bevorzugt. Eine Ess-Biographie kann helfen, hochkalorische Speisen zu finden, die gemocht werden.

  – Deutliche Kontraste zwischen Tischdecke, Teller und Speisen sind wichtig. Eine helle Suppe in einer weißen Tasse auf weißer Tischdecke ist schlecht erkennbar.

  – Das Essen mit Fingern kann für Menschen mit Demenz einfacher sein als das Nutzen von Besteck (und wird häufig bevorzugt). Im Wohnbereich platziertes „Fingerfood" kann die regelmäßige Nahrungsaufnahme erleichtern.

  – In Gesellschaft zu essen, kann Betroffenen helfen die Abläufe beim Essen nachzumachen, zusätzlich können die visuellen Hinweisreize an die Handlung „Essen" erinnern.

3.5.6 Schulungsprogramme

Strukturierte Schulungsprogramme, wie die Strukturierte Geriatrische Schulung (SGS) [17], oder das strukturierte Behandlungs- und Schulungsprogramm für ältere Patienten mit Typ-2-Diabetes-mellitus, Insulintherapie und verminderter kognitiver Leistungsfähigkeit (DikoL) [18] sind bezüglich ihrer Lerninhalte und Didaktik an die alters- und krankheitsbedingten kognitiven, sensorischen und feinmotorischen Veränderungen dieser Zielgruppe angepasst (z. B. große Schrift, kurze Sätze, bildliches Anschauungsmaterial und viele Wiederholungen der Praxiselemente). Ziel der Programme ist es, die selbstständige Durchführung der Diabetestherapie möglichst lange zu ermöglichen und damit die Lebensqualität zu erhalten. Ab einem fortgeschrittenen Stadium der Demenz sind strukturierte Diabetesschulungsprogramme für Betroffene oft nicht mehr hilfreich, stattdessen sollten die in die Diabetestherapie involvierten Angehörigen bzw. Pflegepersonen aktiv geschult werden. Zahlreiche Weiterbildungsmöglichkeiten bietet die Deutsche Diabetes Gesellschaft: z. B. strukturierte Behandlungs- und Schulungsprogramme für pflegende Angehörige von Menschen mit Typ-2-Diabetes. Auch für professionelle Pflegekräfte werden spezielle Weiterbildungsprogramme angeboten, wie z. B. die Weiterbildung zur Diabetes-Pflegefachkraft des Bundesverbands privater Anbieter und des Instituts für Innovatives Gesundheitsmanagement (IIGM) und die zertifizierte Fortbildung in der Altenpflege (FoDiAl). Allgemeine Informationen zur Demenzerkrankung für Angehörige, Pflegekräfte und Ärzte gibt es z. B. unter https://www.psychenet.de/de/psychische-gesundheit/informationen/demenz.html

Aus der S2k-Leitlinie Diagnostik, Therapie und Verlaufskontrolle des Diabetes mellitus im Alter:
- Bei älteren Menschen mit Diabetes sollte einmal jährlich ein Screening der kognitiven Leistungsfähigkeit mit einem validierten Verfahren durchgeführt werden.
- Die kognitiven Anforderungen der Diabetesbehandlung sollten an die kognitive Leistungsfähigkeit des älteren Menschen mit Diabetes angepasst werden.
- Schulungsmaßnahmen sollten an die kognitive Leistungsfähigkeit der älteren Menschen mit Diabetes angepasst sein und die Komplexität der vermittelten Inhalte und des Sprachniveaus entsprechend adaptiert werden.
- Körperliche Aktivierung und Aktivität sollten im Rahmen der vorhandenen körperlichen Fähigkeiten eines älteren Menschen mit Diabetes und Demenz gefördert werden.
- Im frühen Stadium einer Demenz sollte ein *Advance care planning* mit dem älteren Menschen mit Diabetes getroffen werden, um später im Sinne des Patienten entscheiden zu können.

Literatur

[1] AWMF-Registernummer: 038/013, Leitlinie Demenz. Federführende Autoren Prof. Dr. Günther Deuschl, Prof. Dr. Wolfgang Maier. https://www.dgn.org/images/red_leitlinien/LL_2016/PDFs_Download/038013_LL_Demenzen_2016.pdf (abgerufen am 18. April 2019).
[2] Kulzer B, Albus C, Herpertz S, Kruse J, Lange K, et al. S2-Leitlinie Psychosoziales und Diabetes – Langfassung. Diabetologie und Stoffwechsel. 2013;8:198-242.
[3] Brands AM, Biessels GJ, de Haan EH, Kappelle LJ, Kessels RP. The effects of type 1 diabetes on cognitive performance: a meta-analysis. Diabetes Care. 2005;28:726-35.
[4] Jacobson AM, Musen G, Ryan CM, et al. Long-term effect of diabetes and its treatment on cognitive function. N Engl J Med. 2007;356:1842-52.
[5] Elias PK, Elias MF, D'Agostino RB, Cupples LA, Wilson PW, et al. NIDDM and blood pressure as risk factors for poor cognitive performance. The Framingham Study. Diabetes Care. 1997;20:1388-95.
[6] Lindeman RD, Romero LJ, LaRue A, Yau CL, Schade DS, et al. A biethnic community survey of cognition in participants with type 2 diabetes, impaired glucose tolerance, and normal glucose tolerance: the New Mexico Elder Health Survey. Diabetes Care. 2001;24:1567-72.
[7] Bahrmann A, Bahrmann P, Kubiak T, Kopf D, Oster P, et al. Diabetes and dementia. Z Gerontol Geriatr. 2012;45:17-22.

[8] Zeyfang A, Bahrmann A, Wernecke J. Diabetes mellitus im Alter. Diabetologie. 2014;9:189-95.

[9] Kalbe E, Kessler J, Calabrese P, Smith R, Passmore AP, et al. DemTect: a new, sensitive cognitive screening test to support the diagnosis of mild cognitive impairment and early dementia. Int J Geriatr Psychiatry. 2004;19:136-43.

[10] Folstein MF, Folstein SE, Mc Hugh PR. „Mini-mental state". A practical method for grading the cognitive state of patients for the clinician. J Psychiatr Res. 1975;12:189-98.

[11] Nikolaus T, Bach M, Oster P, Schlierf G. The timed test of money counting: a simple method of recognizing geriatric patients at risk for increased health care. Age Ageing. 1995;7:179-83.

[12] Watson YI, Arfken CL, Birge SJ. Clock completion: an objective screening test for dementia. J Am Geriatr Soc. 1993;41:1235-40.

[13] Reisberg B, Finkel S, Overall J, Schmidt-Gollas N, Kanowski S, et al. The Alzheimer's disease activities of daily living international scale (ADL-IS). Int Psychogeriatr. 2001;13:163-81.

[14] Mahoney FI, Barthel DW. Functional evaluation: The Barthel Index. Md State Med J. 1965;14:61-5.

[15] Lawton MP, Brody EM. Assessment of older people: self-maintaining and instrumental activities of daily living. Gerontologist. 1969;9:179-86.

[16] Ihl R, Grass-Kapanke B, Lahrem P, Brinkmeyer J, Fischer S, et al. Development and validation of a test for early diagnosis of dementia with differentiation from depression (TFDD). Fortschr Neurol Psychiatr. 2000;68:413-22.

[17] Braun AK, Kubiak T, Kuntsche J, Meier-Hofig M, Muller UA, et al. SGS: a structured treatment and teaching programme for older patients with diabetes mellitus – a prospective randomised controlled multi-centre trial. Age Ageing. 2009;38:390-6.

[18] Schiel R, Braun A, Muller R, Helbich C, Siefke S, et al. A structured treatment and educational program for patients with type 2 diabetes mellitus, insulin therapy and impaired cognitive function (DikoL). Med Klin. 2004;99:285-92.

[19] Zahn D, Kubiak T. Diabetes-Pflege bei kognitiven Störungen. In: Hodeck K, Bahrmann A, Hrsg. Pflegewissen Diabetes. Praxistipps für die Betreuung älterer Diabetes Patienten. Berlin: Springer; 2014. 263-9.

[20] http://www.dgn.org/leitlinien/3176-leitlinie-diagnose-und-therapie-von-demenzen-2016

[21] https://www.psychenet.de/de/psychische-gesundheit/informationen/demenz.html

[22] https://www.awmf.org/uploads/tx_szleitlinien/038-013l_S3-Demenzen-2016-07.pdf

3.6 Depressionen

Bernhard Kulzer, Michael Krichbaum, Dominic Ehrmann, Andreas Schmitt, Norbert Hermanns, Thomas Haak, Dominik Bergis

---

Fallbeispiel: Herr S. klagt seit seinem letzten Hausarztbesuch über Schlafstörungen, innere Unruhe und Konzentrations- und Gedächtnisprobleme. Er fühlt sich seit dem Wegzug seiner Tochter und der Enkel antriebslos. Auch die Therapie des Diabetes vernachlässigt er, indem er nicht regelmäßig Insulin spritzt und nur selten seinen Blutzucker misst. Der Hausarzt diagnostiziert eine leichte depressive Episode und erklärt dem Patienten das Krankheitsbild der Depression sowie mögliche Behandlungsoptionen. Drei Wochen später erfährt der Hausarzt, dass Herr S. wegen eines Suizidversuchs in der Psychiatrie aufgenommen wurde. Er hatte sich die gesamte Insulinmenge seines Insulinpens auf einmal gespritzt.

Depressionen gehören neben Angststörungen und kognitiven Einschränkungen zu den häufigsten psychischen Störungen bei alten Menschen mit Diabetes. Im Vergleich zu Menschen ohne Diabetes treten Depressionen bei älteren Menschen mit Diabetes etwa doppelt so häufig auf. Neben dem aus dem Krankheitsbild per se resultierenden Leidensdruck sind Depressionen insbesondere bei alten Menschen mit einer erhöhten Morbidität, Suizidalität aber auch einer erhöhten Gesamtmortalität verbunden und gehen gehäuft mit einer Einschränkung des Funktionsniveaus im Alltagsleben einher. Daher sollten im klinischen Alltag Depressionen, als eine typische Begleiterkrankung des Diabetes, frühzeitig erkannt und adäquat behandelt werden. Dies sollte auch in Hinblick auf das erhöhte Suizidrisiko älterer Menschen mit Diabetes erfolgen.

3.6.1 Epidemiologie

Häufigkeit depressiver Störungen im Alter

Depressionen treten im höheren Lebensalter seltener auf als bei jüngeren Erwachsenen. In der bevölkerungsrepräsentativen Studie zur Gesundheit Erwachsener in Deutschland (DEGS 1) weisen 7,9 % (Frauen 10,7 %, Männer 5,0 %) der Gruppe der 60- bis 69-Jährigen in einem Jahr eine Depression auf, die Lebenszeitprävalenz beträgt 14,7 % (Frauen 22,9 %, Männer 11,6 %). Bezogen auf die 12-Monatsprävalenz weisen in der Gruppe der 70- bis 69-Jährigen 4,5 % (Frauen 5,9 %, Männer 2,7 %), auf die Lebenszeitprävalenz 6,1 % (Frauen 7,7 %, Männer 4,2 %) eine Depression auf [1,2].

In der European MentDis_65+ Study wurde mit einer altersadaptierten Version des Composite International Diagnostic Interview (CIDI) festgestellt, dass ca. jeder vierte ältere Mensch eine akute psychische Störung aufweist [3]. Für affektive Störungen ergab sich eine Punktprävalenz von 8,0 %, eine 12-Monatsprävalenz von 13,7 % und eine Lebenszeitprävalenz von 14,3 %. Damit zählen Depressionen neben den Angststörungen zu den häufigsten psychischen Störungen im Alter (Tab. 3.12) [3].

Depressionen bei Menschen mit Diabetes im höheren Alter

Bei Menschen mit Diabetes treten depressive Störungen etwa doppelt so häufig auf wie bei Menschen ohne Diabeteserkrankung [4,5]. Dieser Befund ist auch gleichermaßen bei älteren Personen mit Diabetes festzustellen.

In einer Längsschnittstudie in Deutschland mit 90.412 Menschen mit Typ-2-Diabetes im Alter von über 65,5 Jahren wiesen 10 Jahre nach der Diagnose 30,3 % eine erhöhte Depressivität auf [6]. In einer repräsentativen spanischen Untersuchung von 4.803 älteren Menschen im Durchschnittsalter von 73 Jahren hatten Personen mit Diabetes im Vergleich zu Personen ohne Diabetes eine erhöhte Prävalenz klinischer Depressionen (15,4 % vs. 11,0 %; OR 1,47; 95 % KI 1,16–1,83) [7], ebenfalls in einer amerikanischen Studie bei Personen im Alter von 70–79 Jahren (Inzidenz 23,5 % vs. 19,0 %; OR 1,31; 95 % KI 1,07–1,61) [8]. In einer spanischen Studie wiesen 29,2 % der Menschen mit

Tab. 3.12: Prävalenz (Lebenszeit-, 12-Monats- und Punkt-Prävalenz) psychischer Störungen (CIDI65+) in der European MentDis_65+ Study [3]. Werte sind in Prävalenzraten in Prozent und 95-%-Konfidenzintervall in Klammern.

	Punkt-Prävalenz	12-Monats-Prävalenz	Lebenszeit-Prävalenz
Affektive Störungen, insgesamt	8,0 (6,3–9,6)	13,7 (11,4–15,9)	14,3 (12,0–16,6)
Major Depression	6,0 (4,7–7,3)	11,6 (9,5–13,6)	11,8 (9,7–14,0)
Dysthymie	2,7 (2,1–3,4)	2,9 (2,3–3,5)	2,9 (2,3–2,5)
bipolare Störungen	< 0,5	2,5 (1,3–3,7)	4,4 (3,3–5,5)
Angststörungen, insgesamt	11,4 (9,1–13,6)	17,2 (14,0–20,4)	25,6 (21,4–29,7)
Abhängigkeitserkrankungen, insgesamt	4,6 (3,7–5,6)	8,9 (6,1–11,7)	18,2 (14,6–21,8)
Alkoholabhängigkeit oder -missbrauch	1,1 (0,5–1,7)	5,3 (2,3–8,2)	8,8 (4,5–13,2)
somatoforme Störungen	3,4 (2,5–4,4)	4,1 (3,1–5,1)	7,5 (5,7–9,3)
psychische Störungen, insgesamt	23,3 (19,9–26,7)	35,2 (31,0–39,5)	47,0 (42,8–51,3)

Typ-2-Diabetes im durchschnittlichen Alter von 71 Jahren die Diagnosekriterien einer Depression, wobei 12,2 % bislang undiagnostiziert waren [9]. In einer kanadischen Studie mit oral eingestellten Typ-2-Patienten wurde eine 12-Monatsprävalenz von 9,5 % (Männer 8,3 %, Frauen 10,7 %) gefunden, mit einer zunehmenden Prävalenzrate im höheren Lebensalter, wobei mit zunehmendem Alter sich der üblicherweise vorzufindende Geschlechtsunterschied zunehmend nivelliert: 65–74 Jahre: 9,5 % (Männer 8,0 %, Frauen 11,2 %); 75–84 Jahre: 12,6 % (Männer 11,3 %, Frauen 13,7 %); 85+ Jahre: 18,6 % (Männer 20,4 %, Frauen 17,7 %) [10]. Bei Männern mit Diabetes zwischen 70 und 89 Jahren wurde ebenfalls eine vergleichsweise erhöhte Prävalenz festgestellt (Punkt-Prävalenz: OR 1,94; 95 % KI 1,15–2,48; Lebenszeit-Prävalenz: OR 1,49; 95 % KI 1,25–1,76) mit einem Anstieg der Prävalenz mit zunehmender Diabetesdauer (< 10 Jahre: OR 1,92; 95 % KI 1,44–2,54; ≥ 30 Jahre: OR 3,13; 95 % KI 1,28–7,63) [11].

Suizidalität im höheren Lebensalter

Zwar ist insgesamt die Anzahl von Suiziden in Deutschland rückläufig, bei älteren Menschen nehmen jedoch gelungene Selbsttötungsversuche zu. Bei den über 65-Jährigen ist die Suizidrate um das Dreifache erhöht, wobei hier die sogenannten „verdeckten" oder „stillen" Suizide, z. B. durch Verweigerung von Nahrung, Getränken oder Medikamenten nicht eingerechnet sind. Vor allem bei Männern über 80 Jahre steigt die Suizidrate stark an. Aber auch jede zweite Frau, die sich das Leben nimmt, ist älter als 60 Jahre. Menschen mit Diabetes weisen ein erhöhtes Suizidrisiko auf, dies gilt besonders auch für ältere Menschen [12,13]. Depressionen sind der wichtigste Grund für Suizide, die Suizidrate ist bei depressiven Menschen etwa 30-mal höher als in der Durchschnittsbevölkerung [14], wobei die Anzahl der Suizidversuche ca. sieben- bis zwölfmal höher als die der vollzogenen Suizide.

3.6.2 Wechselwirkung zwischen Diabetes und Depression bei älteren Menschen

Bidirektionaler Zusammenhang zwischen Depression und Diabetes

Depressionen sind ein Risikofaktor für Typ-2-Diabetes [4], was sich auch im hohen Alter nachweisen lässt. In der English Longitudinal Study of Ageing [15] erwiesen sich depressive Symptome als ein unabhängiger Risikofaktor für Typ-2-Diabetes. Die Wahrscheinlichkeit für eine Manifestation des Typ-2-Diabetes bei depressiven Symptomen war zwar erhöht (OR 1,29; 95 % KI 0,63–2,64), allerdings steigerte sich das Risiko bei gleichzeitigem Vorhandensein von kardiovaskuläre Risikofaktoren bedeutsam (OR 5,56; 95 % KI 3,45–8,94), was darauf hindeutet, dass besonders diese Kombination die Manifestation eines Typ-2-Diabetes erhöht. Ein erhöhter Score im Mental-Health-Index, der auch affektive Störungen beinhaltet, war in einer großen australischen Studie mit 73- bis 77-jährigen Frauen der wichtigste unabhängige Faktor für die Manifestation eines Typ-2-Diabetes [16].

Depression und Lebensqualität bzw. funktionelle Einschränkungen

Depressionen im Alter führen bei Menschen mit Diabetes zu einer reduzierten Lebensqualität und funktionellen Einschränkungen [17,18]. Ältere Menschen mit einer Depression reduzieren Alltagsaktivitäten, z. B. aus Angst vor der Sturzgefahr, die bei Personen mit einer Depression deutlich stärker ausgeprägt ist [19], was letztendlich ein aufrechterhaltender Faktor der Depression ist.

Depression und Selbstbehandlungsverhalten

Eine bedeutsame Konsequenz der Depression im Kontext der Diabetestherapie ist ein reduziertes Selbstbehandlungsverhalten (z. B. Ernährungs- und Bewegungsverhalten, Blutzuckermessungen, Adhärenz) [20,21]. Die Wahrscheinlichkeit für körperliche Inaktivität ist bei depressiven älteren Menschen fast um die Hälfte erhöht (OR 1,74; 95 % KI 1,32–2,31) [22]. Eine Depression ist zudem in dieser Zielgruppe ein wichtiger Risikofaktor für eine mangelnde Medikamenteneinnahme [23].

Depression und Demenz

Diabetes und Depressionen sind unabhängige Risikofaktoren für Demenz. Komorbide Depressionen verdoppeln bei Menschen mit Diabetes das Demenzrisiko [24,25]. In einer dänischen Kohortenstudie mit 2,45 Millionen Teilnehmern war das Risiko für alle Demenzformen für Menschen mit Depression (OR 1,83; 95 % KI 1,80–1,87) und Diabetes (OR 1,20; 95 % KI 1,17–1,23) erhöht, für Personen mit Depression und Diabetes jedoch deutlich höher (OR 2,17; 95 % KI 2,10–2,24) [26].

Depression und Mortalität

Depression bei älteren Menschen mit Diabetes erhöhen das Mortalitätsrisiko beträchtlich. In einer Longitudinalstudie über 8,5 Jahre bei Patienten über 60 Jahre erhöhte sich das Mortalitätsrisiko sowohl bei erhöhter Depressivität (OR 1,38; 95 % KI 0,96–1,97), als auch bei klinischen Depressionen (OR 1,73; 95 % KI 1,11–2,67) [27]. In einer anderen Longitudinalstudie über 9 Jahre erhöhte sich das Mortalitätsrisiko bei erhöhter Depression und funktionellen Beeinträchtigungen deutlich (OR 3,02, 95 % KI 2,11; 4,34), wobei das Risiko bei Männern (OR 8,11, 95 % KI 4,34–16,31) deutlich höher war als bei Frauen (OR 2,21, 95 % KI 1,42; 3,43) [28]. Bei Hochbetagten (79,5 Jahre bei Beginn der Studie) spielt neben funktionellen Beeinträchtigungen auch die Diabetesdauer eine Rolle (< 10 Jahre 1,92 [1,09; 3,38], ≥ 10 Jahre 2,00 [1,30; 3,08]) [29].

3.6.3 Screening und Diagnostik

Screening

Das klinische Bild einer Depression ist gekennzeichnet durch die typischen Leitsymptome der Antriebsminderung, der Freudlosigkeit und des Interessenverlusts sowie einer gedrückten Stimmung. Aber gerade bei alten und hochbetagten Menschen sind atypische Erscheinungsbilder nicht selten [30,31]. Häufig stehen bei alten Menschen nicht die gedrückte Stimmung und die Antriebsminderung im Mittelpunkt der depressiven Symptomatik, sondern alterstypische Veränderung kognitiver und physischer Funktionen und somatische Erkrankungen, welche eine depressive Symptomatik maskieren und die Erkennung bzw. Diagnostik der Depression erschweren. Einige typische Symptome einer Depression, die nach der ICD-10 dem somatischen Syndrom zugeordnet werden (wie z. B. Appetitverlust, Gewichtsverlust, Schlafstörungen, Libidoverlust) treten bei älteren Menschen gehäuft auf und erschweren das Erkennen einer Depression. Auch kognitive Veränderungen im Rahmen demenzieller Erkrankungen erschweren das Erkennen einer depressiven Symptomatik. Gerade bei älteren und hochbetagten Menschen mit Depressionen tritt statt einem allgemeinen Gehemmtsein häufig eine innere Unruhe, ein inneres Getriebensein auf. Diese „agitierte Depression" wird im ICD-10 dem somatischen Syndrom zugeordnet. In einer Metaanalyse konnten Hegemann et al. zeigen, dass sich Depressionen zwischen älteren und jüngeren Erwachsenen (ohne Diabetes) hinsichtlich der berichteten Symptomatik unterscheiden [31]:

–   Depressionen präsentieren sich bei älteren Erwachsenen eher somatisch

– Schuldgefühle und ein Verlust sexuellen Interesses treten eher bei jüngeren Erwachsenen auf
– bei älteren depressiven Erwachsenen überwiegen eine innere Unruhe (Agitation), Hypochondrie, somatische und gastrointestinale Symptome

Schätzungsweise nur 40 bis 50 % aller Menschen mit einer Depression werden diagnostiziert, wobei dem somatisch behandelnden Arzt eine Schlüsselrolle zukommt. Dieser soll aufgrund des Gefährdungspotenzials einer Depression im Alter das Vorliegen einer depressiven Störung aktiv explorieren. Zwar konnte gezeigt werden, dass ältere Patienten mit depressiven Erkrankungen häufig den Hausarzt aufsuchen und längere Verweildauern im Krankenhaus aufweisen, eine affektive Erkrankung jedoch trotzdem oft unerkannt und daher unbehandelt bleibt [32].

Das zentrale Instrument zur Früherkennung ist das diagnostische Gespräch. Bewährt haben sich die folgenden zwei Fragen, die zeitökonomisch sind und trotzdem mit einer Sensitivität von 96 % und einer Spezifität von 57 % gute Kennwerte aufweisen und in der NVL Unipolare Depressionen empfohlen werden [33]:
– Fühlten Sie sich im letzten Monat häufig niedergeschlagen, traurig bedrückt oder hoffnungslos?
– Hatten Sie im letzten Monat deutlich weniger Lust und Freude an Dingen, die Sie sonst gerne tun?

Wenn beide Fragen mit „Ja" beantwortet werden, ist die Erfassung der Haupt- und Nebensymptome der Depression notwendig, da nur dadurch eine adäquate Diagnosestellung möglich ist.

Viele der üblicherweise zum Depressionsscreening eingesetzten Depressionsskalen haben sich bei älteren Patienten nicht bewährt, insbesondere bei bestehender kognitiver Beeinträchtigung und Multimorbidität, da dann mehr die Verhaltensbeobachtung und Fremdanamnese im Vordergrund steht. Bewährt haben sich dagegen altersspezifische Instrumente, wie die Geriatrische Depressionsskala (GDS), die durch ein einfaches Ja-Nein-Antwortschema ökonomisch und praktikabel einsetzbar und auch international weit verbreitet ist. In Deutschland gilt die 15-Item-Version der GDS als Standard (Tab. 3.13) [34]. Eine gute Alternative ist auch die aus 10 Fragen bestehende Depression-im-Alter-Skala [35]. Die Cornell-Skala für Depression bei Demenz eignet sich auch für den Einsatz bei altersdementen Personen [36].

Diagnostik

Die Diagnose einer Depression bei älteren, zumeist multimorbiden Menschen wird dadurch erschwert, dass bei ihnen Symptome wie eine allgemeine Schwäche, Konzentrations- und Gedächtnisstörungen oder Schlafstörungen auch unabhängig von einer Depression auftreten können bzw. durch eine schlechte Blutglukoseeinstellung, rezidivierende Hypoglykämien bedingt sein können. Differenzialdiagnostisch stehen

Tab. 3.13: Geriatrische Depressionsskala (GDS) – Kurzform aus [34].

GDS-Fragen	Antwort
1. Sind Sie im Wesentlichen mit Ihrem Leben zufrieden?	ja / **nein**
2. Haben Sie viele Ihrer Interessen und Aktivitäten aufgegeben?	**ja** / nein
3. Haben Sie das Gefühl, dass Ihr Leben leer ist?	**ja** / nein
4. Sind Sie oft gelangweilt?	**ja** / nein
5. Schauen Sie zuversichtlich in die Zukunft?	ja / **nein**
6. Sind Sie besorgt darüber, dass Ihnen etwas Schlimmes zustoßen könnte?	**ja** / nein
7. Fühlen Sie sich die meiste Zeit glücklich?	ja / **nein**
8. Fühlen Sie sich oft hilflos?	**ja** / nein
9. Ziehen Sie es vor, zu Hause zu bleiben, anstatt auszugehen und sich mit etwas Neuem zu beschäftigen?	**ja** / nein
10. Haben Sie den Eindruck, dass Sie in letzter Zeit mehr Probleme mit dem Gedächtnis haben als die meisten anderen Menschen?	**ja** / nein
11. Finden Sie es schön, jetzt in dieser Zeit zu leben?	ja / **nein**
12. Fühlen Sie sich ziemlich wertlos, so wie Sie zurzeit sind?	**ja** / nein
13. Fühlen Sie sich voller Energie?	ja / **nein**
14. Haben Sie das Gefühl, Ihre Situation ist hoffnungslos?	**ja** / nein
15. Haben Sie den Eindruck, dass es den meisten Menschen bessergeht als Ihnen?	**ja** / nein

Auswertung: Fettgedruckte Antworten zählen 1 Punkt; ein Summenwert von 6 und höher gilt als klinisch auffällig.

die Demenz und Symptome anderer Erkrankungen, wie z. B. Parkinson, im Vordergrund, deren Symptome, wie Antriebsmangel, Bewegungsarmut, denen einer Depression ähnlich sein können. Ein Teil der depressiven Syndrome kann als Prodrom einer demenziellen Erkrankung interpretiert werden, einige Symptome der beginnenden Demenz zeigen eine erhebliche Überlappung mit einem depressiven Syndrom, vor allem Apathie, sozialer Rückzug, affektive Labilität und Gewichtsabnahme. Differenzialdiagnostisch muss eine Pseudodemenz bei einer vorliegenden Depression und eine depressive Störung, die häufig im Frühstadium einer Demenz auftritt, unterschieden werden. Nach Wolter [37] können die in Tab. 3.14 aufgeführten Kriterien zur Differenzialdiagnose von Depressionen und Demenz herangezogen werden.

Tab. 3.14: Kriterien zur Differenzialdiagnostik von Depression und Demenz [nach: 37].

Merkmal	Demenz	Depression
Beginn	schleichend	relativ plötzlich, anfangs rasch
Auffassungsfähigkeit	gestört	erhalten
Beschwerdeschilderung	bagatellisierend, vage, Selbstüberschätzung	aggravierend, detailliert, Selbstentwertung
Orientierungsstörung	ja, nur zu Beginn nicht	nein
Tagesschwankung	Leistungstief abends	Stimmungstief morgens
Kognitive Verschlechterung nachts	ja	nein
Alltagskompetenz	eingeschränkt	erhalten
Soziale Aufgeschlossenheit	erhalten	eingeschränkt
Reaktion auf Leistungsanforderungen oder Versagen	Abwehr, Verleugnung, Projektion; Versuch, Fehler zu verbergen	Schuldgefühle, Versagensangst; kein Versuch, Fehler zu verbergen
Bemühen um Kompensation	ja, z. B. durch Erinnerungshilfen	nein
Sprache, Praxie, visuell-räumliche Orientierung	gestört	ungestört
Erinnerungsschwäche	ausgeprägter für kurz zurückliegende Ereignisse	gleich stark für kurz und lang zurückliegende Ereignisse
Selektive Erinnerungslücken	selten	häufig
Reaktion auf Antidepressiva	Persistieren der kognitiven Symptome bei Rückbildung der Depression	parallele Remission von kognitiven und depressiven Symptomen

3.6.4 Therapie

Mit einigen Einschränkungen können ältere Patienten mit Diabetes und Depressionen in gleicher Weise behandelt werden wie jüngere Menschen, sodass die meisten Empfehlungen der Leitlinie Diabetes und Psychosoziales [4] und der NVL Unipolare Depression [38] auch für diese Altersgruppe Gültigkeit aufweisen. Häufig werden diese jedoch bei älteren Menschen aufgrund bestehender Altersstereotype (z. B. Annahme, dass psychische Störungen im Alter primär auf Veränderungen des Gehirns oder auf andere organische Veränderungen zurückzuführen sind) nicht angewendet [39].

Allgemein gilt, dass alle Interventionen, die körperliche Aktivität und soziale Kontakte fördern, den Fokus vom depressiven Grübeln auf andere Themen verlagern und Erfolgserlebnisse ermöglichen, in der Depressionsbehandlung nützlich sind. Insbesondere Modelle der kollaborativen Versorgung haben sich in der Behandlung älterer depressiver Menschen mit Diabetes als effektiv erwiesen [40,41]. Mehrheitlich von der primärärztlichen Versorgung ausgehend, arbeiten hierbei verschiedene Professionen strukturiert zusammen, wobei es eine Versorgungskoordination und ein gestuftes Vorgehen von Interventionen niedriger hin zu komplexer Intensität gibt.

Psychotherapeutische Interventionen sind im Alter genauso wirksam wie bei jüngeren Personen mit Depressionen [42,43], werden jedoch zu selten angeboten. Nur schätzungsweise 2 % aller Psychotherapien in Richtlinienverfahren werden in Deutschland bei Menschen > 65 Jahre angewendet, was auf bedeutsame Barrieren sowohl von Seiten der Behandler, als auch der Patienten hinweist [44].

Bei Menschen mit Diabetes und einer häufig anzutreffenden Multimorbidität erhöht sich die Gefahr der Immobilität, was Versorgungsstrategien bedingt, die auch aufsuchende medizinische und psychosoziale Interventionen einschließen. Gute Ergebnisse liegen für Versorgungsstrategien vor, die älteren depressiven Patienten im hausärztlichen Versorgungssektor einen niedrigschwelligen und mehrstufigen Zugang zu immer spezialisierten gerontopsychiatrischen und gerontopsychotherapeutischen Behandlungen ermöglichen [45]. Auch gibt es ermutigende Ergebnisse von aufsuchenden psychotherapeutischen Ansätzen bei älteren Patienten, die aufgrund körperlicher Immobilität in dem individuellen Wohnumfeld durchgeführt wurden [46].

Auch die Wirksamkeit einer antidepressiven Pharmakotherapie ist für alle Schweregrade der Altersdepression in randomisierten, placebokontrollierten Studien für trizyklische Antidepressiva (TZA), selektive Serotonin-Wiederaufnahme-Hemmer (SSRI) und Monoaminooxidase-Hemmer (MAOI) nachgewiesen worden [47,48]. Bei der medikamentösen antidepressiven Behandlung ist bei älteren Menschen mit Diabetes insbesondere auf das Nebenwirkungsprofil der Medikamente, Medikamenteninteraktionen, die Verträglichkeit, die Einfachheit der Einnahme sowie die Interaktion mit dem Glukosestoffwechsel zu achten. Selektive-Serotonin-Wiederaufnahme-Hemmer (SSRI) sind bei Menschen mit Diabetes die erste Wahl. Im Vergleich zu jüngeren Patienten sollte das Nebenwirkungsprofil bzw. die Verträglichkeit stärker beachtet werden.

Aus der S2k-Leitlinie Diagnostik, Therapie und Verlaufskontrolle des Diabetes mellitus im Alter:
- Bei älteren Menschen mit Diabetes soll einmal jährlich ein Depressionsscreening durchgeführt werden. Bei positivem Ergebnis soll ein validiertes, altersspezifisches Verfahren durchgeführt werden,
- Bei älteren Menschen mit Diabetes und Depressionen sollte wegen des erhöhten Suizidrisikos besonders auf Anzeichen einer möglichen Suizidalität geachtet werden.
- Die für Menschen mit Depressionen empfohlenen evidenzbasierten Therapiemaßnahmen haben auch für ältere Menschen mit Diabetes Gültigkeit und sollten bei Depressionen angewendet werden.

– Interventionen, die körperliche Aktivität und soziale Kontakte fördern, sollten in der Depressionsbehandlung angewendet werden.
– Bei der medikamentösen antidepressiven Behandlung soll bei älteren Menschen insbesondere auf das Nebenwirkungsprofil der Medikamente, mögliche Medikamenteninteraktionen, die Verträglichkeit, die Einfachheit der Einnahme sowie die Interaktion mit dem Glukosestoffwechsel geachtet werden.

Abkürzungsverzeichnis zu Kapitel 3.6

CIDI	Composite International Diagnostic Interview
DEGS 1	Studie zur Gesundheit Erwachsener in Deutschland
GDS	Geriatrische Depressionsskala
ICD	Internationale statistische Klassifikation der Krankheiten
KI	Konfidenz-Intervall; in der Statistik: 95 % Vertrauensintervall
MAOI	Monoaminooxidase-Hemmer
NVL	Nationale Versorgungsleitlinie
OR	Odds Ratio; in der Statistik: Quotenverhältnis, auch Risikoverhältnis
SSRI	Selektive Serotonin-Wiederaufnahme-Hemmer
TZA	Trizyklische Antidepressiva

Literatur

[1] Busch MA, Maske UE, Ryl L, Schlack R, Hapke U. Prävalenz depressiver Symptomatik und diagnostizierter Depression bei Erwachsenen in Deutschland. Ergebnisse der Studie zur Gesundheit Erwachsener in Deutschland (DEGS 1). Bundesgesundheitsbl. 2013;56:733-9.

[2] Maske UE, Buttery AK, Beesdo-Baum K, Riedel-Heller S, Hapke U, et al. Prevalence and correlates of DSM-IV-TR major depressive disorder, self-reported diagnosed depression and current depressive symptoms among adults in Germany. J Affective Disorders. 2016;190:167-77.

[3] Andreas S, Schulz H, Volkert J, et al. Prevalence of mental disorders in elderly people: the European MentDis_ICF65+ study. Br J Psychiatry. 2017;210(2):125-131.

[4] Kulzer B, Albus C, Herpertz S, Kruse J, Lange K, et al. Psychosoziales und Diabetes (Teil 1). S2-Leitlinie Psychosoziales und Diabetes – Langfassung. Diabetologie und Stoffwechsel. 2013;8(3):198-242.

[5] Roy T, Lloyd CE. Epidemiology of depression and diabetes: A systematic review. J Affective Disorders. 2012;142(Suppl 1):8-21.

[6] Jacob L, Kostev K. Prevalence of depression in type 2 diabetes patients in German primary care practices. J Diabetes Complications. 2016;30(3):432-7.

[7] de Jonge P, Roy JF, Saz P, Marcos G, Lobo A. Prevalent and incident depression in community-dwelling elderly persons with diabetes mellitus: results from the ZARADEMP project. Diabetologia. 2006;49(11):2627-33.

[8] Maraldi C, Volpato S, Penninx BW, et al. Diabetes mellitus, glycemic control, and incident depressive symptoms among 70- to 79-year-old persons. The health, aging, and body composition study. Arch Intern Med. 2007;167:1137-44.

[9] Cols-Sagarra C, López-Simarro F, Alonso-Fernández M, et al. Prevalence of depression in patients with type 2 diabetes attended in primary care in Spain. Prim Care Diabetes. 2016;10(5):369-75.

[10] Lunghi C, Moisan J, Grégoire JP, Guénette L. Incidence of depression and associated factors in patients with Type 2 diabetes in Quebec, Canada: a population-based cohort study. Medicine. 2016;95(21):e3514.

[11] Almeida OP, Mc Caul K, Hankey GJ, et al. Duration of diabetes and its association with depression in later life: The Health In Men Study (HIMS). Maturitas. 2016;86:3-9.

[12] Han SJ, Kim HJ, Choi YJ, Lee KW, Kim DJ. Increased risk of suicidal ideation in Korean adults with both diabetes and depression. Diabetes Res Clin Pract. 2013;101(3):e14-e17.

[13] Conti C, Mennitto C, Di Francesco G, et al. Clinical characteristics of diabetes mellitus and suicide risk. Front Psychiatry. 2017;8:40.

[14] Harris EC, Barraclough B. Suicide as an outcome for mental disorders. A meta-analysis. Br J Psychiatry. 1997;170:205-28.

[15] Laursen KR, Hulman A, Witte DR, Terkildsen Maindal H. Social relations, depressive symptoms, and incident type 2 diabetes mellitus: the English longitudinal study of ageing. Diabetes Res Clin Pract. 2017;126:86-94.

[16] Strodl E, Kenardy J. Psychosocial and non-psychosocial risk factors for the new diagnosis of diabetes in elderly women. Diabetes Res Clin Pract. 2006;74(1):57-65.

[17] Wandell PE, Tovi J. The quality of life of elderly diabetic patients. J Diabetes Complications. 2000;14(1):25-30.

[18] Zhang P, Lou P, Chang G, et al. Combined effects of sleep quality and depression on quality of life in patients with type 2 diabetes. BMC Fam Pract. 2016;17:40.

[19] Moreira Bde S, Dos Anjos DM, Pereira DS, Sampaio RF, Pereira LS, Dias RC, Kirkwood RN. The geriatric depression scale and the timed up and go test predict fear of falling in community-dwelling elderly women with type 2 diabetes mellitus: a cross-sectional study. BMC Geriatr. 2016;16:56.

[20] Lustman PJ, Griffith LS, Freedland KE, Kissel SS, Clouse RE. Cognitive behavior therapy for depression in type 2 diabetes mellitus. A randomized, controlled trial. Ann Intern Med. 1998;129(8):613-21.

[21] Mut-Vitcu G, Timar B, Timar R, Oancea C, Citu IC. Depression influences the quality of diabetes-related self-management activities in elderly patients with type 2 diabetes: a cross-sectional study. Clin Interv Aging. 2016;11:471-9.

[22] Koopmans B, Pouwer F, de Bie RA, et al. Depressive symptoms are associated with physical inactivity in patients with type 2 diabetes. The DIAZOB Primary Care Diabetes study. Fam Pract. 2009;26(3):171-3.

[23] Kilbourne AM, Reynolds CF 3 rd, Good CB, et al. How does depression influence diabetes medication adherence in older patients? Am J Geriatr Psychiatry. 2005;13(3):202-10.

[24] Katon WJ, Lin EH, Williams LH, et al. Comorbid depression is associated with an increased risk of dementia diagnosis in patients with diabetes: a prospective cohort study. J Gen Intern Med. 2010;25(5):423-9.

[25] Sullivan MD, Katon WJ, Lovato LC, et al. Association of depression with accelerated cognitive decline among patients with type 2 diabetes in the ACCORD-MIND trial. JAMA Psychiatry. 2013;70(10):1041-7.

[26] Katon W, Pedersen HS, Ribe AR, et al. Effect of depression and diabetes mellitus on the risk for dementia: a national population-based cohort study. JAMA Psychiatry. 2015;72(6):612-9.

[27] Ho CS, Jin A, Nyunt MS, Feng L, Ng TP. Mortality rates in major and subthreshold depression: 10-year follow-up of a Singaporean population cohort of older adults. Postgrad Med. 2016;128(7):642-7.

[28] Mutambudzi M, Chen NW, Markides KS, Al Snih S. Effects of functional disability and depressive symptoms on mortality in older Mexican-American adults with diabetes mellitus. J Am Geriatr Soc. 2016;64(11):e154-e159.

[29] Downer B, Rote S, Markides KS, Snih SA. The comorbid influence of high depressive symptoms and diabetes on mortality and disability in Mexican Americans aged 75 and above. Gerontol Geriatr Med. 2016;2.

[30] Ellison JM, Kyomen HH, Harper DG. Depression in later life: an overview with treatment recommendations. Psychiatr Clin North Am. 2012;35(1):203-29.

[31] Hegeman JM, Kok RM, van der Mast RC, Giltay EJ. Phenomenology of depression in older compared with younger adults: meta-analysis. Br J Psychiatry. 2012;200(4):275-81.

[32] Byers AL, Yaffe K, Covinsky KE, Friedman MB, Bruce ML. High occurrence of mood and anxiety disorders among older adults: the national comorbidity survey replication. Arch Gen Psychiatry. 2010;67(5):489-96.

[33] Whooley MA, Avins AL, Miranda J, Browner WS. Case-finding instruments for depression. Two questions are as good as many. J Gen Intern Med. 1997;12(7):439-45.

[34] Hautzinger M. Depression im Alter. Weinheim: Beltz/PVU; 2000.

[35] Heidenblut S, Zank S. Entwicklung eines neuen Depressionsscreenings für den Einsatz in der Geriatrie. Die „Depression-im-Alter-Skala" (DIA-S). Z Gerontol Geriatr. 2010;43(3):170-6.

[36] Kørner A, Lauritzen L, Abelskov K, et al.The geriatric depression scale and the cornell scale for depression in dementia. A validity study. Nord J Psychiatry. 2006;60(5):360-4.

[37] Wolter DK. Depressionen im höheren Lebensalter, Teil 1: Entstehung, klinische Symptome, Diagnose und Wechselwirkung zwischen Depression und Demenz. Z Gerontol Geriatr. 2016; 49(4):335-48.

[38] Deutsche Gesellschaft für Psychiatrie, Psychotherapie und Nervenheilkunde (DGPPN); Bundesärztekammer (BÄK); Kassenärztliche Bundesvereinigung (KBV); Arbeitsgemeinschaft der Wissenschaftlichen Medizinischen Fachgesellschaften (AWMF). S 3-Leitlinie/Nationale VersorgungsLeitlinie Unipolare Depression – Langfassung, 2. Auflage. Version 1; 2015. [verfügbar unter: http://dx.doi.org/10.6101/AZQ/000262 (abgerufen: 25.05.2017).

[39] Kruse A. Störungen im Alter: Intervention. In: M Perrez, U Baumann, Hrsg. Klinische Psychologie – Psychotherapie. Bern: Huber; 2005. p. 1087-103.

[40] Williams JW Jr, Katon W, Lin EH, et al. The effectiveness of depression care management on diabetes-related outcomes in older patients. Ann Intern Med. 2004;140(12):1015-24.

[41] Katon W, Unützer J, Fan MY, et al. Cost-effectiveness and net benefit of enhanced treatment of depression for older adults with diabetes and depression. Diabetes Care. 2006;29(2):265-70.

[42] Markowitz SM, Gonzalez JS, Wilkinson JL, Safren SA. A review of treating depression in diabetes: Emerging findings. Psychosomatics. 2011;52(1):1-18.

[43] Gühne U, Luppa M, König H-H, Hautzinger M, Riedel-Heller S. Ist Psychotherapie bei depressiven Erkrankungen im Alter wirksam? Psychiatr Prax. 2014;41(8):415-23.

[44] Mohr DC, Ho J, Duffecy J, et al. Perceived barriers to psychological treatments and their relationship to depression. J Clin Psychol. 2010;66(4):394-409.

[45] Holthoff V. Innovative Versorgungsstrategien in der Gerontopsychiatrie und -psychotherapie. Der Nervenarzt. 2015;86(4):468-74.

[46] Lindner R. Erste Erfahrungen in der aufsuchenden Psychotherapie mit Hochaltrigen. Psychotherapie im Alter. 2014;11(2):199-211.

[47] Wilson K, Mottram P, Sivanranthan A, Nightingale A. Antidepressant versus placebo for depressed elderly. Cochrane Database Syst Rev. 2001;(2):CD000561.

[48] Zajecka J, Schatzberg A, Stahl S, et al. Efficacy and safety of agomelatine in the treatment of major depressive disorder: a multicenter, randomized, double-blind, placebo-controlled trial. J Clin Psychopharmacol. 2010;30(2):135-44.

3.7 Harninkontinenz

Jürgen Wernecke

Fallbeispiel: Frau K., 81 Jahre, mittlerweile Großmutter von sechs Enkelkindern, klagt darüber, dass sie sich nicht mehr aus dem Haus wagt, weil sie zunehmend „das Wasser nicht mehr halten kann". In den letzten Wochen war sie acht Tage im Krankenhaus wegen einer Herzinsuffizienz. Dort hat sie neben einer starken Erhöhung ihrer Furosemiddosis als neues Diabetesmedikament auch einen SGLT-2-Hemmer bekommen. Welche Möglichkeiten auch nicht-medikamentöser Art gäbe es, hier Abhilfe zu leisten?

Obwohl nicht lebensbedrohlich, ist die Inkontinenz eines der wichtigsten geriatrischen Syndrome mit meist starker Beeinträchtigung der Lebensqualität.

In einer Bevölkerungserhebung in Deutschland lag die Häufigkeit der Inkontinenz bei den 18- bis 40-Jährigen immerhin schon bei 6,1 %, und stieg auf 23 % bei den über 60-Jährigen und liegt in geriatrischen Kliniken und Pflegeeinrichtungen bei 50–70 % [1]. Frauen waren mit insgesamt 15 % häufiger betroffen als Männer mit 9,5 % (insgesamt 12,6 % der Bevölkerung), wobei sich diese Unterschiede mit dem Alter u. a. durch die zunehmende Prostatahyperplasie der Männer zumindest annähern. Die Befragten beklagten sämtlich eine deutliche Minderung ihrer körperlichen und seelischen Lebensqualität. Die Harninkontinenz ist weitaus häufiger als die Stuhlinkontinenz.

Menschen mit Diabetes, speziell im Alter, leiden häufiger an Urin- und Stuhlinkontinenz als Menschen ohne Diabetes [2,3,4].

Die akute hyperglykämisch bedingte Glukosurie ist durch eine überschießende Urinmenge bei zuvor noch inkompletter und durch andere Ursachen bedingter Inkontinenz häufig akuter aber auch reversibler Anlass für die Erstmanifestation einer Harninkontinenz. Eine chronische Glukosurie steht aber auch in direktem Zusammenhang mit vermehrten Harnwegsinfekten, die wiederum eine passagere Inkontinenz auslösen können. Es besteht also auch hier, wie für andere geriatrische Syndrome, eine deutliche Wechselwirkung zwischen Diabetes und Inkontinenz.

Die Häufigkeit einer diabetesbedingten direkten Blasenfunktionsstörung steigt mit zunehmender Krankheitsdauer. Dabei ist die diabetische Zystopathie mit etwa 40–80 % je nach Untersuchung die häufigste Basisursache für eine Harninkontinenz [5].

Hintergrund ist meistens eine diabetische Polyneuropathie, die für die typische Stress-, Überlauf- aber auch die Dranginkontinenz verantwortlich ist: unter den älteren Patienten mit Diabetes leidet sogar jeder zweite unter einer Dranginkontinenz durch eine Hyperreflexie des Harnblasendetrusors [6]. Umgekehrt leiden aber auch 80 % der männlichen und 60 % der weiblichen Patienten an einer mehr oder weniger starken Funktionsschwäche des Detrusors und einer neuropathisch bedingten Hyposensibilität für die Harnblasenfüllung mit Überdehnung der Harnblasenmuskulatur. Die Folge ist ein deutlich erhöhtes Risiko für eine Überlaufblase [7,8].

Häufiger Zusammenhang zwischen Diabetes und Inkontinenz ist weiterhin ein erhöhtes Körpergewicht, das die im Alter schwächer werdende Beckenbodenmuskulatur zusätzlich belastet und insbesondere bei Frauen nach Mehrfachgeburten auch zur Belastungsinkontinenz führen kann [9].

3.7.1 Diagnostik

– Anamnese auf diabetische Neuropathie und Zystopathie
– Anamnese zur Harnmenge und Miktionsfrequenz
– Anamnese zu Komorbiditäten mit Prostatahyperplasie beim Mann und Beckenbodeninsuffizienz bei der Frau
– Wenn möglich geriatrisches Inkontinenzassessment
– Einteilung in Belastungs- Drang- und Überlaufinkontinenz

3.7.2 Nicht-medikamentöse Therapie

Nach den Empfehlungen der International Continence Society (ICS) sollten Patienten
– bei einer Überlaufblase etwa 3- bis 5-stündlich ihre Blase entleeren, auch wenn sie keinen Harndrang verspüren [5] und Blasenverweilkatheter erst dann nutzen, wenn alle anderen Optionen ausgeschöpft sind;
– bei einer Belastungsinkontinenz besonders die Beckenbodenmuskulatur trainieren; bei weiblichen Patienten ist die Verwendung von Pessaren oder Tampons eine wirksame mechanische Therapie um Beckenbodenschwäche mit Organabsenkungen zu therapieren; eine ausschließliche Therapie nur mit Ein- oder Vorlagen sollte nur bei schon bestehender Immobilisation ohne gravierende Hautläsionen in der näheren Umgebung angewandt werden;
– bei überaktiver Blase die Blasenentleerungsintervalle unter Anspannung der Beckenbodenmuskulatur bei Harndrang möglichst schrittweise verlängern.

3.7.3 Medikamentöse Therapie (mod. nach [11])

– Zur Vermeidung von Multimedikation sollte die oft bestehende Multimedikation (Furosemid, Digitoxin, Theophyllin, Nifedipin, Prednisolon und Cimetidin) auf anticholinerge Nebeneffekte in Hinblick auf eine Inkontinenz überprüft und angepasst werden (5,10].
– Bei Inkontinenz mit rezidivierenden Harnwegsinfekten sollte die Gabe von SGLT-2-Inhibitoren kritisch überdacht werden.
– Bei Dranginkontinenz, möglichst unter Kombination mit nicht-medikamentösen Verfahren, können Anticholinergika eingesetzt werden.

- Bei Belastungsinkontinenz kann Duloxetin eingesetzt werden, sollte aber aufgrund der hohen Nebenwirkungsrate mit phobischen Reaktionen, Unruhe bis hin zur gesteigerten Suizidalität nur bei psychisch stabilen Patienten zum Einsatz kommen. Weniger nebenwirkungsreich bei weiblichen Patienten ist eine äußere Östradiolanwendung per Zäpfchen oder Salbe.
- Bei Überlaufinkontinenz aufgrund einer Prostatahyperplasie sind Alphablocker einsetzbar. Cialis 5/PDE-4- bis -5-Hemmer dürfen bei Prostatahyperplasie gegeben werden.

Zusammenfassung (nach [11])
- Die diabetische Zystopathie ist häufig mit der diabetischen Neuropathie assoziiert. Eine Polyneuropathie sollte daher stets Anlass für die Untersuchung der Blasenfunktion sein.
- Bei älteren Patienten sollte mindestens einmal jährlich ein Inkontinenzassessment erfolgen.
- Blasenverweilkatheter sollten möglichst vermieden werden; Indikation für den Blasenverweilkatheter bei Harninkontinenz ist erst bei Versagen, Ablehnung oder Nichtanwendbarkeit aller anderen Optionen gegeben.

Literatur

[1]   Beutel ME, Hessel A, Schwarz R, Brähler E. Prävalenz der Urininkontinenz in der deutschen Bevölkerung. Der Urologe. 2005;3(44):232-8.
[2]   Jackson SL, Scholes D, Boyko EJ, Abraham L, Fihn SD. Urinary incontinence and diabetes in postmeopausal women. Diabetes care. 2005;28:1730-8.
[3]   Jaine Pet M. The effects of obesity on the pelvic floor. The Obstetrician & Gynaecologist. 2011;13:133-42.
[4]   Palleschi G, Pastore AL, Maggioni C, et al. Overactive bladder in diabetes mellitus patients: a questionnaire-based observational investigation. World J Urol. 2014;32(4):1021-5.
[5]   Mair D, Madersbacher H. Diabetes mellitus und Harninkontinenz. Früherkennung kann Sekundärschäden vermeiden. ProCare. Pflegepraxis. 2010;15(9):4-28.
[6]   Osman NI, Chapple CR, Abrams P, et al. Detrusor underactivity and the underactive bladder: a new clinical entity? A review of current terminology, definitions, epidemiology, aetiology, and diagnosis. Eur Urol. 2014;65(2):389-98.
[7]   Bing MH, Gimbel H, Greisen S, et al. Clinical risk factors and urodynamic predictors prior to surgical treatment for stress urinary incontinence: a narrative review. Int Urogynecol J. 2015;26(2):175-85.
[8]   Yuan Z, Tang Z, He C, Tang W. Diabetic cystopathy: a review. J Diabetes. 2015;7(4):442-7.
[9]   James R, Hijaz A. Lower urinary tract symptoms in women with diabetes mellitus: a current review. Curr Urol Rep. 2014;15(10):440.
[10] Goepel M, Kirschner-Hermanns R, Welz-Barth A. Harninkontinenz im Alter. Dtsch Arztebl. 2010;107(30):531-6.
[11] Bahrmann A, Bahrmann P, Baumann J. S2k-Leitlinie Diabetes im Alter. Diabetologie und Stoffwechsel. 2018;13:423-91.

4 Geriatrisches Assessment

Olaf Krause

4.1 Wozu braucht man ein geriatrisches Assessment?

Der Gesundheitszustand älterer Menschen ist auffällig heterogen. Somit reicht das kalendarische Alter allein für Therapieentscheidungen, wie z. B. die Anpassung der Diabetes-Zielwerte (Nüchtern-Blutzucker, HbA$_{1c}$) nicht aus. Daher sollte bei alten, multimorbiden Menschen die körperliche Untersuchung – wenn möglich – um ein geriatrisches Assessment (GA) ergänzt werden. Dieses soll wesentliche Einschränkungen des alten Menschen, aber auch vorhandene Ressourcen aufzeigen. Das GA bezieht sich auf den physischen, kognitiven und psychosozialen Status. Da so verschiedene Ebenen (Mobilität, Kognition, Stimmung, soziales Umfeld) des alten Menschen systematisch abgefragt und getestet werden, wird von einem multidimensionalen Assessment gesprochen [1]. Jedes Assessment hat seinen definierten Messbereich, z. B. beim Barthel-Index von 0–100 Punkten (s. u.). Ein GA soll valide und zuverlässig sein, das heißt z. B. dass verschiedene Untersucher zu einem ähnlichen Ergebnis kommen. Das Assessment wird von verschiedenen Berufsgruppen (Ergotherapeuten, Krankenschwestern, Ärzte) durchgeführt. Seit den 30er Jahren des letzten Jahrhunderts, als die Ärztin Marjory Warren in England das erste Mal alte Patienten im „geriatrischen Team" behandeln ließ, ist die multiprofessionelle Zusammenarbeit eine Besonderheit der Geriatrie [2]. Der Nutzen eines GA bei stationären geriatrischen Patienten ist bewiesen, Patienten kehren dadurch häufiger in die eigene Wohnung zurück und kommen seltener in ein Pflegeheim [3].

Die Anwendung des geriatrischen Assessments soll an einem Fallbeispiel erläutert werden:

Fallbeispiel: Bei Herrn B., 84 Jahre alt, kommt es zu einer Pneumonie mit begleitender Hyperglykämie (BZ-Werte bis 500 mg/dl), Verwirrtheit und einem Sturz. Es erfolgt die Aufnahme ins Krankenhaus, wo der Patient in der Notaufnahme erneut stürzt. Bisher war Herr B. auf eine konventionelle Insulintherapie mit einem Mischinsulin plus Metformin eingestellt. Nach intravenöser antibiotischer Behandlung der Pneumonie für drei Tage auf der Aufnahmestation wird er auf eine geriatrische Station verlegt. Der Barthel-Index (BI) ist auf 40 von 100 Punkten vermindert, der Timed-„up and go"-Test (TUG) auf 28 Sekunden verlängert, der MMST ist leicht eingeschränkt (22 von 30 Punkten). Herr B. erhält eine Therapie im geriatrischen Team inklusive Gang- und Gedächtnistraining. Zur Entlassung betragen der BI 80 Punkte, der TUG-Test dauert 15 Sekunden mit Rollator und der MMST ist mit 24 Punkten im Grenzbereich. Der Patient wird zurück in die eigene Wohnung entlassen, wo er bisher auch mit seiner Frau gelebt hat. Aufgrund leichter, aber für den Alltag relevanter Einschränkungen im BI (Urininkontinenz, Ankleiden, Aufstehen, Duschen) wird vorübergehend ein Pflegedienst bestellt. Außerdem wird eine Vorstellung in der klinikeigenen Gedächtnissprechstunde angeregt. Aufgrund der besseren Praktikabilität und manchmal geringer Nahrungsaufnahme wird Herr B. auf eine basal unterstütze orale Therapie (BOT) mit Metformin und Langzeitinsulin eingestellt. (Quelle: Dr. Olaf Krause)

---

https://doi.org/10.1515/9783110436457-004

Einem GA kann ein geriatrisches Screening vorangestellt werden, um die Patienten „herauszufiltern", die ein erweitertes geriatrisches Assessment brauchen. Bekannt ist das geriatrische Screening nach Lachs [4], in diesem werden das Hör- und Sehvermögen, Selbstständigkeit, Stimmung und soziale Belange erfragt. Es ist wichtig, geriatrisch „vulnerable" Patienten bereits frühzeitig zu erkennen. Daher existiert für den Bereich der Notaufnahme das einfach anzuwendende ISAR-Screening (Identification of Seniors at Risk), um die Patienten z. B. einer umfassenden geriatrischen Behandlung zuzuführen [5]. Dabei werden sechs einfache Fragen (u. a. Hilfsbedarf, Multi-

Tab. 4.1: Geeignetes Screening/Assessment für verschiedene Dimensionen des alten Menschen.

Ziel-Dimension	Screening/Assessment
„Medizinischer" Status	
Ernährung	Body Mass Index, Mini Nutritional Assessment (MNA)
Medikation	Medikationsreview: Medication appropriateness index (MAI), PRISCUS-Liste
Hör- und Sehvermögen	Klinische Testung
Schmerz	Analoge oder visuelle Schmerzskala
Inkontinenz	ISQ: Inkontinenz-Screening-Fragebogen
Kognitiv und psychisch	
Kognitiver Status (Demenz)	MMST (auch MMSE genannt), Uhrentest, DemTect, Mini-Cog, MoCA, CERAD
Emotion/Depression	Geriatrische Depressionsskala
Orientierung/Aufmerksamkeit (Delir)	Screening: Delirium Observation Scale (DOS), Nursing Delirium Screening Scale (Nu-DESC) Assessment: Confusion Assessment Method (CAM)
Funktionalität, Gang u. Stürze	
Funktionalität im Alltag	Barthel-Index (ADL), IADL
Mobilität	Timed-„up and go"-Test, Chair-Rise-Test
Gang und Stand	Tinetti-Test, Tandemstand, Semi-Tandemstand
Stürze	Anzahl Stürze in den letzten 6 Monaten; STRATIFY-Skala
Häuslicher/Sozialer Status	
Häusliche Versorgung	Soziales Screening nach Lachs Assessment: Soziale Situation nach Nikolaus Medikamentenapplikation: IADL, Geldzähltest nach Nikolaus
„Rechtliche" Versorgung/Absicherung	Vorsorgevollmacht, Patientenverfügung, Betreuung

medikation, kognitive Einschränkung) gestellt. Das Screening gilt als positiv, wenn zwei oder mehr Punkte erreicht werden. Auch für das Delir, ein häufiges und gefährliches klinisches Syndrom mit einer akut aufgetretenen Aufmerksamkeits- und Orientierungsstörung, existieren Screenings (Tab. 4.1).

Das GA für den stationären Bereich lässt sich nicht ohne weiteres in den ambulanten Bereich übertragen. Es existieren jedoch spezielle Assessments für die Hausarztpraxis, dabei ist das Instrument MAGIC (Manageable Geriatric Assessment) besonders geeignet [6]. MAGIC fragt z. B. nach der Kognition mittels Uhrentest, der Inkontinenz und stattgehabten Impfungen (Influenza, Diphtherie und Tetanus). Außerdem wird nach Stürzen, Depressivität, Sehen, Hören und der allgemeinen Leistungsfähigkeit gefragt. Zusätzlich wird die Überprüfung des Medikamentenplans empfohlen. Die Durchführung von MAGIC dauert etwa 10 Minuten und kann z. B. an eine Medizinische Fachangestellte delegiert werden. Das Instrument kann kostenfrei benutzt werden (https://www.mh-hannover.de/allgmed-magic.html).

Tab. 4.1 gibt einen Überblick über die Dimensionen des geriatrischen Assessments.

4.2 Medizinischer Status

Bei der körperlichen Untersuchung kommt dem Ernährungsstatus mit BMI, Sarkopenie (z. B. Oberschenkel) und auch Zahnstatus (und Prothesensitz) eine große Bedeutung zu. Das Seh- und Hörvermögen ist zumindest orientierend zu testen. Gerade bei älteren Diabetikern sind Sensibilität, Muskelkraft und Reflexe der unteren Extremitäten zum Ausschluss einer sensiblen/motorischen Neuropathie zu testen. Das Medikationsreview umfasst neben der aktuellen verschriebenen Medikation auch freiverkäufliche Medikamente, außerdem wird nach potenziell inadäquater Medikation (PIM) geschaut. Schmerzen sollten mit Hilfe einer Schmerzskala standardisiert erfasst werden. Stuhlverhalten und die Fähigkeit, Wasser zu lassen, sind sehr wichtig für den alten Menschen, so ereignen sich viele Stürze beim Toilettengang. Die Indikation für einen transurethralen Dauerkatheter ist streng zu prüfen, häufig wird dieser z. B. nach Operationen aus Bequemlichkeit erst einmal belassen. Die körperliche Untersuchung umfasst auch die Inspektion von Wunden, nach dem Vorliegen eines Dekubitus (Sakrum, Trochanter major, Fersen) ist gezielt zu schauen. Nicht vergessen werden sollte der Impfstatus älterer Menschen (Pneumokokken, Influenza, Tetanus). Über den medizinischen Status hinaus sind die durch akute und chronische Erkrankungen bedingten Funktionseinschränkungen des geriatrischen Patienten von großer Bedeutung.

4.3 Funktionaler Status, Gangbild und Stürze

Der Barthel-Index (BI) ist wahrscheinlich das bekannteste Assessment zur Prüfung der Funktionalität älterer Menschen. Er wurde 1965 auf einer neurologischen Station von einer Physiotherapeutin und einer Ärztin (Barthel und Mahoney) [7] entwickelt, in Deutschland wird meist der BI nach dem sogenannten Hamburger Einstufungsmanual (Tab. 4.2) angewandt [8]. Es werden 10 unterschiedliche Items bewertet, häufig durch das Pflegepersonal. Dazu gehören Stuhlkontinenz (10 Punkte), Urinkontinenz (10), Essen (10), Bett-Stuhl-Transfer (15), Toilettennutzung (10), Gehen/Rollstuhlfahren (15), Ankleiden (10), Treppensteigen (10), Baden/Duschen (5) und Waschen (5). Bei wechselnder Tagesform wird die niedrigere Einschätzung angegeben, auch bei Aufsicht oder verbaler Anleitung durch eine Pflegekraft wird nur die zweithöchste Punktzahl gewählt. Zusätzlich zum BI können die sogenannten instrumentellen Aktivitäten des täglichen Lebens nach Lawton und Brody angegeben werden [9]. Dazu zählen u. a. das Kochen, Telefonieren und Einkaufen, also wichtige Fähigkeiten für die Autonomie älterer Patienten.

„Der Geriater spricht und geht mit seinem Patienten". In diesem (unter Geriatern) geläufigen Ausspruch wird der Wert der genauen Beobachtung des Gangbilds eines älteren Menschen herausgestellt: Geht der Patient unsicher und schwankend? Bleiben die Füße „am Boden kleben"? Neben der klinischen Beobachtung gibt es standardisierte Tests zur Beurteilung der Mobilität und des Ganges. Dazu gibt es den Timed-„up and go"-Test (TUG) [10]. Der Patient wird gebeten von einem Stuhl aufzustehen, drei Meter zu gehen, umzudrehen und sich wieder hinzusetzen. Hilfsmittel wie Stock oder Rollator dürfen benutzt werden. Die benötigte Zeit wird gemessen, wenn der Patient den Test überhaupt ausführen kann. Ab 20 Sekunden Testdauer besteht eine funktionell relevante Mobilitätseinschränkung; über 30 Sekunden weisen auf eine ausgeprägte Mobilitätseinschränkung mit hoher Sturzgefahr und dem Bedarf von Hilfsmitteln wie Rollator hin. Weitere Tests sind der Tinetti-Test, der Tandemstand oder Tandemgang als einfacher Test und der Chair-Rise-Test. Zusätzlich sollte neben einem standardisierten Test zur Mobilität auch nach stattgehabten Stürzen in den letzten 6 Monaten gefragt werden. Zwei oder mehr Stürze gelten als Indikator für eine hohe Sturzgefahr des geriatrischen Patienten.

Tab. 4.2: Barthel-Index nach Hamburger Einstufungsmanual (Quelle: Deutsches Institut für medizinische Dokumentation und Information).

Alltagsfunktionen	Punkte
Essen	
komplett selbstständig oder selbstständige PEG-Beschickung/-Versorgung	10
Hilfe bei mundgerechter Vorbereitung, aber selbstständiges Einnehmen oder Hilfe bei PEG-Beschickung/-Versorgung	5
kein selbstständiges Einnehmen und keine MS/PEG-Ernährung	0
Aufsetzen und Umsetzen	
komplett selbstständig aus liegender Position in (Roll-)Stuhl und zurück	15
Aufsicht oder geringe Hilfe (ungeschulte Laienhilfe)	10
erhebliche Hilfe (geschulte Laienhilfe oder professionelle Hilfe)	5
wird faktisch nicht aus dem Bett transferiert	0
Sich waschen	
vor Ort komplett selbstständig inkl. Zähneputzen, Rasieren und Frisieren	5
erfüllt „5" nicht	0
Toilettenbenutzung	
vor Ort komplett selbstständige Nutzung von Toilette oder Toilettenstuhl inkl. Spülung/Reinigung	10
vor Ort Hilfe oder Aufsicht bei Toiletten- oder Toilettenstuhlbenutzung oder deren Spülung/Reinigung erforderlich	5
benutzt faktisch weder Toilette noch Toilettenstuhl	0
Baden/Duschen	
selbstständiges Baden oder Duschen inkl. Ein-/Ausstieg, sich reinigen und abtrocknen	5
erfüllt „5" nicht	0
Aufstehen und Gehen	
ohne Aufsicht oder personelle Hilfe vom Sitz in den Stand kommen und mindestens 50 m ohne Gehwagen (aber ggf. mit Stöcken/Gehstützen) gehen	15
ohne Aufsicht oder personelle Hilfe vom Sitz in den Stand kommen und mindestens 50 m mit Hilfe eines Gehwagens gehen	10
mit Laienhilfe oder Gehwagen vom Sitz in den Stand kommen und Strecken im Wohnbereich bewältigen alternativ: im Wohnbereich komplett selbstständig im Rollstuhl	5
erfüllt „5" nicht	0

Tab. 4.2: (fortgesetzt) Barthel-Index nach Hamburger Einstufungsmanual (Quelle: Deutsches Institut für medizinische Dokumentation und Information).

Alltagsfunktionen	Punkte
Treppensteigen	
ohne Aufsicht oder personelle Hilfe (ggf. inkl. Stöcken/Gehstützen) mindestens ein Stockwerk hinauf- und hinuntersteigen	10
mit Aufsicht oder Laienhilfe mind. ein Stockwerk hinauf und hinunter	5
erfüllt „5" nicht	0
An- und Auskleiden	
zieht sich in angemessener Zeit selbstständig Tageskleidung, Schuhe (und ggf. benötigte Hilfsmittel z. B. Antithrombose-Strümpfe, Prothesen) an und aus	10
kleidet mindestens den Oberkörper in angemessener Zeit selbstständig an und aus, sofern die Utensilien in greifbarer Nähe sind	5
erfüllt „5" nicht	0
Stuhlkontinenz	
ist stuhlkontinent, ggf. selbstständig bei rektalen Abführmaßnahmen oder AP-Versorgung	10
ist durchschnittlich nicht mehr als 1-mal/Woche stuhlinkontinent oder benötigt Hilfe bei rektalen Abführmaßnahmen/AP-Versorgung	5
ist durchschnittlich mehr als 1-mal/Woche stuhlinkontinent	0
Harninkontinenz	
ist harnkontinent oder kompensiert seine Harninkontinenz/versorgt seinen DK komplett selbstständig und mit Erfolg (kein Einnässen von Kleidung oder Bettwäsche)	10
kompensiert seine Harninkontinenz selbstständig und mit überwiegendem Erfolg (durchschnittlich nicht mehr als 1-mal/Tag Einnässen von Kleidung oder Bettwäsche) oder benötigt Hilfe bei der Versorgung seines Harnkathetersystems	5
ist durchschnittlich mehr als 1-mal/Tag harninkontinent	0
Summe maximal	**100**

4.4 Kognition

Die Kognition, als Ausdruck z. B. einer vorbestehenden oder bisher nicht erkannten Demenz, spielt eine große Rolle bei der Behandlung alter, multimorbider Patienten. Es ist jedoch auch für kognitiv eingeschränkte Patienten möglich, nahezu ähnliche positive Ergebnisse im Rahmen einer geriatrischen Behandlung zu erzielen [11]. Ursache für eine verminderte Kognition können unterschiedliche Demenzformen sein, am häufigsten ist die Alzheimer-Demenz. Differenzialdiagnostisch sollte eine sogenannte Pseudo-Demenz ausgeschlossen werden. Ursachen hierfür sind z. B. eine Hypothyreose, eine Therapie mit Anticholinergika und eine Hyponatriämie. Die Demenz ist nicht immer eindeutig von der Depression und auch vom Delir abzugrenzen, diese drei „D" begünstigen sich gegenseitig und können ineinander übergehen. Auf die Depression und ihr Assessment wird in Kap. 3.6.3 eingegangen.

Ein verbreitetes Messinstrument zur Kognition ist der Mini-Mental-Status-Test (MMST), auch MMSE (Mini Mental Status Examination) oder nach dem Erfinder Folstein-Test genannt [12] (Tab. 4.3). Als Grenze gelten 24 Punkte im MMST, d. h. darunter ist von einer kognitiven Einschränkung auszugehen. Der MMST sollte nicht bei deliranten Patienten angewandt werden. Bei „normalem" MMST, aber Hinweisen z. B. in der Fremdanamnese auf eine Demenz, ist eine erweiterte kognitive Diagnostik indiziert. Dazu kann z. B. der DemTect benutzt werden, ein ebenfalls häufig eingesetzter Test [13]. Ein einfacher Test zur Beurteilung der Kognition hingegen ist der Uhrentest [14], bei dem der Patient eine Uhr mit den Ziffern von 1–12 aufzeichnet und eine Uhrzeit wie „11 Uhr 20" mit Zeigern eintragen soll. Ebenso einfach ist der Geldzähltest nach Nikolaus [15], bei dem der Patient eine definierte Geldmenge (9,80 Euro) aus einem Portemonnaie nehmen und addieren soll. Dieser Test prüft neben der Kognition (Zahlenverständnis) und dem Sehvermögen auch die Fingerfertigkeit. Somit kann dieser Test auch die Fähigkeit zur Selbstinjektion mit dem Insulin-Pen klären, der sogenannte positiv prädiktive Wert liegt bei 75 % [16].

Tab. 4.3: Mini-Mental-Status-Test (MMST, Quelle: Deutsches Institut für medizinische Dokumentation und Information).

Funktionen	Punkte
I. Orientierung	
1. Datum	1 / 0
2. Jahreszeit	1 / 0
3. Jahr	1 / 0
4. Wochentag	1 / 0
5. Monat Zuerst nach dem Datum fragen, dann gezielt nach den noch fehlenden Punkten (z. B. „Können Sie mir auch sagen, welche Jahreszeit jetzt ist?")	1 / 0
6. Bundesland	1 / 0
7. Landeskreis/Stadt	1 / 0
8. Stadt/Stadtteil	1 / 0
9. Krankenhaus	1 / 0

Tab. 4.3: (fortgesetzt) Mini-Mental-Status-Test (MMST, Quelle: Deutsches Institut für medizinische Dokumentation und Information).

Funktionen	Punkte
10. Station/Stockwerk Zuerst nach dem Namen der Klinik fragen, dann nach Station/Stockwerk, Stadt/Stadtteil usw. fragen. In Großstädten sollte nicht nach Stadt und Landkreis, sondern nach Stadt und Stadtteil gefragt werden. Gefragt wird in jedem Fall nach dem aktuellen Aufenthaltsort und nicht nach dem Wohnort.	1 / 0

II. Merkfähigkeit

Der Untersuchte muss zuerst gefragt werden, ob er mit einem kleinen Gedächtnistest einverstanden ist. Er wird darauf hingewiesen, dass er sich 3 Begriffe merken soll. Die Begriffe langsam und deutlich – im Abstand von jeweils ca. 1 Sekunde – nennen. Direkt danach die 3 Begriffe wiederholen lassen, der erste Versuch bestimmt die Punktzahl. Ggf. wiederholen, bis der Untersuchte alle 3 Begriffe gelernt hat. Die Anzahl der notwendigen Versuche zählen und notieren (max. 6 Versuche zulässig). Wenn nicht alle 3 Begriffe gelernt wurden, kann der Gedächtnistest nicht durchgeführt werden.

11.	Apfel	1 / 0
12.	Pfennig	1 / 0
13.	Tisch	1 / 0

III. Aufmerksamkeit und Rechenfertigkeit

Beginnend bei 100 muss 5-mal jeweils 7 subtrahiert werden. Jeden einzelnen Rechenschritt unabhängig vom vorangehenden beurteilen, damit ein Fehler nicht mehrfach gewertet wird. Alternativ (z. B. wenn der Untersuchte nicht rechnen kann oder will) kann in Ausnahmefällen das Wort „STUHL" rückwärts buchstabiert werden. Das Wort sollte zunächst vorwärts buchstabiert und wenn nötig korrigiert werden. Die Punktzahl ergibt sich dann aus der Anzahl der Buchstaben, die in der richtigen Reihenfolge genannt werden (z. B. „LHTUS" = 3 Punkte).

14.	< 93 >	1 / 0
15.	< 86 >	1 / 0
16.	< 79 >	1 / 0
17.	< 72 >	1 / 0
18.	< 65 >	1 / 0
19.	alternativ: „STUHL" rückwärts buchstabieren: „LHUTS"	5/4/3/2/1/0

IV. Erinnerungsfähigkeit

Der Untersuchte muss die 3 Begriffe nennen, die er sich merken sollte.

20.	Apfel	1 / 0
21.	Pfennig	1 / 0
22.	Tisch	1 / 0

Tab. 4.3: (fortgesetzt) Mini-Mental-Status-Test (MMST, Quelle: Deutsches Institut für medizinische Dokumentation und Information).

Funktionen	Punkte
V. Sprache	
Eine Uhr und ein Stift werden gezeigt, der Untersuchte muss diese richtig benennen.	
23. Armbanduhr benennen	1 / 0
24. Bleistift benennen	1 / 0
25. Nachsprechen des Satzes „kein wenn und oder aber" (max. 3 Wdh.) Der Satz muss unmittelbar nachgesprochen werden, nur 1 Versuch ist erlaubt. Es ist nicht zulässig, die Redewendung „Kein Wenn und Aber" zu benutzen.	1 / 0
26. Kommandos befolgen: Der Untersuchte erhält ein Blatt Papier, der dreistufige Befehl wird nur einmal erteilt. 1 Punkt für jeden Teil, der korrekt befolgt wird.	
Nehmen Sie bitte das Papier in die Hand.	1 / 0
Falten Sie es in der Mitte.	1 / 0
Lassen Sie es auf den Boden fallen	1 / 0
27. Schriftliche Anweisungen befolgen: „AUGEN ZU": Die Buchstaben („AUGEN ZU") müssen so groß sein, dass sie auch bei eingeschränktem Visus noch lesbar sind. 1 Punkt wird nur dann gegeben, wenn die Augen wirklich geschlossen sind.	1 / 0
28. Schreiben Sie bitte irgendeinen Satz: Es darf kein Satz diktiert werden, die Ausführung muss spontan erfolgen. Der Satz muss Subjekt und Prädikat enthalten und sinnvoll sein. Korrekte Grammatik und Interpunktion ist nicht gefordert. Das Schreiben von Namen und Anschrift ist nicht ausreichend.	1 / 0
29. Fünfecke nachzeichnen:	1 / 0

Auf einem Blatt Papier sind 2 sich überschneidende Fünfecke dargestellt, der Untersuchte soll diese so exakt wie möglich abzeichnen. Alle 10 Ecken müssen wiedergegeben sein und 2 davon sich überschneiden, nur dann wird 1 Punkt gegeben.

Summe maximal	30

4.5 Sozialer Status

Zum Erfassen des sozialen Status eines alten Menschen kann der Fragebogen zur sozialen Situation (SoS) nach Nikolaus benutzt werden [17]. Dieser fragt nach sozialen Kontakten und Unterstützung, Aktivitäten, der Wohnungssituation und anderem. Somit sollen soziale Risiken erfasst werden. Werden weniger als 17 von 25 möglichen Punkten erreicht, wird dringend empfohlen, die soziale Situation zu klären. Wichtig sind ganz praktische Fragen zum häuslichen Umfeld, z. B. wie viele Treppenstufen zur Wohnung und in der Wohnung zu bewältigen sind. Auch die vorhandene Unterstützung durch die Familie, Freunde und Nachbarn, zusammenfassend auch als „Carer" bezeichnet, ist wichtiger Inhalt des allgemeinen geriatrischen Assessments. Auch sollte nach einer vorhandenen Pflegestufe, einer Patientenverfügung und Vorsorgevollmacht gefragt werden. Es besteht auch immer eine gewisse Scheu bei alten Menschen, über finanzielle Dinge zu sprechen, die Frage nach den monatlichen Ausgaben (Zuzahlung Medikamente, Haushaltshilfe) sollte jedoch behutsam mit angeführt werden. Dem sozialen Assessment kommt in der Geriatrie neben der Verbesserung der Funktionalität, Mobilität und Kognition eine große Bedeutung zu. Maßnahmen zur Klärung bzw. Verbesserung der häuslichen Versorgung sollten im ambulanten oder stationären Bereich frühzeitig und im Team geplant werden. Die Maßnahmen könnten z. B. ein ambulanter Pflegedienst, eine mobile Ergotherapie zur Vermeidung von Sturzquellen in der Wohnung, ein passender Rollator für die Wohnung oder die Hinzuziehung eines kommunalen Seniorenservices sein.

Literatur

[1] Sommeregger U. The multidimensional geriatric assessment. Z Gerontol Geriat. 2013;46:277-86.
[2] Warren M. Care of the chronic aged sick. Lancet. 1946;247:841-3.
[3] Ellis G, Whitehead MA, O'Neill D, et al. Comprehensive geriatric assessment for older adults admitted to hospital. Cochrane database of systematic reviews. 2011;(7):CD006211.
[4] Lachs MS, Feinstein AR, Cooney LM Jr, et al. A simple procedure for general screening for functional disability in elderly patients. Ann Intern Med. 1990;112:699-706.
[5] Mc Cusker J, Bellavance F, Cardin S, et al. Detection of older people at increased risk of adverse health outcomes after an emergency visit: the ISAR screening tool. J Am Geriatr Soc. 1999;47:1229-37.
[6] Barkhausen T, Junius-Walker U, Hummers-Pradier E, Mueller CA, Theile G. "It's MAGIC" – development of a manageable geriatric assessment for general practice use. BMC Fam Pract. 2015;16:4.
[7] Mahoney FI, Barthel DW. Functional evaluation: the Barthel Index. Md State Med J. 1965;14:61-5.
[8] Lübke N, Meinck M, Von Renteln-Kruse W. The Barthel Index in geriatrics. A context analysis for the Hamburg Classification Manual. Z Gerontol Geriatr. 2004;37:316-26.
[9] Lawton MP, Brody EM. Assessment of older people: self-maintaining and instrumental activities of daily living. Gerontologist. 1969;9:179-85.

[10] Podsiadlo D, Richardson S. The timed „Up & Go": a test of basic functional mobility for frail elderly persons. J Am Geriatr Soc. 1991;39:142-8.

[11] Hager K, Brecht M, Krause O, Grosse V. Influence of cognition on treatment outcome in geriatric patients. Association between MMSE and gain in activities of daily living. Z Gerontol Geriat. 2014;47:379-84.

[12] Folstein MF, Folstein SE, McHugh PR. "Mini-mental state". A practical method for grading the cognitive state of patients for the clinician. J Psych Research. 1975;2:189-98.

[13] Kessler J, Calabrese P, Kalbe E, Berger F. DemTect. Ein neues Screening-Verfahren zur Unterstützung der Demenzdiagnostik. Psycho. 2000;6:343-7.

[14] Watson IJ, Arfken CL, Birge SJ. Clock completion: an objective screening test for dementia. J Am Geriatr Soc. 1993;41:1235-40.

[15] Nikolaus T, Bach M, Oster P, Schlierf G. The timed test of money counting: a simple method of recognizing geriatric patients at risk for increased health care. Age Ageing. 1995;7:179-83.

[16] Zeyfang A, Berndt S, Aurnhammer G, et al. A short easy test can detect ability for autonomous insulin injection by the elderly with diabetes mellitus. J Am Med Dir Assoc. 2012;13(1):81.e15-8.

[17] Nikolaus T, Bach M, Oster P, Schlierf G. Soziale Aspekte bei Diagnostik und Therapie hochbetagter Patienten. Erste Erfahrungen mit einem neu entwickelten Fragebogen im Rahmen des geriatrischen Assessment. Z Gerontol Geriat. 1994;27:240-5.

5 Therapieziele

5.1 Vermeidung von Hypoglykämie

Werner Kern

Fallbeispiel: Einkaufen zu gehen, wird für Frau M. mit ihren 88 Jahren immer beschwerlicher. Geistig immer noch fit, spritzt sie seit vielen Jahren ihr Insulin selbst. Einmal im Quartal kontrolliert ihr Hausarzt das HbA$_{1c}$, das sei immer „sehr gut". Blutzuckermessen sei nicht nötig, da sie mit ihren zwei Dosen Mischinsulin prima zu Recht komme und auch noch nie einen schweren Unterzucker hatte. Jetzt kommt sie mit einer schweren Hypoglykämie in Notarztbegleitung ins Krankenhaus. Der Kühlschrank war bis auf zwei Eier, alter Joghurt und Milch fast leer.

Das Risiko für Hypoglykämien steigt mit zunehmender Diabetesdauer und ist bei älteren Menschen mit Diabetes erhöht [1]. Die hormonelle Gegenregulation einer Hypoglykämie setzt im höheren Alter erst bei niedrigerer Blutglukose (BG) ein und die Gesamtmenge freigesetzter gegenregulatorischer Hormone ist reduziert. Dadurch ist auch die BG-Schwelle für das subjektive Wahrnehmen der Hypoglykämie in Richtung niedrigerer BG-Werte verschoben [2]. Eine Störung der Gehirnfunktion tritt im Alter aber bereits bei höheren BG-Werten auf [3]. Dadurch wird das Zeitfenster zwischen subjektivem Wahrnehmen der Hypoglykämie und einer Handlungsunfähigkeit mit zunehmendem Lebensalter immer kleiner, wodurch ältere Patienten lange Zeit nichts von ihrer niedrigen BG spüren, dann aber relativ unvermittelt selbst nichts mehr gegen die Unterzuckerung unternehmen können.

Nicht selten treten beim älteren Menschen anstelle der „klassischen" Symptome wie Zittern und Schwitzen autonomen Symptome, z. B. Gangunsicherheit, Schwindel, Gedächtnis- oder Koordinationsstörungen, oder eine verwaschene Sprache durch eine Unterzuckerung auf, die von Pflegepersonal oder Angehörigen als zerebrale Minderdurchblutung oder Alkoholintoxikation fehlgedeutet werden können [4].

5.1.1 Häufigkeit von Hypoglykämien

Die Inzidenz schwerer Hypoglykämien ist mit 7,8 % pro Patient und Jahr in Pflegeheimen sehr hoch und eine häufige Ursache für Notarzteinsätze [5]. Hypoglykämien sind die zweithäufigste Ursache für arzneimittelbedingte Notaufnahmen älterer Menschen [6]. Kontinuierliche Glukosemessungen erbrachten, dass Episoden niedriger BG-Spiegel < 70 mg/dl im Alltag bei mit Insulin behandelten Patienten wesentlich häufiger sind als bislang vermutet. Selbst bei schlecht eingestellten älteren Patienten mit Typ-1- und Typ-2-Diabetes mit einem mittleren HbA$_{1c}$ von 9,3 % war bei 65 % der Personen mindestens eine Hypoglykämie mit einer BG < 70 mg/dl innerhalb von 3 Tagen nachweisbar [7]. Besonders gefährdet sind dabei ältere Menschen mit zusätzlichen Begleit-

https://doi.org/10.1515/9783110436457-005

erkrankungen oder einer Niereninsuffizienz [8]. Das Risiko für Unterzuckerungen ist bei multimorbiden Patienten besonders hoch [9]. Auch eine beeinträchtigte kognitive Leistungsfähigkeit erhöht das Risiko für schwere Hypoglykämien [10].

Mehr als die Hälfte der schweren Unterzuckerungen und 75 % der unbemerkten Unterzuckerungen treten während des Nachtschlafs auf [11].

5.1.2 Komplikationen durch Hypoglykämien

Der Katecholaminanstieg während einer Unterzuckerung erhöht Blutdruck, Herzfrequenz und Auswurfleistung und damit den Sauerstoffbedarf des Herzens. Zudem wird die QTc-Zeit im EKG verlängert, die Thrombophilie gesteigert und die Thrombolyse gehemmt [12]. Nächtliche Hypoglykämien gehen häufig mit EKG-Veränderungen, wie ventrikulären Extrasystolen, Sinusbradykardie oder einem wechselnden Vorhofschrittmacher, einher [13]. Hinweise auf einen Zusammenhang von Hypoglykämien und kardiovaskulären Ereignissen erbrachte eine Reihe epidemiologischer Untersuchungen. Eine Metaanalyse von Studien an über 900.000 Patienten hat gezeigt, dass sich unter Berücksichtigung vieler anderer Risikofaktoren das Risiko für kardiovaskuläre Ereignisse bei Auftreten schwerer Hypoglykämien mehr als verdoppelt [14].

Das Risiko, eine Demenz zu entwickeln, steigt mit der Anzahl vorausgegangener Hypoglykämien und ist bei denjenigen mit 3 oder mehr schweren Unterzuckerungen in der Vorgeschichte nahezu doppelt so hoch, wie bei Patienten, die nie eine schwere Hypoglykämie erlitten haben [15–17]. Auch die generelle kognitive Leistungsfähigkeit älterer Menschen, wie Gedächtnis, Aufmerksamkeit, Reaktionszeit und Motorik, wird durch schwere Hypoglykämien dauerhaft gestört [18].

Es mehren sich die Hinweise, dass Unterzuckerungen auch die Gefahr für Stürze und Frakturen beim älteren Menschen erhöhen [19,20].

Therapeutische Konsequenzen

Diese Befunde deuten darauf hin, dass Hypoglykämien ein weitaus größeres Gefährdungspotenzial haben, als bislang angenommen. Besonders beim älteren Menschen ist deshalb eine Vermeidung von Unterzuckerungen besonders wichtig. Das Therapieziel sollte stets individuell unter Berücksichtigung der Gesamtsituation des Patienten festgelegt werden. Wichtig sind dabei neben dem Alter die Erkrankungsdauer, die Lebenserwartung, Begleiterkrankungen, wie eine Niereninsuffizienz oder eine bestehende Makroangiopathie, und die kognitiven und motorischen Fähigkeiten des Patienten. Bevorzugt sollten Substanzen eingesetzt werden, die per se kein oder nur ein sehr geringes Hypoglykämiepotenzial haben. Dies betrifft Metformin, Acarbose, DPP-4-Inhibitoren, GLP-1-Analoga und SGLT-2-Inhibitoren, solange sie nicht in Kombination mit Sulfonylharnstoffen oder Insulin eingesetzt werden. Zu berücksichtigen sind dabei stets der aktuelle Zulassungsstatus, Kontraindikationen und mögliche

Wechselwirkungen mit anderen Pharmaka. Besonders wichtig ist dabei die Überwachung der Nierenfunktion. Metformin sollte bei einer andauernden glomerulären Filtrationsrate (GFR) unter 30 ml/min nicht mehr eingesetzt werden. Die Dosis der DPP-4-Inhibitoren muss bei einer GFR unter 45 ml/min halbiert werden. Reicht eine orale Medikation allein nicht mehr aus, sollte vor Beginn einer Insulintherapie die Möglichkeit einer Behandlung mit GLP-1-Analoga überlegt werden. Wichtig bei einer geplanten Injektionstherapie ist, zuvor die kognitiven und motorischen Fähigkeiten des Patienten im Rahmen eines geriatrischen Assessments zu beurteilen (Kap. 3.1.1). Ist der Patient auf Fremdhilfe angewiesen, kann die 1-mal wöchentliche Gabe von Dulaglutid oder retardiertem Exenatide für alle Beteiligten eine große Erleichterung darstellen.

Muss eine Insulintherapie eingeleitet werden, zeigen Insulinanaloga Vorteile. Häufig genügt zunächst eine Basalinsulingabe. Insulin Glargin und Detemir haben dabei ein geringeres Hypoglykämiepotenzial in der Nacht als NPH-Insulin [21]. Nach der aktuellen Studienlage besteht bei Glargin U300 und Degludec das geringste Risiko für nächtliche Hypoglykämien [22]. Durch die lange Halbwertszeit kann der Injektionszeitpunkt ohne negative Auswirkungen variieren, was von Vorteil sein kann, wenn das Insulin vom Pflegedienst verabreicht wird. Auch die schnell wirksamen Insulinanaloga Lispro, Aspart und Glulisin haben ein geringeres Hypoglykämiepotenzial als Humaninsulin [23]. Durch den schnellen Wirkeintritt können sie bei unsicherer Nahrungsaufnahme auch nach den Mahlzeiten gespritzt werden.

Durch die Teilnahme am didaktisch altersgerechten SGS-Schulungsprogramm kann im Vergleich zu herkömmlichen Schulungsprogrammen die Anzahl symptomatischer Hypoglykämien unter einer Insulintherapie bei älteren Menschen reduziert werden [24].

Zudem sollten konkrete Handlungsanleitungen bei Hypoglykämien vom Hausarzt für die Pflegekräfte in der Patientenakte in Pflegeheimen hinterlegt werden [5]. Neue Technologien wie die CGM- und Flash-Glukosemessung ermöglichen in Zukunft wahrscheinlich eine schnellere Detektion von Hypoglykämien.

Aus der S2k-Leitlinie Diagnostik, Therapie und Verlaufskontrolle des Diabetes mellitus im Alter:
- Besonders bei älteren Menschen mit Diabetes ist die Vermeidung der Hypoglykämie ein vorrangiges Therapieziel.
- Die metabolischen Therapieziele und die Durchführung der Therapie sollten sich an den funktionellen Ressourcen und Defiziten des älteren Menschen mit Diabetes orientieren. Es sollen Therapieformen mit möglichst geringem Hypoglykämierisiko gewählt werden.

Literatur

[1] Cryer PE. The barrier of hypoglycemia in diabetes. Diabetes. 2008;57:3169-76.
[2] Bremer JP, Jauch-Chara K, Hallschmid M, Schmid S, Schultes B. Hypoglycemia unaware-
    ness in older compared with middle-aged patients with type 2 diabetes. Diabetes Care.
    2009;32:1513-7.
[3] Matyka K, Evans M, Lomas J, et al. Altered hierarchy of protective responses against severe
    hypoglycemia in normal aging in healthy men. Diabetes Care. 1997;20:135-41.
[4] Jaap AJ, Jones GC, Mc Crimmon RJ, Deary IJ, Frier BM. Perceived symptoms of hypoglycaemia in
    elderly type 2 diabetic patients treated with insulin. Diabet Med. 1998;15:398-401.
[5] Bahrmann A, Wörz E, Specht-Leible N, Oster P, Bahrmann P. Diabetes care and incidence of
    severe hypoglycemia in nursing home facilities and nursing services: the Heidelberg diabetes
    study. Z Gerontol Geriatr. 2015;48: 246-54.
[6] Budnitz DS, Lovegrove MC, Shehab N, Richards CL. Emergency hospitalizations for adverse
    drug events in older Americans. N Engl J Med. 2011;365:2002-12.
[7] Munshi MN, Segal AR, Suhl E, et al. Frequent hypoglycemia among elderly patients with poor
    glycemic control. Arch Intern Med. 2011;171:362-4.
[8] Holstein A, Patzer OM, Machalke K, et al. Substantial increase in incidence of severe hypo-
    glycemia between 1997-2000 and 2007-2010. Diabetes Care. 2012;35:972-5.
[9] Zoungas S, Patel A, Chalmers J, et al. Severe hypoglycemia and risks of vascular events and
    death. N Engl J Med. 2010;363:1410-8.
[10] Punthakee Z, Miller ME, Launer LJ, et al. Poor cognitive function and risk of severe hypogly-
    cemia in type 2 diabetes: post hoc epidemiologic analysis of the ACCORD trial. Diabetes Care.
    2012;35:787-93.
[11] Chico A, Vidal-Ríos P, Subirà M, Novials A. The continuous glucose monitoring system is useful
    for detecting unrecognized hypoglycemias in patients with Type 1 and Type 2 diabetes but is
    not better than frequent capillary glucose measurements for improving metabolic control. Dia-
    betes Care. 2003 ;6 : 1153-7.
[12] Desouza CV, Bolli GB, Fonseca V. Hypoglycemia, diabetes, and cardiovascular events. Diabetes
    Care. 2010;33:1389-94.
[13] Chow E, Bernjak A, Williams S, et al. Risk of cardiac arrhythmias during hypoglycemia in
    patients with type 2 diabetes and cardiovascular risk. Diabetes. 2014;63:1738-47.
[14] Goto A, Arah OA, Goto M, Terauchi Y, Noda M. Severe hypoglycaemia and cardiovascular
    disease: systematic review and meta-analysis with bias analysis. BMJ. 2013;347:f4533.
[15] Whitmer RA, Karter AJ, Yaffe K, Quesenberry CP Jr, Selby JV. Hypoglycemic episodes and risk of
    dementia in older patients with Type 2 diabetes mellitus. JAMA. 2009;301:1565-72.
[16] Yaffe K, Falvey CM, Hamilton N, et al. Association between hypoglycemia and dementia in a
    biracial cohort of older adults with diabetes mellitus. JAMA Intern Med. 2013;173:1300-6.
[17] Lin CH, Sheu WH. Hypoglycaemic episodes and risk of dementia in diabetes mellitus: 7-year
    follow-up study. J Intern Med. 2013;273:102-10.
[18] Feinkohl I, Aung PP, Keller M, et al. Severe hypoglycemia and cognitive decline in older people
    with type 2 diabetes: the Edinburgh type 2 diabetes study. Diabetes Care. 2014;37:507-15.
[19] Vestergaard P, Rejnmark L, Mosekilde L. Relative fracture risk in patients with diabetes
    mellitus, and the impact of insulin and oral antidiabetic medication on relative fracture risk.
    Diabetologia. 2005;48: 1292-9.
[20] Puar TH, Khoo JJ, Cho LW, et al. Association between glycemic control and hip fracture. J Am
    Geriatr Soc. 2012;60:1493-7.
[21] Monami M, Marchionni N, Mannucci E. Long-acting insulin analogues versus NPH human
    insulin in type 2 diabetes: a meta-analysis. Diabetes Res Clin Pract. 2008;81:184-9.

[22] Ritzel R, Roussel R, Bolli GB, et al. Patient-level meta-analysis of the EDITION 1, 2 and 3 studies: glycaemic control and hypoglycaemia with new insulin glargine 300 U/ml versus glargine 100 U/ml in people with type 2 diabetes. Diabetes Obes Metab. 2015;17:859-67.

[23] Marouf E, Sinclair AJ. Use of short-acting insulin aspart in managing older people with diabetes. Clin Interv Aging. 2009;4:187-90.

[24] Braun AK. SGS: a structured treatment and teaching programme for older patients with diabetes mellitus--a prospective randomised controlled multi-centre trial. Age Ageing. 2009;38:390-6.

5.2 Therapieziel Glukose

Manfred Dreyer

Fallbeispiel: Frau G., 82 Jahre alt, 173 cm groß und 71 kg schwer, mit bekannter diabetischer Retinopathie, Nephropathie, Neuropathie und Zustand nach Myokardinfarkt wird von ihrem Hausarzt bei Diabetes mellitus Typ 2 mit 2-mal täglich Mischinsulin behandelt. Bei einem HbA_{1c} von 7,9 % wird sie von ihrem Augenarzt vor einer geplanten Katarakt-OP wieder nach Hause geschickt, da der Blutzucker zu hoch sei.

Das Therapieziel für die Glykämie ergibt sich aus der Abwägung möglicher Vorteile einer (nahe-)normoglykämischen Einstellung bezüglich mikroangiopathischer, neuropathischer und arteriosklerotischer Komplikationen einerseits und der möglichen Risiken der Therapie andererseits.

Eine moderate die Blutglukose senkende Therapie (HbA_{1c} 7,0–7,5 % versus 8,0–8,5 %) hatte in der UKPDS erst nach frühestens 15 Jahren einen für den Patienten selbst wahrnehmbaren Vorteil, wie die seltener auftretende proliferative Retinopathien oder Einschränkung der Nierenfunktion [1,2]. Unterschiede in arteriosklerotischen Komplikationen fanden sich sogar erst noch später [3]. Dadurch haben Patienten mit einer Lebenserwartung < 15 Jahre keinen Vorteil von einer aggressiven, hypoglykämiegefährdenden Diabetestherapie, müssten aber alle Risiken und Komplikationen in Kauf nehmen. Unter den Komplikationen haben die Hypoglykämien für alte Menschen eine besondere Bedeutung:

Das Risiko für Hypoglykämien ist für alte Menschen aus verschiedenen Gründen erhöht. Hier können zunehmende Insulindefizienz und abnehmende Nierenfunktion eine Rolle spielen. Auch die hohe Rate der z. T. nicht identifizierten kognitiven Defizite mit konsekutiven Therapiefehlern spielen hier eine Rolle. Die kognitiven Defizite sind mit einem erhöhten Hypoglykämierisiko bei Menschen mit Typ-2-Diabetes assoziiert und auch umgekehrt schwere Hypoglykämien sind mit einer höheren Manifestationsrate von Demenz korreliert.

Für noch aggressivere Therapieziele (HbA_{1c} < 6,5 %) fanden sich in 2 der 3 großen randomisierten Studien (ACCORD, ADVANCE und VADT, [3,4,5,6]) keine Vorteile bezüglich arteriosklerotischer Komplikationen. Die 3. Studie musste sogar wegen einer signifikant erhöhten Mortalitätsrate (relatives Risiko +25 %) unter der aggressiveren Therapie vorzeitig abgebrochen werden.

Vor diesem Hintergrund empfehlen die Fachgesellschaften eine individuelle Festlegung der Therapieziele. Dabei „werden Zielkorridore angegeben, die – mit unterschiedlich hoher Evidenzstärke – den Arzt und den Patienten evidenz- und konsensbasiert darüber informieren, welcher Zielkorridor/Zielwert nach heutigem medizinischem Wissensstand im Regelfall angestrebt werden sollte.

Unberührt davon bleibt das übergeordnete Ziel der Leitlinie, primär gemeinsam mit dem Patienten ein individuell vereinbartes Therapieziel zu finden" [7].

Es werden drei Therapiezielgruppen unterschieden (Tab. 5.1):

1. Für Patienten im Alter < ca. 75 Jahre, ohne schwere Begleiterkrankungen oder kognitive Einschränkungen gelten die gleichen Therapieziele wie für jüngere Patienten, da diese mit einer anzunehmenden Lebenserwartung > 15 Jahre von niedrigen Therapiezielen profitieren können. Diese auch „Go Go" genannten Patienten sind nach der Definition der Geriatrischen Fachgesellschaft eigentlich auch keine geriatrischen Patienten.

Tab. 5.1: Zielwerte für alte Menschen mit Diabetes.

Patientengruppe	Begründung	HbA$_{1c}$	BZ- vor den Mahlzeiten	BZ 22:00 Uhr
Alter < 75 Jahre, wenig Begleiterkrankungen, kognitiv nicht eingeschränkt „Go Go"-Patienten	Lebenserwartung > 15 Jahre Vorteile eines niedrigen Therapieziels können erlebt werden	6,5–7,5 %*	100–125* mg/dl 5,6–7,0 mmol/l	100–150 mg/dl 5,6–8,3 mmol/l
Alter > 75 Jahre oder multimorbide oder kognitiv leicht eingeschränkte Patienten „Slow Go"-Patienten	Lebenserwartung < 15 Jahre Vorteile einer intensiven Therapie können nicht erlebt werden erhöhtes Hypoglykämie- und Sturzrisiko.	< 8,0 %	100*–150 mg/dl 5,6–8,3 mmol/l	100–180 mg/dl 5,6–10 mmol/l
pflegeabhängige oder kognitiv stark eingeschränkte Patienten „No Go"-Patienten	Begrenzte Lebenserwartung Vorteile einer intensiven Therapie können nicht erlebt werden erhöhtes Hypoglykämie- und Sturzrisiko	< 8,5 %	100–180 mg/dl 5,6–10 mmol/l	110–200 mg/dl 6,1–11,1 mmol/l

* nach [7], alle anderen Zielwerte nach [8]

2. Für Patienten älter als ca. 75 Jahre oder multimorbide oder kognitiv leicht eingeschränkte Patienten haben in der Regel eine Lebenserwartung < 15 Jahre und könnten die Vorteile einer intensiven Therapie nicht erleben [7,8]. Außerdem haben sie ein erhöhtes Hypoglykämie- und Sturzrisiko. Daher wird für diese Patienten ein höheres Therapieziel (HbA$_{1c}$ < 8,0 %) empfohlen.

3. Pflegeabhängige oder kognitiv stark eingeschränkte Patienten haben in der Regel eine sehr begrenzte Lebenserwartung und sehr hohe Therapierisiken, deshalb wird hier ein noch höheres Therapieziel (HbA$_{1c}$ < 8,5 %) empfohlen.

Alle genannten Therapiezielbereiche sollten insbesondere bei einer Therapie mit hypoglykämiegefährdender Therapie beachtet werden. Sie gewährleisten in jedem Fall, dass die Patienten nicht unter Diabetessymptomen (Polyurie, vermehrten Durst, gehäufte Harnwegsinfekte) leiden.

Literatur

[1] UKPDS Group. Intensive blood-glucose control with sulphonylureas or insulin compared with conventional treatment and risk of complications in patients with type 2 diabetes. Lancet. 1998;352:837-53.

[2] UKPDS Group. Effect of intensive blood-glucose control with metformin on complications in overweight patients with type 2 diabetes. Lancet. 1998;352:854-65.

[3] Holman RR, Paul SK, Bethel MA, Matthews DR, Neil HA. 10-year follow-up of intensive glucose control in type 2 diabetes: N Eng J Med. 2008;359:1577-89.

[4] Ginsberg HN, Elam MB, Lovato LC, et al. Effects of combination lipid therapy in type 2 diabetes mellitus. N Engl J Med. 2010;362:1563-74.

[5] Duckworth W, Abraira C, Moritz T, et al. Glucose control and vascular complications in veterans with type 2 diabetes. N Engl J Med. 2009;360(2):129-39.

[6] Patel A, Mac Mahon S, Chalmers J, et al. Intensive blood glucose control and vascular outcomes in patients with type 2 diabetes. N Engl J Med. 2008;358(24):2560-72.

[7] Landgraf R, Kellerer M, Fach E, et al. Praxisempfehlungen DDG/DGIM Therapie des Typ-2-Diabetes.Diabetologie. 2015;10(Suppl 2):140-51.

[8] American Diabetes Association, ed. Older adults. Sec. 10. In: standards of medical care in diabetes—2015. Diabetes Care. 2015;38(Suppl 1):67-9.

5.3 Therapieziel Lipide

Martin Merkel

Fallbeispiel: Herr J., 84 Jahre, Diabetes mellitus Typ 2, zunehmend gebrechlich, in den letzten 3 Monaten schon mehrfach gestürzt mit LWK-Fraktur, Zustand nach Myokardinfarkt vor 12 Jahren, seitdem kardial unauffällig, klagt jetzt über seine Multimedikation und scheint auch seine Tabletten wahllos unterschiedlich wegzulassen. Medikation: ASS 100, Candesartan 16 mg, Metoprolol 47,5 mg, HCT 25 mg, Simvastatin 20 mg, Vasopressin 1-mal tgl., Vitamin D/Ca-Kombination – könnten und wenn ja, welche Medikamente weggelassen werden?

Auch in der geriatrischen Medizin ist die zielwertgerechte Therapie von Fettstoffwechselstörungen ein unverzichtbarer Baustein, um das Risiko kardiovaskulärer Manifestation in der Primär- oder Sekundärprävention zu verringern. Die Korrelation der lipidologischen Risikofaktoren mit ihren spezifischen Beeinflussungen des kardiovaskulären Risikos bleibt auch im Alter erhalten (Kap. 2). Grundsätzlich ist ein multimodales Vorgehen unter Berücksichtigung der verschiedenen Risikofaktoren indiziert, wie es beispielsweise in der STENO-II-Studie nachgewiesen werden konnte [1]. Im praktischen Leben beobachtet man häufig, dass bei polypharmazierten Patienten zunächst insbesondere die lipidsenkende Therapie beendet wird. Hierfür gibt es keine rationale Basis. In der HOPE-3-Studie zeigte sich, dass die Reduktion des LDL-Cholesterins durch ein Statin sogar in der Primärprävention deutlich effektiver war als eine Blutdrucksenkung [2]. Auch im Vergleich zur Blutzuckersenkung ist die lipidsenkende Therapie zur kardiovaskulären Prävention aufgrund umfangreicher Daten erfolgversprechender.

5.3.1 Therapieziele

Möglicherweise ist die Assoziation zwischen Plasmacholesterin und dem kardiovaskulären Risiko im Alter etwas verringert. Eine Metaanalyse zeigte, dass die Reduktion des Gesamtcholesterins um etwa 40 mg/dl (1 mmol/l) in der Altersgruppe von 40–49 Jahren die kardiovaskuläre Mortalität in etwa halbierte, während sie bei 80- bis 89-Jährigen nur auf eine *hazard ratio (HR)* von 0,85 sank [3]. Demgegenüber steht natürlich das insgesamt deutlich erhöhte kardiovaskuläre Risiko im Alter, was dazu führt, dass die *number needed to treat* beispielsweise einer Statintherapie sinkt (s. u.). Hierdurch werden letztlich durch Lipidtherapie mehr kardiovaskuläre Ereignisse verhindert als dies bei jüngeren Menschen möglich ist. Besonders für sehr alte Menschen (über 80–85 Jahre) ist die Evidenz für eine lipidsenkende Therapie aber sehr begrenzt und sollte mit Augenmaß und nach sorgfältiger klinischer Abwägung initiiert werden.

Das grundsätzliche Vorgehen zur Lipidtherapie im Alter unterscheidet sich nicht von dem bei jüngeren Menschen; das gilt auch für die Therapieziele und die Therapieindikation (Tab. 5.2). Natürlich sind die individuelle Morbidität und Lebenserwartung zu berücksichtigen.

Tab. 5.2: LDL-Cholesterin-Zielwerte (LDL-C) in Abhängigkeit vom kardiovaskulären Risiko (nach [4]). Non-HDL-Cholesterin (Non-HDL-C) kann ein Therapieziel bei Diabetes und erhöhten Triglyzeriden sein.

Risiko	Werte

Sehr hohes kardiovaskuläres Risiko
 − dokumentierte kardiovaskuläre Erkrankung
 − Diabetes mellitus
   − mit Endorganschäden (auch Proteinurie)
   − mit anderem RF
 − schwere Niereninsuffizienz (GFR < 30 ml/min)
 − SCORE-Risiko ≥ 10 %/10 a
 − Procam/Framingham-Risiko ≥ 20 %
	LDL-C < 70 mg/dl (< 1,8 mmol/l)
	 Non-HDL-C < 100 mg/dl (< 2,6 mmol/l)
	 bei LDL-C 70–135 mg/dl (1,8–3,5 mmol/l):
	 50 %ige LDL-C-Reduktion

Hohes kardiovaskuläres Risiko − SCORE-Risiko 5–10 % − Procam/Framingham-Risiko 10–20 % − Diabetes ohne Endorganschäden − prominente einzelne Risikofaktoren (z. B. familiäre Hypercholesterinämie oder ausgeprägte Hypertonie)	LDL-C < 100 mg/dl (< 2,6 mmol/l) Non-HDL-C < 130 mg/dl (< 3,2 mmol/l) bei LDL-C 100–200 mg/dl (2,5–5 mmol/l): 50 %ige LDL-C-Reduktion
Moderates Risiko − SCORE-Risiko 1–5 % − Procam/Framingham-Risiko < 10 %	LDL-C < 115 mg/dl (< 3 mmol/l)

5.3.2 Therapeutisches Vorgehen

Naturgemäß wird man sich bei älteren Menschen häufig in der Sekundärprävention befinden. Falls bei einem älteren Patienten keine kardiovaskuläre Manifestation nachzuweisen ist, fällt die Entscheidung zur Primärprävention oft schwer. Obwohl die formalen Ziele nicht anders sind als bei jüngeren Menschen, muss man sich fragen, ob ein Gefäßsystem, das bereits sechs oder sieben Jahrzehnte ohne jede nachweisbare arteriosklerotische Manifestation überstanden hat, eine solche in den kommenden 10 oder 20 Jahren entwickelt. Möglicherweise ist das individuelle kardiovaskuläre Risiko des betreffenden Menschen eher gering, sodass der durch eine Lipidtherapie zu erwartende Nutzen begrenzt ist. In diesem Falle ist eine Entscheidung für den Beginn eine Medikation sehr individuell; u. U. wird man sich dagegen entscheiden.

Entscheidet man sich in Primär- oder Sekundärprävention für eine lipidologische Therapie, wird in der Regel gleichzeitig mit einer lipidmodifizierten Diät mit einem Statin (z. B. Atorvastatin) begonnen. Hierbei reichen oft bereits sehr geringen Dosen für einen signifikanten therapeutischen Effekt (5–10 mg täglich). Wird trotz folgender Aufdosierung der LDL-Cholesterin-Zielwert nicht erreicht, kann Ezetimib (10 mg, bei Statin-Unverträglichkeit auch als Monotherapie) dazugegeben werden. In Ausnahmefällen, bei sehr hohem kardiovaskulärem Risiko, könnte ein PCSK9-Inhibitor gemäß den aktuellen Hinweisen des Gemeinsamen Bundesausschusses eingesetzt werden.

5.3.3 Datenlage zur Primärprävention

Es liegen umfangreiche Daten vor, die zeigen, dass eine Primärprävention durch Lipidsenkung, gesunden Lebensstil, gesunde Diät, Blutdruckkontrolle, Sport und Körpergewichtskontrolle im frühen Leben das kardiovaskuläre Risiko im Alter deutlich reduzieren kann. Hierbei ist ein ausgeprägter metabolischer Memoryeffekt zu beobachten, d. h., eine im früheren Leben für eine begrenzte Zeit durchgeführte Präventionsmaßnahme zeigt ihren Nutzen bis in das höhere Alter. Ein eindrucksvolles Beispiel aus der Lipidtherapie hierfür ist die Nachbeobachtung der WOSCOPS-Studie, bei der der Nutzen einer nur 5-jährigen Pravastatin-Therapie zwischen dem 55. und 60. Lebensjahr noch mindestens weitere 20 Jahre die kardiovaskuläre Morbidität und Mortalität deutlich senken konnte [5].

Eine Studie zur lipidologischen Primärprävention spezifisch mit älteren Menschen liegt bisher nicht vor. Daher muss auf Subgruppenanalysen anderer kontrollierter Studien zurückgegriffen werden. Eine Metaanalyse über 24.874 Probanden > 65 Lebensjahre aus 8 Studien zeigte, dass durch Statintherapie das relative Risiko (RR) für Herzinfarkte (RR 0,61) und Schlaganfälle (RR 0,76) reduziert werden konnte, nicht aber die Gesamtmortalität [6]. Eine Post-hoc-Analyse der JUPITER-Studie ergab keinen Unterschied beim Vergleich von > 70-jährigen mit < 70-jährigen Probanden; die *number needed to treat* für 4 Jahre lag mit 24 in der älteren Gruppe niedriger als in der jüngeren mit 36 [7].

5.3.4 Datenlage zur Sekundärprävention

Auch für die Sekundärprävention bei älteren Menschen liegen nur wenige spezifische Studien vor. Die PROSPER-Studie untersuchte Pravastatin bei 70- bis 82-jährigen Probanden und zeigte eine 15 %ige Risikoreduktion für einen kombinierten kardiovaskulären Endpunkt [8]. Subgruppenanalysen anderer kontrollierter Studien zeigten keine unterschiedliche Statinwirkung beim Vergleich von Menschen < 65, 65–70 und > 70 Lebensjahre (z. B. 4S, HPS, LIPID, CARE und TNT) [4]. Eine CTT-Metaanalyse zum Effekt von Statinen auf kardiovaskuläre Ereignisse in Abhängigkeit vom Alter ergab ein relatives Risiko von 0,78, 0,78 und 0,84 in den Altersgruppen < 65, 65–75 und > 75 [9]

Empfehlungen für die lipidologische kardiovaskuläre Prävention älterer Patienten (nach [4]):

1. Die Therapie mit einem Statin sollte bei älteren Menschen genauso initiiert werden wie bei jüngeren Patienten.
2. Da ältere Patienten häufig Komorbiditäten haben und eine andere Pharmakokinetik (inkl. oft multiplen Komedikationen) vorliegt, sollte die lipidsenkende Therapie mit einer möglichst niedrigen Dosis begonnen und dann vorsichtig bis zum Erreichen des jeweiligen LDL-Zielwerts titriert werden.
3. Eine Statintherapie sollte bei Patienten ohne kardiovaskuläre Erkrankungen, also in der Primärprävention, insbesondere dann in Betracht gezogen werden, wenn neben einer Dyslipidämie weitere Risikofaktoren, wie Bluthochdruck, Rauchen oder Diabetes, vorliegen.

Aus der S2k-Leitlinie Diagnostik, Therapie und Verlaufskontrolle des Diabetes mellitus im Alter:
- Bei älteren Patienten mit Typ-1- oder Typ-2-Diabetes sowie sehr hohem Risiko (z. B. bei KHK, schwerer Nierenschädigung oder mit einem oder mehreren CV-Risikofaktoren und/oder Organschädigung) sollte ein Ziel-LDL-Cholesterin von < 1,8 mmol/l (< 70 mg/dl) oder eine ≥ 50 % LDL-Cholesterin-Reduktion angestrebt werden.
- Variante 2: Bei älteren Patienten mit Typ-1-Diabetes oder Typ-2-Diabetes ohne funktionelle Einschränkungen (ohne andere CV-Risikofaktoren und ohne Organschädigung) sollte ein Ziel-LDL-Cholesterin von < 2,5 mmol/l (< 100 mg/dl) angestrebt werden.
- Für ältere Patienten mit funktionellen Einschränkungen sollte der Einsatz von Statinen auf individueller Basis geprüft werden.
- Zur LDL-C-Senkung sollten Statine als First-line-Therapie eingesetzt werden.

Literatur

[1] Gaede P, Lund-Andersen H, Parving HH, et al. Effect of a multifactorial intervention on mortality in type 2 diabetes. N Engl J Med. 2008;358(6):580-91.
[2] Yusuf S, Lonn E, Pais P, et al. Blood-pressure and cholesterol lowering in persons without cardiovascular disease. The New England journal of medicine. 2016;374(21):2032-43.
[3] Lewington S, Whitlock G, Clarke R, et al. Blood cholesterol and vascular mortality by age, sex, and blood pressure: a meta-analysis of individual data from 61 prospective studies with 55.000 vascular deaths. Lancet. 2007;370(9602):1829-39.
[4] Catapano AL, Graham I, De Backer G, et al. ESC/EAS guidelines for the management of dyslipidaemias. European heart journal. 2016;37(39):2999-3058.
[5] Mc Connachie A, Walker A, Robertson M, et al. Long-term impact on healthcare resource utilization of statin treatment, and its cost effectiveness in the primary prevention of cardiovascular disease: a record linkage study. European heart journal. 2014;35(5):290-8.
[6] Savarese G, Gotto AM Jr, Paolillo S, et al. Benefits of statins in elderly subjects without established cardiovascular disease: a meta-analysis. Journal of the American College of Cardiology. 2013;62(22):2090-9.
[7] Glynn RJ, Koenig W, Nordestgaard BG, et al. Rosuvastatin for primary prevention in older persons with elevated C-reactive protein and low to average low-density lipoprotein cholesterol levels: exploratory analysis of a randomized trial. Annals of internal medicine. 2010;152(8):488-96.

[8] Shepherd J, Blauw GJ, Murphy MB, et al. Pravastatin in elderly individuals at risk of vascular disease (PROSPER): a randomised controlled trial. Lancet. 2002;360(9346):1623-30.

[9] Baigent C, Blackwell L, Emberson J, et al. Efficacy and safety of more intensive lowering of LDL cholesterol: a meta-analysis of data from 170.000 participants in 26 randomised trials. Lancet. 2010;376(9753):1670-81.

6 Spezielle Therapie

6.1 Diabetes-Schulungsprogramme für Ältere

Andrej Zeyfang

Fallbeispiel: Frau J. ist 85 Jahre alt, seit 9 Jahren ist ein Diabetes bekannt. Jetzt wird sie von der Hausärztin mit „Verdacht auf Insulinresistenz" ins Zentrum für Diabetes im Alter eingewiesen. Nach Beginn einer Insulintherapie mit 2-mal Mischinsulin wegen Blutzuckerwerten über 300 mg/dl unter OAD waren die Blutzuckerwerte trotz stetiger Insulindosissteigerung immer weiter angestiegen. Die offensichtlich sehr fitte Patientin spritzt nach Anleitung durch eine Arzthelferin selbst. In der Klinik demonstriert sie die Selbstinjektion: Bei der Einstellung der Dosis wird am PEN der Auslöseknopf festgehalten, das Insulin spritzt bereits beim Einstellen in den Deckel – im Körper der Patientin kommt damit (meist) nicht mehr viel an.

Strukturierte Schulungsprogramme für Menschen mit Typ-2-Diabetes aller Altersgruppen sind ein essenzieller Bestandteil der Therapie [1]. Das Angebot an validierten Schulungsprogrammen in Deutschland ist äußerst vielfältig.

Die bis zur Jahrtausendwende in Deutschland eingesetzten Schulungsprogramme zielten dabei vorwiegend auf den Menschen mit Diabetes im mittleren Lebensalter oder spezifisch auf Kinder ab. Für ältere Menschen mit Diabetes gab es bis dato keine eigenen Programme.

Nicht allein das chronologische Alter, sondern vielmehr der Funktionszustand determiniert, ob ein übliches Schulungsprogramm für Menschen mit Diabetes im mittleren Lebensalter, oder ein spezielles Programm für Ältere zum Einsatz kommen soll. Als solches ist allerdings nur ein Schulungsprogramm (SGS = strukturierte geriatrische Schulung) validiert und von DDG und BVA akkreditiert. In einer prospektiven, randomisierten multizentrischen Evaluationsstudie zur SGS zeigte sich die Nicht-Unterlegenheit bezüglich eines vergleichbaren etablierten Schulungsprogramms für Typ-2-Diabetes [2]. Bei vergleichbarem HbA_{1c}-Wert zeigten sich bei den SGS-geschulten Älteren bessere Fähigkeit und Sicherheit im Umgang mit der Insulintherapie und Hypoglykämien. Diese Aspekte haben eine zentrale Bedeutung für die selbstständige Lebensführung und tragen zur Reduktion von Akutproblemen und Verbesserung der Lebensqualität bei [3]

Eine besondere Herausforderung bei der Schulung Älterer ist das Vorliegen von kognitiven Einschränkungen und Demenz. Die Entstehung von Demenzen durch wiederholte schwere Hypoglykämien ist beim Typ-2-Diabetes gesichert [4,5]. Liegt eine Demenz bei Menschen mit Diabetes vor, ist dies ein negativer prognostischer Faktor für weitere Hypoglykämien und schlechtere Stoffwechseleinstellung insgesamt [6].

Schulungsprogramme für Ältere müssen sich nicht nur didaktisch wegen lerntheoretischer Besonderheiten, sondern auch inhaltlich deutlich von herkömmlichen Programmen unterscheiden. Die SGS ist primär zugeschnitten auf ältere Schulungs-

https://doi.org/10.1515/9783110436457-006

teilnehmer. Sie beschränkt sich auf das Wesentliche und spricht mehrere Lernkanäle an. Darüber hinaus bezieht sie die Schulungsteilnehmer aktiv ein. Einfach fassbare Text- und Bildsprache, kurze Sätze, gut lesbare Schrift, wenige Fremdwörter oder Fachbegriffe, die, wenn sie vorkommen, einfach erklärt werden, und eine übersichtliche Gestaltung der Schulungsinhalte kennzeichnen SGS.

Voraussetzungen für eine effektive geriatrische Diabetesschulung:
- Kleingruppen 4–6 Personen
- geschlossener Turnus
- Teilnahmemöglichkeit für Angehörige
- kurze Schulungsdauer (einzelne Stunde und Turnus)
- inhaltliche Beschränkung auf das Wesentliche
- ständige Wiederholung (3-mal je relevantem Thema)
- keine Fremdwörter
- große Schrift und Bilder (mind. 14 Pt.)
- laute Sprache, kurze Sätze, langsames Sprechen
- viele praktische Übungen
- helle Räume

Lerntheoretische Besonderheiten bei der Schulung geriatrischer Diabetiker:
- allgemeine Aktivierung (Mobilisierung) sinnvoll
- für Übertragbarkeit der Inhalte auf den Alltag sorgen
- Förderung der Selbstsicherheit/Angstfreiheit
- kein Zeitdruck, störungs- und interferenzfreies Arbeiten
- Hinweise auf Verbesserung der Lebenssituation geben
- mehrfache positive Verstärkung geben
- Einbeziehung der Lebensperspektive und der Sinnfrage

Im höheren Lebensalter sind viele der allgemein propagierten Verhaltens- und Behandlungsempfehlungen nicht umsetzbar [7]. So ist die Therapiesäule „Bewegung" oft nicht oder nur sehr eingeschränkt einsetzbar; das in vielen strukturierten Programmen empfohlene „Abnehmen" wäre beim bereits kachektischen älteren Patienten oft fatal. Inhaltlich ist z. B. der Bezug auf das häufige Vorliegen von Fehl- und Mangelernährung im Alter wichtig [8]. Ernährungsratschläge müssen aufgrund von Lebens-(Kriegs-!)Erfahrungen oder schlechter Versorgung im stomatognathen Bereich oder auch aufgrund schwieriger sozio-ökonomischer Situation immer den individuell vorhandenen Möglichkeiten entsprechend angepasst werden. Schulungsprogramme müssen sich aber auch mit niedrigschwelligen Angeboten zur Bewegung befassen [9].

Da ein erheblicher Anteil der geriatrischen Patienten bereits eine Vielzahl an Folge- und Begleiterkrankungen aufweist, wird inhaltlich auch auf den Umgang mit bereits bestehenden Schäden abgehoben. Entscheidend zur Motivation ist auch die Konzentration auf jeweils individuelle Problembereiche (Besserung geriatrischer Syndrome) [10]. Es findet sich eine sehr hohe Prävalenz geriatrischer Syndrome bei diesen Menschen, besonders bei Pflegeheimbewohnern [11–13]. Die Durchführung eines umfassenden geriatrischen Assessments ist in Hinblick auf Schulung entsprechend wichtig [14]. Eine besondere Bedeutung hat die Feststellung der Fähigkeit zur selbstständigen Insulintherapie mittels Geldzähltest nach Nikolaus [15].

Die Einbeziehung von pflegenden/unterstützenden Angehörigen in die Schulung ist von großer Bedeutung. Zukünftige modulare Programme könnten sich mit besonderen Situationen, wie z. B. alt gewordenen Menschen mit Typ-1-Diabetes oder Demenz und Diabetes, befassen [16].

Zwar ermöglichen Einzelschulungen eine individuelle Gesprächsführung, jedoch haben Gruppenschulungen den Vorteil, dass Ältere untereinander auf Augenhöhe austauschen, was große didaktische Vorteile hat [7].

Didaktische Besonderheiten einer Diabetesschulung für Ältere:
– Die Schulung findet in Kleingruppen statt, deren Personenanzahl so gering ist, dass jede Person mit allen anderen in Verbindung treten kann.
– Der Dialog steht im Vordergrund, Vorträge dauern nur wenige Minuten.
– Mehrere Wiederholungen innerhalb der Stunde und von Stunde zu Stunde sind wichtig.
– Sorgfältige Auswahl der Medien ist erforderlich, um die Patienten nicht zu überfordern.
– Gleiches Vorgehen des Teams (z. B. beim Anleiten der Insulininjektion) sowie einheitlicher Sprachgebrauch (z. B. Vermeidung von Fremdwörtern) fördern die Motivation der Patienten.
– Die Schulung soll auf vorhandenen Lebenserfahrungen aufbauen.
– Sie sollte Möglichkeiten zur Verbesserung der Lebenssituation aufzeigen.
– „Learning by doing" – z. B. Erstellen eines Speiseplans, Blutdruckmessung am Oberarm.

Aus der S2k-Leitlinie Diagnostik, Therapie und Verlaufskontrolle des Diabetes mellitus im Alter:
– Auch ältere Menschen mit Diabetes sollen an einer strukturierten Diabetesschulung teilnehmen. Für die Gruppe der funktionell abhängigen älteren Menschen mit Diabetes steht aktuell ein spezielles, evaluiertes Schulungsprogramm zur Verfügung. Wenn möglich sollten An- und Zugehörige an einem solchen Programm (mit) teilnehmen.

Literatur

[1] Kronsbein P, Jörgens V, Mühlhauser I, et al. Evaluation of a structured treatment and teaching programme on non-insulin-dependent diabetes. Lancet. 1988;2(8625):1407-11.
[2] Braun AK, Kubiak T, Kuntsche J, et al. SGS: a structured treatment and teaching programme for older patients with diabetes mellitus--a prospective randomised controlled multi-centre trial. Age Ageing. 2009;38(4):390-6.

[3]   Oliveira RA, Tostes M, Queiroz VA, Rodacki M, Zajdenverg L. Insulin mediated improvement in glycemic control in elderly with type 2 diabetes mellitus can improve depressive symptoms and does not seem to impair health-related quality of life. Diabetol Metab Syndr. 2015;7:55.

[4]   Whitmer RA, Karter AJ, Yaffe K, Quesenberry CP, Selby JV. Hypoglycemic episodes and risk of dementia in older patients with type 2 diabetes mellitus. JAMA. 2009;301(15):1565-72.

[5]   Yaffe K, Falvey CM, Hamilton N, et al. Health ABC study. Association between hypoglycemia and dementia in a biracial cohort of older adults with diabetes mellitus. JAMA Intern Med. 2013;173(14):1300-6.

[6]   Bruce DG, Davis WA, Casey GP, et al. Severe hypoglycaemia and cognitive impairment in older patients with diabetes: the Fremantle diabetes study. Diabetologia. 2009;52(9):1808-15.

[7]   Zeyfang A, Feucht I, Fetzer G, Bausenhardt C, Ahl V. Eine strukturierte geriatrische Diabetiker-Schulung (SGS) ist sinnvoll. Diabetes und Stoffwechsel. 2001;10:203-7.

[8]   Pepersack T. Nutritional problems in the elderly. Acta Clin Belg. 2009;64(2):85-91.

[9]   Rodriguez-Manas L, Bayer AJ, Kelly M, et al. An evaluation of the effectiveness of a multi-modal intervention in frail and pre-frail older people with type 2 diabetes--the MID-Frail study: study protocol for a randomised controlled trial.Trials. 2014;15:34.

[10]   Dunning T, Sinclair A. The IDF global guideline for managing older people with type 2 diabetes: Implications for nurses. Journal of Diabetes Nursing. 2014;18:145-50.

[11]   Sinclair AJ, Girling AJ, Bayer AJ. Cognitive dysfunction in older subjects with diabetes mellitus: impact on diabetes self-management and use of care services. All Wales Research into Elderly (AWARE) Study. Diabetes Res Clin Pract. 2000;50(3):203-12.

[12]   Cigolle CT, Lee PG, Langa KM, et al. Geriatric conditions develop in middle-aged adults with diabetes. J Gen Intern Med. 2011;26(3):272-9.

[13]   Laiteerapong N, Karter AJ, Liu JYet al. Correlates of quality of life in older adults with diabetes – the diabetes & aging study. Diabetes Care. 2011;8:1749-53.

[14]   Sinclair AJ. Special considerations in older adults with diabetes: meeting the challenge. Diabetes Spectrum. 2006;4:229-33.

[15]   Zeyfang A, Berndt S, Aurnhammer G, et al. A short easy test can detect ability for autonomous insulin injection by the elderly with diabetes mellitus. J Am Med Dir Assoc. 2012;13(1):81.e15-8.

[16]   Schutt M, Fach EM, Seufert J, et al. Multiple complications and frequent severe hypoglycaemia in ‚elderly' and ‚old' patients with Type 1 diabetes. Diabetic medicine: a journal of the British Diabetic Association. 2012;29(8):e176-9.

6.2   Schulung der Pflege

Alexander Friedl

6.2.1   Hintergrund

Ältere Menschen mit Diabetes mellitus sind aufgrund ihrer funktionellen Einschränkungen häufig auf Unterstützung durch professionelle Pflegekräfte angewiesen. Aktuell sind in Deutschland ca. 3,3 Millionen Menschen pflegebedürftig. Nach Erhebungen des Bundesgesundheitsministeriums sind 1,1 Millionen Pflegekräfte in ambulanten Pflegediensten und stationären Pflegeeinrichtungen beschäftigt, 28 % davon kommen aus der Altenpflege. Weniger als ein Drittel dieser Personen arbeitet in Vollzeit [1]. Innerhalb von 10 Jahren ist ein weiterer Anstieg des Bedarfs um mindestens 20–25 % zu erwarten. Zu der stetig steigenden Lebenserwartung der Bevölkerung kommen Wandlungen in den Familienstrukturen hinzu, die den Bedarf professioneller Pflege künftig erhöhen werden. Gleichzeitig nimmt die Anzahl jüngerer Menschen – und damit potenziell Pflegender – in der Bevölkerung immer weiter ab.

Mit steigendem Lebensalter steigt auch der Anteil der Menschen mit Diabetes mellitus, ca. 25 % sind es im höheren Lebensalter, schätzungsweise ca. 1 Million Menschen mit Diabetes mellitus im Alter ab 80 Jahren [2]. Bei Pflegeheimbewohnern und bei den von ambulanten Pflegediensten betreuten Menschen liegt die Diabetesprävalenz bei über 25 % [3,4].

Bei Menschen mit Diabetes mellitus sind nicht nur die typischen Begleiterkrankungen häufiger, sondern auch die geriatrischen Syndrome treten häufiger auf als bei Menschen ohne Diabetes mellitus. Beides kann zu funktionellen Einschränkungen und damit zu höherem bzw. früher eintretendem Pflegebedarf führen. Besteht bei Menschen mit Diabetes mellitus entsprechender Pflegebedarf, muss dementsprechend vieles, was ansonsten von diesen Menschen in Schulungen selbst erlernt und im Alltag gehandhabt wird, nun von Pflegenden gewusst, erkannt, gekonnt und übernommen werden. Insofern ist eine entsprechende Qualifizierung der Pflegekräfte entscheidend für eine gute Diabetesbehandlung.

6.2.2 Ausbildung der Pflege

Wie ist es um die diabetesspezifischen Fähigkeiten der Pflegekräfte bestellt? Die Dauer der Ausbildungen in der Gesundheits- und Krankenpflege und in der Altenpflege dauern jeweils 3 Jahre. Die Ausbildungen in der Gesundheits- und Krankenpflegehilfe und in der Altenpflegehilfe dauern jeweils 1 Jahr. Die Inhalte dieser Ausbildungen sind in Deutschland nicht einheitlich geregelt, sie unterliegen dem Landesrecht und somit hat jedes Bundesland hierzu seine eigenen Vorgaben. In den Rahmenlehrplänen für die 3-jährigen Ausbildungen in der Gesundheits- und Krankenpflege ist Unterricht zum Diabetes mellitus nicht zwingend vorgesehen.

Die pflegerischen Besonderheiten des Diabetes mellitus als eine Erkrankung unter mehreren werden in der Lerneinheit „Chronische Erkrankungen" behandelt, wofür je nach Bundesland für alle zusammen ca. 30–40 Stunden vorgesehen sind. In der 3-jährigen Ausbildung zur Altenpflege ist das Kapitel der chronischen Erkrankungen in der Regel deutlich umfangreicher (ca. 130 Stunden), der Diabetes mellitus wird hier teilweise namentlich erwähnt und es sind ca. 30 Stunden für dieses Krankheitsbild vorgesehen. In den 1-jährigen Ausbildungen zur Gesundheits- und Krankenpflegehilfe bzw. Altenhilfe ist der Anteil naturgemäß noch geringer.

Nach dem Beschluss der Pflegeberufsreform wird es ab dem Jahr 2020 eine sogenannte Generalistische Ausbildung für Pflegekräfte geben; die Rahmenlehrpläne für die Altenpflege und die Gesundheits- und Krankenpflege werden dann in einem Rahmenlehrplan zusammengeführt. Inwieweit dann künftig die Volkskrankheit

„Diabetes mellitus" eine Rolle spielen wird und wie die konkrete Umsetzung in den Curricula der Länder und unterrichtenden Schulen aussieht, ist zum aktuellen Zeitpunkt (07/2019) noch nicht absehbar.

Die derzeit bestehenden Verhältnisse sprechen dafür, dass spezifische diabetologische Kenntnisse häufig nicht sehr umfangreich sein können und dass diese zudem vom Bundesland abhängig sind, bzw. von der jeweiligen Umsetzung in den einzelnen Schulen. Viele Pflegekräfte äußern in persönlichen Gesprächen entsprechenden Fortbildungsbedarf.

Mehrere Untersuchungen mit Testfragen bestätigen seit vielen Jahren deutlichen Verbesserungsbedarf hinsichtlich der diabetologischen Kenntnisse von Pflegekräften, sowohl in der Altenpflege als auch in Krankenhäusern [3–6]. Pflegerelevante Fragen zum Diabetes mellitus konnten im Durchschnitt von examinierten Pflegekräften mit 3-jähriger Ausbildung oft besser beantwortet werden, sie lagen aber oft auch nicht besonders weit vor den Teilnehmern mit 1-jähriger Ausbildung und bei allen war im Durchschnitt noch deutlich „Luft nach oben".

Dieser von Pflegekräften geäußerte und auch von behandelnden Ärzten erkannte Schulungsbedarf führte in vielen Regionen Deutschlands zur Durchführung von informellen Schulungen von Pflegekräften vornehmlich durch Diabetologen bzw. diabetologisch interessierten Hausärzten. So konnten wenigstens die dringendsten Fragen und wichtigsten Themen behandelt werden. Naturgemäß lag diesen Schulungen kein einheitlicher strukturierter Standard zugrunde.

6.2.3 Aufgaben der Pflege

Die Aufgaben der Pflegekräfte bei der Betreuung von Menschen mit Diabetes mellitus sind im Rahmen eines modernen Verständnisses von professioneller Pflege mannigfaltig [7]:

Ein individueller Pflege- und Therapieplan sollte für jeden Menschen mit Diabetes mellitus in der häuslichen, teil- und langzeitstationären Pflege erstellt werden, mit detaillierter Beschreibung der diabetesassoziierten ärztlichen Therapien und der pflegerischen Interventionen. Grundlage sollten evidenzbasierte Screening- und Assessmentverfahren sein und eine standardisierte Verfahrensweise und Kriterien der Evaluation. Eine einheitliche Nutzung dieser Verfahren über verschiedene Versorgungsbereiche würde eine abgestimmte Situations- und Risikoabschätzung ermöglichen. Somit würden pflegebedürftige Menschen in den verschiedenen Bereichen, wie der primärärztlichen Versorgung, den Krankenhäusern und der akut- und langzeitstationären Pflege einheitlich erfasst, eingeschätzt und im Verlauf beobachtet werden. Die Kommunikation zwischen den verschiedenen Berufsgruppen und insbesondere auch die Patientensicherheit wären verbessert. Gemeinsame Behandlungspfade und ein funktionierendes Überleitungsmanagement würden weiter zur Verbesserung der Versorgungsqualität beitragen.

Neben diesen strukturellen Qualitätsmaßnahmen sind im Rahmen der professionellen Pflege immer auch die Expertenstandards des Deutschen Netzwerks für Qualitätsentwicklung in der Pflege (DNQP), sowie die pflegerelevanten Aspekte der medizinischen Versorgungsleitlinien der Arbeitsgemeinschaft Wissenschaftlicher Medizinischer Fachgesellschaften (AWMF) in der Pflegeprozessplanung, -durchführung und -dokumentation zu implementieren und einzuhalten.

Ein wesentlicher Schwerpunkt in der Pflege bei Menschen mit Diabetes mellitus ist das diabetische Fußsyndrom. Dies führt häufig zu erhöhtem Pflegebedarf, umgekehrt haben auch Pflegebedürftige mit Diabetes mellitus ein erhöhtes Risiko für die Entwicklung von Problemen in diesem Bereich. Bei der Prävention, beim möglichst frühzeitigen Erkennen und bei der Behandlung spielen die Pflegekräfte eine große Rolle. Regelmäßige und sachgerechte Inspektion der Füße, das frühzeitige Erkennen von Risiken und gefährlichen Veränderungen, sowie ggf. die Sicherstellung einer guten Wundbehandlung sind entscheidend für die Entwicklung bzw. den Verlauf des diabetischen Fußsyndroms. Hierfür braucht es entsprechendes Wissen und Kenntnisse.

Hautprobleme treten bei älteren Menschen mit Diabetes mellitus vermehrt auf, auch hier ist es wichtig, dass diese frühzeitig von Pflegekräften beachtet werden, auch zur Vermeidung von Dekubitalgeschwüren, entsprechende Pflegestandards finden sich im Expertenstandard „Dekubitusprophylaxe in der Pflege" (DNQP).

Sachgerechte pflegerische Maßnahmen, wie eine gute Dokumentation von Hautproblemen, Planung entsprechender pflegerischer Interventionen und Absprachen mit Haus- und Fachärzten helfen all diese Probleme zu vermeiden bzw. nach deren Auftreten gut zu behandeln. Hierzu gehört auch die richtige pflegerische Auswahl von Hautschutzmaßnahmen, bzw. die rechtzeitige Vermittlung von podologischen Maßnahmen.

Die Expertenstandards „Schmerzmanagement in der Pflege bei chronischen Schmerzen" (DNQP) und „Schmerzmanagement in der Pflege bei akuten Schmerzen" (DNQP) geben Hinweise für einen guten Umgang mit dieser Problematik in der professionellen Pflege. Wenn dazu noch eine Demenz besteht, können Assessmentinstrumente, wie die „Beurteilung von Schmerzen bei Demenz" (BESD) der Deutschen Gesellschaft zum Studium des Schmerzes (DGSS), von Pflegekräften angewandt werden.

Mundgesundheit und Ernährung sind weitere große Themen, bei denen die professionelle Pflege eine große Rolle spielt. Sie kann helfen, eine ausreichende Mundhygiene einzuhalten, bei der Prothesennutzung zu unterstützen und Veränderungen des Zahnstatus und der Mundhöhle frühzeitig zu erkennen.

Dies alles kann natürlich wiederum gravierenden Einfluss auf die Ernährung haben. Die Erfassung von Ernährungsgewohnheiten und des Ernährungsstatus, ggf. das Erkennen von Verbesserungspotenzial können wichtige Schwerpunkte in der professionellen Pflege bei älteren Menschen mit Diabetes mellitus sein. Insbesondere kann hierdurch auch das Risiko für hypo- und hyperglykämische Entgleisungen vermindert werden. Der Expertenstandard „Ernährungsmanagement zur Sicherstellung und Förderung der oralen Ernährung in der Pflege" (DNQP) gibt wichtige Hinweise zum pflegerischen Umgang mit diesem Thema.

Die Regulierung des Flüssigkeitshaushalts und die bei Diabetikern gehäuft auftretende Inkontinenz sind ebenso wichtige Schwerpunkte in der Arbeit von Pflegekräften. Hyperglykämische Entgleisungen können das Risiko für Dehydration bzw. Exsikkose erhöhen und somit zu Verlangsamung und Vigilanzminderung bis hin zum Delir führen.

Das Risiko für Harninkontinenz kann z. B. durch erhöhte Blutglukosewerte und ein erhöhtes Infektionsrisiko, teilweise auch durch orale Antidiabetika erhöht sein.

Diese Situationen und ihre weiteren Komplikationsmöglichkeiten gilt es pflegerisch zu erkennen, entsprechende Maßnahmen zu ergreifen bzw. durch aktive Rücksprache mit behandelnden Ärzten ggf. weitere diagnostische und therapeutische Maßnahmen zu veranlassen.

Diabetes mellitus ist ein großer Risikofaktor für eine erhöhte Sturzgefahr bei älteren Menschen. Der Expertenstandard „Sturzprophylaxe in der Pflege" (DNQP) behandelt umfassend die Maßnahmen, die in der professionellen Pflege Standard sein sollten.

Eine wichtige Domäne der professionellen Pflege sind die Maßnahmen der Behandlungspflege. Die Durchführung von Blutglukosemessungen ist eine enorm wichtige Grundlage der Diabetesbehandlung und ein Instrument, akute und chronische Gefahren für Menschen mit Diabetes mellitus zu erkennen. Selbstverständlich müssen Blutglukosemessungen korrekt durchgeführt werden, auch bei langjährig Erfahrenen in der Pflege ist es sinnvoll und hilfreich, ab und zu die entsprechenden Standards wieder aufzufrischen.

Bei der Verabreichung oraler Antidiabetika sind teilweise bestimmte Einnahmezeitpunkte zu beachten, nicht nur im Sinne der Tageszeit, sondern auch, ob dies z. B. vor oder während bzw. nach einer Mahlzeit erfolgen sollte. Dies sollte ggf. beim behandelnden Arzt erfragt werden, bzw. idealerweise von diesem festgelegt werden. Im täglichen Umgang mit den Patienten (bzw. Klienten oder Bewohnern) ist es sinnvoll, wenn die zuständige Pflegekraft bei den verabreichten Medikamenten über Wirkdauer, mögliche Nebenwirkungen und insbesondere auch das potenzielle Hypoglykämierisiko informiert ist und hierzu eine gezielte Schulung bzw. Fortbildung erhalten hat. Nur so kann sie im Zweifel einschätzen, ob z. B. bei Verweigerung oder Unfähigkeit von Nahrungsaufnahme eine konkrete Hypoglykämiegefahr besteht und ggf. entsprechende Maßnahmen ergriffen werden müssen.

Werden Nahrung und Medikamente über eine gastrointestinale Ernährungssonde verabreicht, ist bei jedem Präparat sicherzustellen, ob bzw. in welcher Form es auf diesem Wege appliziert werden darf. Bei mittlerweile relativ häufigen Präparatewechseln kann es durchaus sein, dass auch bei gleichen Wirkstoffen von Präparat zu Präparat Unterschiede bestehen.

Die üblichen allgemeinen Standards der Medikamentengabe über eine Ernährungssonde sind natürlich zu beachten und einzuhalten.

Beim professionellen Verabreichen der Insulintherapie sind selbstverständlich ebenfalls bestehende Standards und Vorgaben einzuhalten. Korrekte Lagerung und Vorbereitung des Insulins (z. B. 20-maliges Mischen von NPH-Verzögerungsinsulinen) sollten selbstverständlich sein, ebenso wie die richtige Handhabung der Injektionshilfe. Enorm wichtig für eine gute Therapie ist auch die sinnvolle Auswahl der Injektionsorte für die Pflegekraft, das kontinuierliche Wechseln der Einstichstellen innerhalb einer Region, sowie das Erkennen und Vermeiden von Lipohypertrophien oder anderen lokalen Auffälligkeiten.

In entsprechenden Untersuchungen zeigte sich eine relativ große Häufigkeit von Hypoglykämien bei älteren Menschen mit Diabetes mellitus, die von professionellen Pflegekräften versorgt wurden [3,4], und u. a. dadurch bedingt einer hohen Zahl von Krankenhauseinweisungen. Auch die theoretischen Kenntnisse zu dieser Problematik, also zum Erkennen und Behandeln einer Hypoglykämie waren in entsprechenden Untersuchungen bei Pflegekräften nicht immer gut. Es ist davon auszugehen, dass verbesserte Schulungen zu diesem Thema eine wesentliche Anzahl von Notfallsituationen und Krankenhausaufenthalten von älteren Menschen mit Diabetes mellitus vermeiden helfen können.

6.2.4 Spezielle Schulungsprogramme

Nachdem in zwei Untersuchungen [3,4] die bis heute wohl kaum veränderte Situation in der ambulanten und stationären Altenpflege fundiert beleuchtet worden war, wurde im Rahmen der Arbeitsgemeinschaft Diabetes und Geriatrie der Deutschen Diabetes Gesellschaft ein spezieller Arbeitskreis gegründet. In diesem Arbeitskreis „FoDiAl" (Fortbildung Diabetes in der Altenpflege) erarbeitete eine Gruppe von diabetologisch und geriatrisch erfahrenen Vertretern verschiedener Berufsgruppen ein strukturiertes Schulungsprogramm für examinierte Altenpflegekräfte [8]. Das Ziel war eine Verbesserung der Versorgungsqualität von älteren Menschen mit Diabetes mellitus in der ambulanten und stationären Langzeitpflege. Daran sollten möglichst viele Pflegekräfte teilnehmen können, daher wurde der Umfang des Programms auf 16 Stunden begrenzt. Zur Sicherung der Qualität wurden Referententeams aus Diabetologen (DDG) und Diabetesberatern bzw. Diabetesassistenten (DDG) in ganz Deutschland ausgebildet, die seit 2006 vor Ort bei den Pflegekräften in der Lage waren, FoDiAl-Schulungen nach bundesweit einheitlichen Kriterien anzubieten. Eine zentrale Organisationsstruktur half bei der Umsetzung. Inhaltlich wurden im Wesentlichen die bereits in diesem Kapitel angesprochenen pflegerelevanten Diabetesthemen geschult. Pflegerische Grundlage war das ABEDL-Strukturmodell nach Krohwinkel.

Von Seiten der Deutschen Diabetes Gesellschaft (DDG) wurde in den vergangenen Jahren nach einer Möglichkeit gesucht, nicht nur Altenpflegekräfte, sondern möglichst alle Pflegekräfte, also auch im Krankenhaus oder bei jüngeren Patienten tätige, entsprechend diabetologisch zu schulen. In einer Arbeitsgruppe, die aus diabetologisch erfahrenen Pflegefachkräften und für FoDiAl verantwortlichen Ärzten bestand, wurde die zweitägige Fortbildung Basisqualifikation Diabetes Pflege DDG (BaQ) entwickelt. Nach Durchführung mehrerer Referentenseminare wird diese seit 2018 zunehmend in verschiedenen Fortbildungsstätten angeboten. Auf der Grundlage moderner Pflegekonzepte und -theorien kann hier aktuelles pflegerelevantes diabetologisches Wissen erworben werden. Die Fortbildung besteht letztlich aus mehreren variablen Modulen, sodass es auch in der relativ kurzen Zeit von 16 Stunden möglich sein wird, bedarfsweise die verschiedenen pflegerischen Problembereiche bei älteren Menschen, bei Schwangeren oder auch bei Kindern inhaltlich abzudecken. In vorbereiteten Fallbeispielen können diese dann interaktiv von der Gruppe mit den Referenten erarbeitet werden. Weitere Informationen zum aktuellen Stand finden sich auf der entsprechenden Internetseite [9].

Manche Pflegekräfte bzw. Pflegeeinrichtungen wünschten sich eine noch umfassendere Schulung. Auf der Basis eines bestehenden Programms wurde zunächst ebenfalls im Rahmen der AG Diabetes und Geriatrie der Deutschen Diabetes Gesellschaft eine solche mehrwöchige Weiterbildung zur Diabetes-Pflegefachkraft DDG geschaffen. Die Absolventen sollen dadurch befähigt werden, neben ihrer persönlichen Qualifikation zusätzlich noch als Multiplikatoren an der Verbesserung der diabetologischen Pflegestandards in ihren Einrichtungen aktiv mitzuwirken.

Im Rahmen der Neuentwicklung der Säulen der Weiterbildung in der Deutschen Diabetes Gesellschaft wurde diese Weiterbildung weiterentwickelt und sie wird sowohl für die stationäre Langzeitpflege als auch für die Klinik im Verbund mit der Deutschen Diabetes Gesellschaft angeboten [10].

- Durch die steigende Anzahl älterer Menschen mit Diabetes mellitus steigt der Pflegebedarf kontinuierlich an.
- Durch die sinkende Anzahl jüngerer Menschen sinkt das Potenzial verfügbarer Pflegekräfte; bereits heute ist ein Mangel spürbar.
- Die Kenntnisse von Pflegekräften hinsichtlich des Diabetes mellitus und der besonderen Probleme bei älteren Menschen sind oft unzureichend.
- Die Aufgaben der Pflegekräfte bei der Versorgung und Behandlung von älteren Menschen mit Diabetes mellitus sind umfangreich und sehr bedeutsam für den Therapieerfolg.
- Durch unzureichende pflegerische Prävention bzw. Behandlung von diabetesrelevanten Problemen können akute und chronische Probleme entstehen, die prinzipiell vermeidbar wären.
- Zur besseren und gezielteren Nutzung der kostbaren Pflegeressourcen und zur Vermeidung an sich unnötiger Komplikationen bei älteren Menschen mit Diabetes mellitus ist eine bessere Schulung von Pflegekräften sinnvoll und nötig. Entsprechende Schulungsprogramme wurden in den vergangenen Jahren entwickelt und sind z. B. im Rahmen der Säulen der Weiterbildung über die Deutsche Diabetes Gesellschaft verfügbar (Abb. 6.1).

Weiterbildungen der DDG im Überblick				
Diabetes & Pflege		**Diabetes & Fuß**	**Schulung & Beratung**	
Basisqualifikation				
alle Pflegesettings *16 h*				
Diabetes-Pflegefachkraft DDG		**Wundassistentin DDG** *64 h* *(40 h Präsenzzeit + 24 h Hospitation)*	**Diabetes-assistentin DDG** *190 h* *(150 h Präsenzzeit + 40 h Hospitation)*	**Diabetes-beraterin DDG** *1800 h* *(516 h Präsenzzeit + 584 h Praxisteil + 700 h Selbstlernzeit)*
Langzeit-pflege *180 h* *(davon 80 h Präsenzzeit)*	**Klinik** (und Reha) *180 h* *(davon 80 h Präsenzzeit)*			

Abb. 6.1: Weiterbildung der Deutschen Diabetes Gesellschaft.

Literatur

[1] Gesundheitsberichterstattung des Bundes 23.10.2018, www.gbe-bund.de (abgerufen: 1.07.18).

[2] Tamayo T, Brinks R, Hoyer A, Kuß O, Rathmann W. Prävalenz und Inzidenz von Diabetes mellitus in Deutschland. Dtsch Arztebl Int. 2016;113(11):177-82.

[3] Hauner H, Kurnaz AA, Groschopp C, et al. Versorgung von Diabetikern in stationären Pflegeeinrichtungen des Kreises Heinsberg. Med Klin. 2000;95(11):608-12.

[4] Hauner H, Kurnaz AA, Groschopp C, et al. Versorgung von Diabetikern durch ambulante Pflegedienste im Kreis Heinsberg. Dtsch Med Wochenschr. 2000;125(21):655-9.

[5] Hamann O, Peifer T, Clasen U. Diabetes zu Hause. Frankfurt am Main: Mabuse-Verlag; 2006.

[6] Hecht L, Schöning D. Evaluation des diabetesrelevanten Fachwissens von examinierten Gesundheits- und Krankenpflegern im klinischen Setting. Posterpräsentation; 2014.

[7] Bahrmann A, Bahrmann P, Baumann J, et al. S2k-Leitlinie Diagnostik, Therapie und Verlaufskontrolle des Diabetes mellitus im Alter. 2. Aufl. Deutsche Diabetes Gesellschaft; 2018.

[8] www.fodial.de (abgerufen: 1.07.18).

[9] www.deutsche-diabetes-gesellschaft.de/weiterbildung/basisqualifikation-diabetes-pflege-ddg.html (abgerufen: 1.07.18).

[10] www.deutsche-diabetes-gesellschaft.de/weiterbildung/diabetes-pflegefachkraft-ddg-klinik/informationen-zur-weiterbildung.html (abgerufen: 1.07.18).

6.3 Bewegung

Wolf-Rüdiger Klare

Fallbeispiel: Herr E., 78 Jahre, kommt gerade nach Rettung seines Fußes bei DFS aus dem Akutkrankenhaus. Er ist noch sehr unsicher auf den Beinen, hat acht Kilo abgenommen und wurde aufgrund seiner noch bestehenden Immobilität zunächst in der Kurzzeitpflege untergebracht. Früher bewegte er sich gerne und ist viel geschwommen. Was kann er jetzt zur Verbesserung seiner körperlichen und seelischen Lebensqualität tun?

6.3.1 Der Muskel als sekretorisches Organ

Nachdem in den letzten 25 Jahren das Fettgewebe mit seinen proinflammatorischen Adipokinen als Mitverursacher von Diabetes mellitus Typ 2, kardiovaskulären Erkrankungen und Krebserkrankungen im Mittelpunkt des wissenschaftlichen Interesses stand, gibt es inzwischen zahlreiche Erkenntnisse aus der Grundlagenforschung, die zeigen, dass der aktive Skelettmuskel durch die Produktion und Sekretion zahlreicher sogenannter Myokine den negativen Effekten der Adipokine entgegenwirken kann. Inzwischen ist nachgewiesen, dass Myokine sowohl die Glukoseaufnahme in den Muskel und die Fettoxidation dort fördern als auch Effekte auf das Fettgewebe (Lipolyse), das Pankreas (Insulinsekretion via GLP1-Hochregulation), das Skelett (Knochenformation) und die Endothelfunktion sowie die Revaskularisation aufweisen [1]. Damit gewinnt der Skelettmuskel eine zentrale Bedeutung für die Vorbeugung und die Behandlung des Diabetes mellitus Typ 2 und der für das Schicksal der betreffenden Patienten entscheidenden kardiovaskulären Begleiterkrankungen.

Eine besondere Bedeutung scheint hier die Interleukin-6-Sekretion (IL-6-Sekretion) im Rahmen von Muskelaktivität zu haben. Der aus dem Fettgewebe freigesetzte Tumornekrosefaktor-α (TNF-α) ist ein Schlüsselmolekül bei der Entwicklung einer Insulinresistenz, während das Interleukin-1β (IL-1β) an der Schädigung von pankreatischen β-Zellen beteiligt ist. TNF-α scheint außerdem die Entstehung von Atherosklerose und Herzinsuffizienz zu fördern. Der durch körperliche Aktivität erhöhte IL-6-Spiegel wirkt hier antagonistisch, fördert so die Insulinempfindlichkeit und wirkt über den antiinflammatorischen Effekt gefäßprotektiv [2]. Während Muskelkontraktionen zu einer starken kurzfristigen IL-6-Sekretion führen, ist der basale IL-6-Spiegel umso niedriger, je größer der Umfang regelmäßiger körperlicher Aktivität ist. Ein dauerhaft erhöhter IL-6-Spiegel ist ein Zeichen einer IL-6-Resistenz im Rahmen körperlicher Inaktivität.

6.3.2 Körperliche Aktivität und Fitness verbessern glykämische Kontrolle und reduzieren Morbidität und Mortalität

Durch die Kenntnis dieser molekularen Vorgänge werden die klinischen Befunde plausibel, die eindeutig zeigen, dass regelmäßige körperliche Aktivität bei Menschen mit Typ-2-Diabetes nicht nur zu einer Verbesserung der glykämischen Kontrolle beitragen, sondern auch mit einer verlängerten Lebenserwartung korreliert sind.

So konnte in einer Post-hoc-Analyse mit 179 Typ-2-Diabetikern im Alter von 62 (± 1) Jahren 2 Jahre nach Beginn einer strukturierten Beratung zur Steigerung der körperlichen Aktivitäten gezeigt werden, dass schon 30 Minuten Spazierengehen pro Tag (entsprechend etwa 2 Kilometer oder 2.400 Schritte) zu einer signifikanten Verbesserung der Stoffwechsellage, der Blutdruckwerte und der Lipidparameter führen [3].

Zahlreiche epidemiologische Studien haben gezeigt, dass bei Menschen mit und ohne Diabetes – unabhängig vom Body-Mass-Index (BMI) oder vom Vorhandensein kardiovaskulärer Grunderkrankungen – eine inverse Assoziation zwischen körperlicher Fitness und Mortalität besteht [4–7].

In einer prospektiven Longitudinalstudie (NAVIGATOR-Studie) mit 9.306 Teilnehmern mit gestörter Glukosetoleranz und entweder kardiovaskulären Risikofaktoren (Alter > 55 J.) oder manifester kardiovaskulärer Begleiterkrankung (Alter < 50 J.) und einem Durchschnittsalter von 63 Jahren konnte nach einer durchschnittlichen Beobachtungszeit von 6 Jahren gezeigt werden, dass die Anzahl der täglich geleisteten Schritte invers korreliert war mit kardiovaskulärer Mortalität und Morbidität. Bei den Teilnehmern wurde zu Beginn der Studie und nach 12 Monaten der Umfang der körperlichen Aktivität mittels Schrittzählern eingeschätzt, die jeweils an 7 aufeinanderfolgenden Tagen getragen wurden. Unabhängig von BMI und anderen möglichen Confoundern wurde der kombinierte Endpunkt aus kardiovaskulärer Mortalität, nicht-tödlichem Herzinfarkt und Schlaganfall in Abhängigkeit sowohl vom Bewegungsumfang zu Beginn der Studie als auch von gesteigerter Schrittzahl nach 12 Monaten seltener beobachtet. Für je 2.000 Schritte mehr nach 12 Monaten gegenüber dem Ausgangswert kam es zu einer Reduktion der Ereignisrate von 8 % [8].

Kardiovaskuläre Komplikationen sind auch bei Typ-1-Diabetes im Vergleich zur Durchschnittsbevölkerung erhöht und auch hier die Haupttodesursache.

Bereits 1986 hat die Pittsburgh IDDM Morbidity and Mortality Study gezeigt, dass nach einer Krankheitsdauer von 25 Jahren Männer mit Typ-1-Diabetes, die in der High-School einen Mannschaftssport betrieben hatten, eine dreifach niedrigere Mortalitätsrate aufwiesen als solche, die inaktiv waren. Für Frauen gab es einen entsprechenden Trend, der knapp das Signifikanzniveau verfehlte. Hier lag der Anteil der sportlich Aktiven allerdings auch nur bei 24 % gegenüber 39 % bei den männlichen Studienteilnehmern. Eine Nachuntersuchung derselben Kohorte ergab, dass auch das Ausmaß sportlicher Aktivitäten im Erwachsenenalter ein Prädiktor für das Sterblichkeitsrisiko war: Inaktive Männer hatten innerhalb eines sechsjährigen Beobachtungszeitraums

positive Effekte	positive Effekte
– Insulinbedarf	– Insulinbedarf
– Blutfette	– Blutfette
– endotheliale Funktion	– endotheliale Funktion
– Mortalität	– Mortalität
– Insulinresistenz	– Insulinresistenz
– kardiovaskuläre Komplikationen	– kardiovaskuläre Komplikationen
– Blutzuckereinstellung	– Blutdruck
(Kinder und Jugendliche)	– Betazellfunktion
	– Blutzuckereinstellung

unsicher oder fehlende Daten			unsicher oder fehlende Daten
– mikrovaskuläre Komplikationen			– mikrovaskuläre Komplikationen
– Krebs	Typ 1 Diabetes	Typ 2 Diabetes	– Krebs
– Betazellfunktion			
– Blutdruck			
– Blutzuckereinstellung (Erwachsene)			

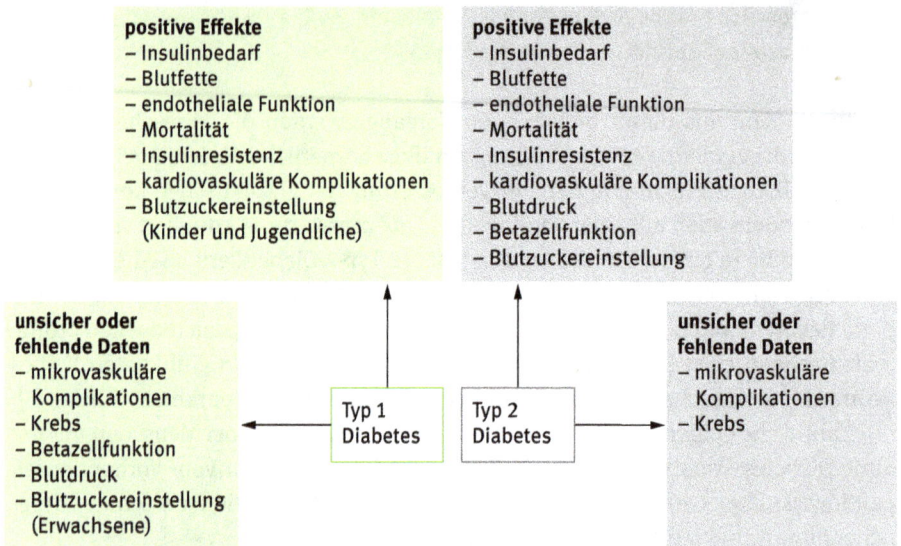

Abb. 6.2: Positive gesundheitliche Effekte körperlicher Aktivität für Typ-1- und Typ-2- Diabetiker (mod. nach [10]).

ein dreifach erhöhtes Sterblichkeitsrisiko. Auch hier war ein entsprechender Trend für Frauen vorhanden, der aber wieder gerade noch nicht signifikant war [9].

Eine zusammenfassende Darstellung der derzeit bekannten positiven Effekte von körperlicher Bewegung bei Diabetes mellitus Typ 1 und Typ 2 findet sich bei Chimen et al. [10] (Abb. 6.2).

6.3.3 Körperliche Aktivität verbessert die Immunantwort im Alter

Nicht nur in der Pathogenese des Diabetes mellitus Typ 2 und degenerativer Gefäßprozesse spielen inflammatorische Vorgänge eine Rolle, auch der Alterungsprozess selbst geht mit einer erhöhten systemisch-inflammatorischen Aktivität einher. Man spricht vom *Immune Risk Profile (IRP)*. Damit werden immunologische Veränderungen im Alter beschrieben, die im Zusammenhang mit einer erhöhten Mortalität und Morbidität stehen. Neben einem moderaten Anstieg pro-inflammatorischer Zytokine im Blut gehören auch eine reduzierte Ratio aus CD4+/CD8+-T-Zellen, eine Akkumulation von T-Zellen eines seneszenten Phänotyps sowie eine Reduktion von naiven T-Zellen zum IRP [11]. Seneszente T-Zellen haben eine hohe Eigenreaktivität und produzieren pro-inflammatorische Zytokine, besitzen aber gleichzeitig eine geringe Kapazität zur Proliferation im Falle eines Antigenkontakts.

Praktische Relevanz haben diese Veränderungen z. B. für die Impfeffektivität. So ist z. B. bekannt, dass Influenza-Schutzimpfungen bei adipösen Erwachsenen einen

deutlich reduzierten Schutz bewirken im Vergleich zu normalgewichtigen alters-
gleichen Probanden [12]. Regelmäßige körperliche Aktivität hat demgegenüber einen
positiven Einfluss auf die Proliferation von T-Zellen nach Antigenkontakt. Bei älteren
Probanden konnte nach einer Trainingsintervention von 10 Monaten mit moderatem
Ausdauertraining sowohl eine reduzierte Infektanfälligkeit als auch eine erhöhte
Wirksamkeit von Impfungen gezeigt werden [13].

6.3.4 Gezieltes Training gegen Sarkopenie und Frailty

Der Rückgang der Muskelmasse (Sarkopenie) beginnt bereits um das 30. Lebensjahr
und ihm kommt eine entscheidende Bedeutung zu, insbesondere für funktionelle
Einschränkungen im Alter. Eine reduzierte Muskelmasse hat aber auch Auswirkungen auf den Stoffwechsel. Je größer die Skelettmuskelmasse eines Individuums, desto
größer ist z. B. der Ruheumsatz und umso besser die Insulinwirkung. Der Verlust an
Skelettmuskelmasse ist bei älteren Menschen mit Diabetes besonders ausgeprägt
[14]. Da dem Muskelabbau nur durch ein regelmäßiges Krafttraining entgegengewirkt
werden kann, können auch nur so die oben beschriebenen anti-inflammatorischen
Effekte optimiert werden. Die gute Nachricht ist: Auch bis ins hohe Alter ist es
möglich, einen guten Muskelbesatz zu erhalten. So wurde bereits 1990 in einer ver-
gleichenden Untersuchung zwischen jungen Männern (Durchschnittsalter 28 J.) und
älteren Männern, die im Schnitt 12–17 Jahre lang 3-mal/Woche entweder Schwimm-,
Lauf- oder Krafttraining praktiziert hatten, in Funktionstests und mittels Muskelbiop-
sien gezeigt, dass die Männer aus der Krafttrainingsgruppe (Alter 68 ± 0,8 Jahre) eine
identische Leistung und eine identische Muskelzusammensetzung aufwiesen, wie
die jungen Männer. Für die Schwimmer und die Läufer konnten diese Befunde nicht
gezeigt werden [14,15]. Im Lichte dieser Befunde ist gut nachzuvollziehen, dass unter
dem Gesichtspunkt der Verbesserung der Blutzuckerkontrolle die besten Ergebnisse
erzielt werden mit einer Kombination aus Ausdauer- und Krafttraining [16].

Für den geriatrischen Patienten ist eine ausreichend ausgebildete Skelettmuskulatur natürlich auch und v. a. unter dem Gesichtspunkt zu sehen, dass Bestandteile
der Mobilität, wie Aufstehen aus dem Sitzen, Gehen und Treppensteigen, erhalten
bleiben. Außerdem ist Muskelkraft neben Koordination und Balance auch für eine
ausreichende Stand- und Gangsicherheit und damit zur Verhütung von Stürzen von
entscheidender Bedeutung. Dass hier ein entsprechendes Training sehr effektiv ist,
haben zahlreiche Studien zeigen können. In diesem Zusammenhang ist eine Kombination aus Gehtraining, Balancetraining und Krafttraining am wirkungsvollsten
[17]. Ein Bestandteil solcher Trainingsprogramme ist meist auch das Dual-Task-Training. Hier werden gleichzeitig kognitive und motorische Aktivitäten durchgeführt
(beispielsweise Einbeinstand beim Zähneputzen oder Rückwärtszählen in Zweier-
schritten beim Gehen). Eine anspruchsvolle Dual-Task-Aktion ist z. B. Klavierspielen.

Krafttraining kann z. B. folgende Alltagsfertigkeiten verbessern:
- eine Treppe hinauf- und hinabsteigen
- Einsteigen/Aussteigen in/aus dem Auto, Bus oder Bahn
- einen Gegenstand (z. B. Wäschekorb) anheben

Balance- und Funktionstraining kann z. B. folgende Alltagsfertigkeiten verbessern:
- Gehstrecken (in der Wohnung, beim Einkaufen) sicher bewältigen
- auf einem unebenen Bürgersteig gehen, ohne zu stürzen
- von einem Stuhl, einer Couch oder einer Toilette aufstehen und sich hinsetzen

Dual-Task-Training kann z. B. folgende Alltagsfertigkeiten verbessern:
- sicheres Gehen (z. B. Spazieren) während eines Gesprächs
- beim Tragen von Gegenständen (z. B. einer Kaffeetasse) sicheres Gehen
- während der Küchenarbeit sicheres Stehen

Zur Sturzvermeidung bei Älteren ab 65 Jahren existiert ein in 4 kontrollierten Studien evaluiertes Übungsprogramm (Otrago-Übungsprogramm), mit dem sich sowohl die Zahl der Stürze als auch der sturzbedingten Verletzungen um 35 % reduzieren ließ. Es richtet sich an in der eigenen Wohnung lebende Senioren, die von einer Physiotherapeutin oder einer geschulten Krankenschwester in einer Serie von 5 Hausbesuchen angeleitet werden. Zwischen den Hausbesuchen werden die Teilnehmer von den Trainern 1-mal im Monat telefonisch kontaktiert. Das Programm beinhaltet eine Übungsauswahl zur Kräftigung der Beinmuskulatur, Gleichgewichtsübungen mit ansteigendem Schwierigkeitsgrad und einen Trainingsplan für regelmäßige Spaziergänge. Für die Durchführung der Übungen werden etwa 30 Minuten benötigt. Von den Teilnehmern wird erwartet, dass sie 3-mal pro Woche trainieren und mindestens 2-mal pro Woche ein Gehtraining durchführen.

Hinsichtlich der sturzbedingten Verletzungen, die vermieden werden konnten, hatte das Programm den größten Effekt in den Hoch-Risiko-Gruppen der über 80-Jährigen und der Personen mit Sturzbiografie [18].

6.3.5 Vorbeugung und Behandlung von Demenzen durch Bewegung?

Menschen mit Diabetes entwickeln etwa doppelt so häufig eine Demenz wie Nichtdiabetiker. Weitere Risikofaktoren sind: körperliche Inaktivität, Depression, Rauchen, Bluthochdruck, Übergewicht und niedriger Bildungsgrad.

Nach derzeitiger Datenlage gibt es keine ausreichende wissenschaftliche Evidenz dafür, dass ein Bewegungsprogramm bei kognitiv gesunden älteren Erwachsenen vor einer Demenzentwicklung schützen kann. Ein aktueller Cochrane Review hat diesbezüglich die Effekte von 12 Interventionsstudien ausgewertet, in denen Ausdauertrainingsprogramme gegen keine Intervention geprüft wurden [19].

Anders ist die Datenlage in Bezug auf die Behandlung einer diagnostizierten Demenz. In der aktuellen S3-Leitlinie „Demenzen" heißt es: „Es gibt Hinweise, dass körperliche Aktivierung positive Wirksamkeit auf kognitive Funktionen, Alltagsfunktionen, psychische und Verhaltenssymptome, Beweglichkeit und Balance hat. Körperliche Aktivität sollte empfohlen werden. Es existiert jedoch keine ausreichende Evidenz für die systematische Anwendung bestimmter körperlicher Aktivierungsverfahren. *Empfehlungsgrad B, Evidenzebene Ib"* [20].

In Deutschland sind verschiedene strukturierte Behandlungsprogramme evaluiert. Ein Schwerpunkt ist das gezielte Trainieren von motorischen Leistungen, welche für Alltagsbewegungen relevant sind. Betroffene können über spezielle Übungen ihre Alltagsmobilität und damit die Lebensqualität erhalten. Außerdem können Sturzgefahr, psychische Befindlichkeit und zum Teil auch geistige Leistungen günstig durch ein körperliches Training beeinflusst werden. Bei demenziell Erkrankten ist das Sturzrisiko dreifach höher als bei nicht betroffenen Personen. Die Wahrscheinlichkeit, sich bei Stürzen schwer zu verletzen ist 3- bis 4-mal so hoch [21]. Ein Training ist also unabhängig von den Auswirkungen auf die kognitive Leistungsfähigkeit sinnvoll.

Jüngst wurde in einer clusterrandomisierten kontrollierten, einfach verblindeten Studie gezeigt, dass durch die Mehrkomponententherapie MAKS (motorisch, alltagspraktisch, kognitiv, sozial) bei Besuchern von Tagespflegeeinrichtungen mit kognitiven Einschränkungen bis mittelschwerer Demenz sowohl die kognitiven Fähigkeiten als auch die alltagspraktischen Fähigkeiten über einen Zeitraum von 6 Monaten erhalten werden konnten. In der Kontrollgruppe kam es in beiden Bereichen zu einer signifikanten Verschlechterung [22]. In einer vorangegangenen Studie konnten identische Ergebnisse über einen Zeitraum von 12 Monaten bei Bewohnern von Pflegeheimen gezeigt werden [23].

6.3.6 Mobilitätsförderung bei Patienten mit diabetischem Fußsyndrom (DFS) im Akutkrankenhaus

Zunehmend werden alte und betagte Menschen mit Diabetes wegen eines diabetischen Fußsyndroms (DFS) im Akutkrankenhaus behandelt. Das Ziel ist der „Erhalt einer gebrauchfähigen Extremität (Amputationsvermeidung bzw. Einhaltung eines möglichst distalen Amputationsniveaus)" [24]. Die Amputationsrate ist in den letzten Jahren in Deutschland erfreulicherweise kontinuierlich gesunken [25]. Wenige Daten gibt es aber dazu, ob die betreffenden Patienten damit auch ihre Mobilität erhalten konnten. In einer Analyse der Behandlungsergebnisse aller 2007 im Klinikum Worms wegen eines DFS behandelten Patienten ergibt sich jedenfalls, dass die Amputationsrate und die Mortalität dort altersunabhängig waren, nicht jedoch der Grad der Mobilität [26]. Auch nach Revaskularisation und gelungenem Beinerhalt fiel der Anteil der mobilen Patienten mit dem Alter. Die Autoren zogen daraus den Schluss, dass auf

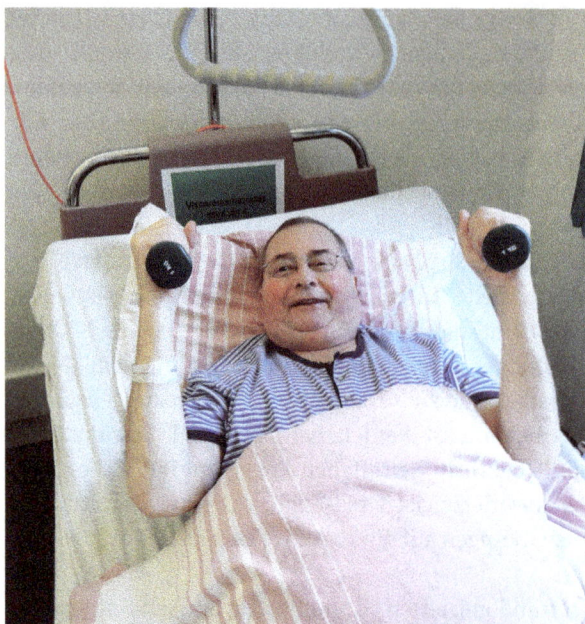

Abb. 6.3: Krafttraining mit Kurzhanteln im Bett.

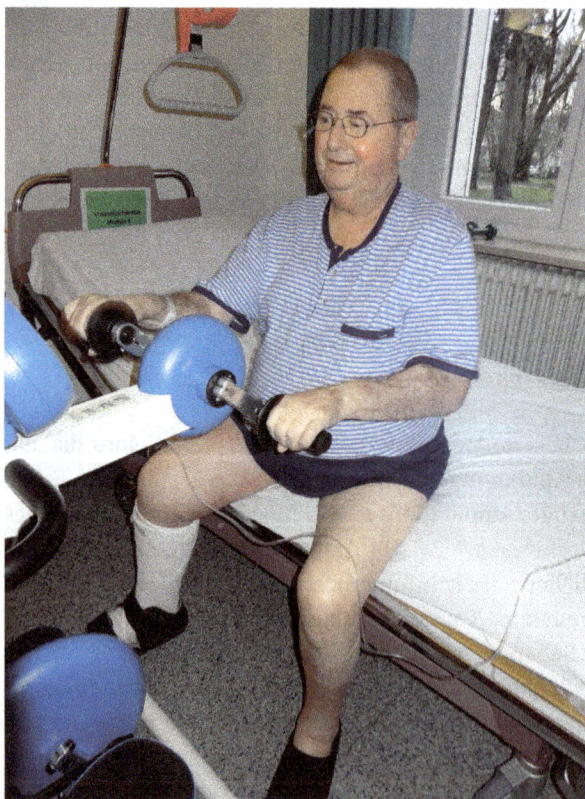

Abb. 6.4: Ausdauertraining mit dem Armergometer.

die Mobilitätsförderung bei Patienten mit DFS im Akutkrankenhaus mehr Gewicht gelegt werden muss. Die Einbeziehung der Physiotherapeuten in das interdisziplinäre Behandlungsteam ist daher sinnvoll. Übungen im Bett oder im Rollstuhl können dem raschen Muskelabbau im Zusammenhang mit längerer Bettruhe entgegenwirken (Abb. 6.3). Außerdem ist nachgewiesen, dass ein Ausdauertraining mittels Armergometer (Abb. 6.4) zu einer Verbesserung der endothelialen Funktion sowie der metabolischen Anpassung der Muskulatur und damit einer Verbesserung der Gehleistung führt [27].

6.3.7 Konsequenzen für die Praxis

Auch und gerade beim älteren Menschen mit Diabetes sind körperliche Aktivität und Training von großer Bedeutung. Das Therapieziel ist hier weniger eine Optimierung der Blutzuckerwerte oder der Langzeitprognose, sondern vielmehr eine verbesserte Lebensqualität. Dazu gehören insbesondere eine erhaltene Mobilität und eine damit einhergehende Selbstständigkeit.

Die Herausforderung besteht darin, die für den Einzelnen passenden Empfehlungen zu geben. Übungen und Trainingsaktivitäten, die keinen Spaß machen, werden nicht umgesetzt. Prinzipiell gilt auch für ältere Menschen mit Diabetes die Empfehlung, mindestens 150 Minuten pro Woche körperlich aktiv zu sein. Dieses Ziel kann schon mit einem täglichen Spaziergang von 30 Minuten erreicht werden. Optimal wäre eine Ergänzung um Elemente des Krafttrainings. Auch und gerade Senioren ist der Besuch eines qualifizierten Fitnessstudios zu empfehlen. Ansonsten existieren in Deutschland zahlreiche Bewegungsangebote der Krankenkassen, des Deutschen Roten Kreuzes (DRK), der Behinderten- und Rehabilitionssportverbände, der lokalen Sportvereine, die geeignet sind. Die AOK Baden-Württemberg bietet z. B. das „Schonwalking" für Teilnehmer am DMP Diabetes an. Dieses Angebot ist wissenschaftlich evaluiert und bewirkte bei den Teilnehmern eine signifikante Verbesserung der Stoffwechsellage mit einer HbA_{1c}-Senkung um 0,45 %. Außerdem gaben in einer Nachuntersuchung 86 % der Teilnehmer an, sportliche Aktivitäten beibehalten zu haben (Walken, Radfahren, Gymnastik, Schwimmen) [28]. Ein flächendeckendes Angebot für Senioren sind auch die Gymnastikgruppen des DRK, die es praktisch in jedem Ort zumindest in Baden-Württemberg gibt. Die Teilnahme an einer Diabetessportgruppe kann vom Arzt mit dem Formblatt 56 (Verordnung für Rehabilitationssport) verschrieben werden Die Angebote können unter www.diabetes-sport.de/reha-sportgruppen.html abgefragt werden. Außerdem gibt es die Möglichkeit, zertifizierte Präventionsangebote wahrzunehmen. Hier beteiligen sich die Kostenträger an den Kurskosten und machen die Angebote dadurch für alle erschwinglich.

Ein vielversprechendes neues Konzept wurde jetzt bundesweit von der Bundeszentrale für gesundheitliche Aufklärung (BZgA) aufgelegt: Das Programm „Älter werden in Balance" bietet in Zusammenarbeit mit Sportvereinen und anderen Anbietern wöchentliche Gruppenkurse an, die etwa 60 Minuten umfassen und „mehr Bewegung in den Alltag bringen" sollen. Das „Alltags Training Programm (ATP)" wurde von der Sporthochschule Köln entwickelt und bietet neben Online-Bewegungsangeboten und dem Kurskonzept auch eine „Bewegungspackung". Hier handelt es sich um ein Set von Übungskarten, die in Form einer Medikamentenschachtel angeboten werden. Neben der Anleitung zu einem Ganzkörpertraining werden auch Dosierung und Nebenwirkungen thematisiert. Die „Bewegungspackung" kann kostenlos bezogen werden unter www.aelter-werden-in-balance.de.

Für Bewohner von Senioreneinrichtungen gibt es innerhalb dieses Konzepts das Spezialmodul „Lübecker Modul Bewegungswelten" (LMB).

Das Bewegungsangebot für Ältere ist also vielfältig – es muss nur wahrgenommen werden.

Zusammenfassung
- Die aktive Skelettmuskulatur als „größtes endokrines Organ" kann durch die Produktion und Sekretion zahlreicher sogenannter Myokine den negativen Effekten der Adipokine bei Diabetes und Übergewicht entgegenwirken.
- Körperliche Aktivität und Fitness bei Diabetes im Alter können glykämische Kontrolle, Immunantwort und Lebensqualität verbessern und scheinen Sarkopenie, Sturzgefahr, Morbidität sowie selbst Mortalität zu reduzieren.
- Beste Ergebnisse lassen sich mit einer Kombination aus Ausdauer- und Krafttraining, Balance- und Dual-Task-Training erzielen.
- Insbesondere bei Patienten mit DFS im Akutkrankenhaus muss der Mobilitätsförderung durch physiotherapeutische oder besser noch geriatrische Mitbehandlung mehr Gewicht gegeben werden.
- Auch für ältere Menschen mit Diabetes gibt es bereits viele ambulante Angebote zur Mobilitätsförderung, die auch als Gruppentherapien über Abbau der sozialen Isolation mehr Lebensqualität erzeugen können.

Literatur

[1]   Pedersen BK, Febbraio MA. Muscles, exercise and obesity: skeletal muscle as a secretory organ. Nat Rev Endocrinol. 2012;8:457-65.
[2]   Pedersen BK. Anti-inflammatory effects of exercise: role in diabetes and cardiovascular disease. Eur J Clin Invest. 2017;478:600-11.
[3]   Di Loreto C, Fanelli C, Lucidi P, et al. Make your diabetic patients walk. Diabetes Care 2005;28:1295-302.
[4]   Church TS, Cheng YJ, Earnest CP, et al. Exercise capacity and body composition as predictors of mortality among men with diabetes. Diabetes Care. 2004;27:83-8.
[5]   Mc Auley PA, Myers JN, Abella JP Tan SY, Froelicher VF. Exercise capacity and body mass as predictors of mortality among male veterans with type 2 diabetes. Diabetes Care. 2007; 30:1539-43.
[6]   Wei M, Gibbons LW, Kampert JB, Nichaman MZ, Blair SN. Low cardiorespiratory fitness and physical inactivity as predictors of mortality in men with typ 2 diabetes. Ann Intern Med. 2000;132:605-11.

[7]   Myers J, Prakash M, Froelicher V, Partington S, Atwood JE. Exercise capacity and mortality among men referred for exercise testing. N Engl J Med. 2002;334:793-801.

[8]   Yates T, Haffner S, Schulte PJ, et al. Association between change in daily ambulatory activity and cardiovascular events in people with impaired glucose tolerance (NAVIGATOR trial): a cohort analysis.The Lancet. 2014;383:1059-66.

[9]   Moy CS, Songer TJ, LaPorte RE, et al. Insulin-dependent diabetes mellitus, physical activity and death. Am J Epidemiol. 1993;137:74-81.

[10] Chimen M, Kennedy A, Nirantharakumar K, et al. What are the health benefits of physical activity in type 1 diabetes mellitus? A literature review. Diabetologia. 2012;55(3):542-51.

[11] Wikby A, Mansson IA, Johanson B, Strindhall J, Nilsson SE. The immune risk profile is associated with age and gender. Biogerontology. 2008;9:299-308.

[12] Neidich SD, Green WD, Rebeles J, et al. Increased risk of influenza among vaccinated adults who are obese. Int J Obes. 2017;41:1324-30.

[13] Kohut ML, Arntson B, Lee W, et al. Moderate exercise improves antibody response to influenza immunisation in older adults. Vaccine. 2004;22:2298-306.

[14] Park SW, Goodpaster BH, Lee JS, et al. Excessive loss of skeletal muscle mass in older adults with type 2 diabetes. Diabetes Care. 2009;32:1993-7.

[15] Klintgaard H, Mantoni M, Schiaffino S, et al. Function, morphology and protein expression of ageing skeletal muscle: a cross-sectional study of elderly men with different training backgrounds. Acta Physiol Scand. 1990;140:41-54.

[16] Sigal RJ, Kenny GP, Boule NG, et al. Effects of aerobic training, resistance training, or both on glycemic control in type 2 diabetes. Ann Intern Med. 2007;147:357-69.

[17] Lee SH, Kim HS. Exercise interventions for preventing falls among older people in care facilities: a meta-analysis. Worldviews Evid Base Nur. 2017;14:74-80.

[18] Robertson MC, Campbell AJ, Gardner MM, Devlin N. Preventing injuries in older people by preventing falls: a meta-analysis of individual-level data. J Am Geriatri Soc. 2002;50:905-11.

[19] Young J, Angevaren M, Rusted J, Tabet N. Aerobic exercise to improve cognitive function in older people without known kognitive impairment. Cochrane Database Syst Rev. 2015;4:CD005381.

[20] S3-Leitlinie: Demenzen. www.awmf.org/leitlinien (abgerufen: Januar 2016).

[21] Buchner DM, Larson EB. Falls and fractures in patients with Alzheimer-type dementia. JAMA. 1987;257(11),1492-95.

[22] Straubmeier M, Behrndt EM, Seidl H, et al. Non-pharmacological treatment in people with cognitive impairment – results from the randomized controlled German day study. Dtsch Arztbl Int. 2017;114:815-21.

[23] Gräßel E, Stemmer R, Eichenseer B, et al. Non-pharmacological multicomponent group therapy in patients with degenerative demenia: a 12-month randomized, controlled trial. BMC Med. 2011;9:129.

[24] NVL Typ-2-Diabetes Präventions- und Behandlungsstrategien für Fußkomplikationen. www.Versorgungsleitlinien.de (abgerufen: Februar 2010).

[25] Kröger K, Berg C, Santosa F, Malyar N, Reinecke H. Lower limb amputations in Germany: an analysis of data from the German Federal Statistical Office between 2005 an 2014. Dtsch Arztbl Int. 2017;114:130-6.

[26] Hartmann B, Schilling K, Limbourg T, Beckh K. Die Behandlung des diabetischen Fußsyndroms bei alten Menschen im Akutkrankenhaus – ist ein Umdenken erforderlich? Diabetologie und Stoffwechsel. 2009;4:P_157.

[27] S3-Leitlinie Periphere arteriellen Verschlusskrankheit (PAVK), Diagnostik, Therapie und Nachsorge. www.awmf.org/leitlinien (abgerufen: November 2015).

[28] Lücke P. Schonwalking für Typ-2-Diabetiker. Effizienz und Nachhaltigkeit im Rahmen des Disease-Management. Berlin: Winter-Industries GmbH; 2009.

6.4 Orale Medikation und neue Antidiabetika

Andreas Klinge

Fallbeispiel: Frau P., 83 Jahre, 78 kg bei 172 cm Körpergröße, noch rüstig und ohne Hilfsmittel mobil, kommt in Ihre Praxis und klagt über eine leicht zunehmende Harninkontinenz und Infektneigung. Es zeigt sich bei der letzten Blutuntersuchung ein HbA_{1c}-Wert von 9,3 %. Die Nierenfunktion ist mit einer eGFR von 78 ml/min noch ausreichend bei einer Vormedikation mit 3-mal 850 mg Metformin. Wie könnten Sie medikamentös weiter vorgehen?

6.4.1 Einleitung

In der Behandlung des Typ-2-Diabetes sind orale Substanzen eine relativ neue Entwicklung. Erst in den 1940er Jahren standen mit Medikamenten aus der Gruppe der Sulfonylharnstoffe oral einzunehmende Medikamente zur Verfügung [1]. Der Effekt der Blutzuckersenkung wurde zufällig bei der Erforschung der Sulfonamide entdeckt. Bereits kurze Zeit später kam in den 1950er Jahren die Gruppe der Biguanide hinzu.

Bis zur Einführung der nächsten Substanz sollten dann gut 40 Jahre vergehen. Erst 1990 wurde mit Acarbose (Glucobay®) ein weiteres orales Antidiabetikum eingeführt. Danach wurden die Abstände für die in den Markt eingeführten oralen Antidiabetika immer kürzer. Im Jahr 2000 kamen die Thiazolidindione, 2009 die DPP4-Hemmer und 2013 die SGLT-2-Inhibitoren auf den Markt (Abb. 6.5).

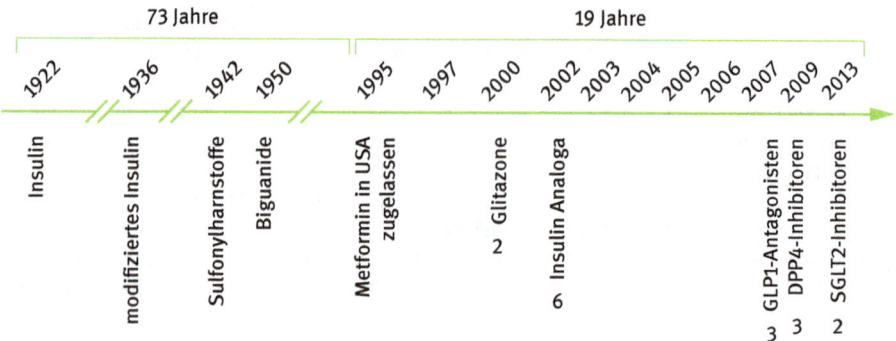

Abb. 6.5: Zeitliche Abfolge der Einführung der Antidiabetika (nach David Nathan).

6.4.2 Metformin

Metformin ist derzeit die einzige auf dem Markt verfügbare Substanz aus der Gruppe der Biguanide. Metformin ist weltweit die erste Wahl beim Beginn einer Therapie mit oralen Antidiabetika. Dies ist zu einem nicht unerheblichen Teil eine Folge der Veröffentlichung der United Kingdom Prospective Diabetes Study (UKDPS) im Jahr 1998.

In einer Gruppe von übergewichtigen Patienten mit neu diagnostiziertem Typ-2-Diabetes [2] wurde eine Metformin-Behandlung (n = 342) mit einer Therapie durch Ernährungsumstellung (n = 411), einer Therapie mit Sulfonylharnstoffen oder Insulin (n = 951) verglichen. Der hier nachgewiesene Vorteil in der Gruppe der Patienten mit Metformin-Therapie für alle diabetesbezogenen Endpunkte, und die Gesamtmortalität veränderte die Leitlinienempfehlungen weltweit.

Neben dem vorhandenen Nachweis eines Nutzens auf patientenrelevante Endpunkte ist Metformin effizient bei der Senkung des Blutzuckers (mittlere HbA_{1c}-Senkung 1,3 %) [3]. Patienten unter Metformin nehmen, im Vergleich zu einer Gruppe mit alleiniger Ernährungsumstellung, etwas mehr an Gewicht ab und Metformin verursacht in der Monotherapie keine Unterzuckerungen.

Metformin ist eine kostengünstige Therapie. Die Tagestherapiekosten liegen bei etwa € 0,20.

Nebenwirkungen

Die häufigsten Nebenwirkungen von Metformin sind Blähungen und Durchfälle. Sie treten bei etwa jedem 10. Patienten auf und sind teilweise so stark, dass die Therapie deshalb beendet werden muss [4].

Eine immer wieder mit Metformin in Zusammenhang gebrachte Nebenwirkung ist die Laktatazidose. Die vor Metformin häufig eingesetzten Biguanide Phenformin und Buformin haben das Laktatazidose-Risiko nachweislich so deutlich erhöht, dass sie 1978 aus dem Handel genommen wurden.

Metformin verursacht, wenn überhaupt, Laktatazidosen sehr viel seltener. Einer der Gründe für einer Laktatazidose unter Metformin ist eine eingeschränkte Nierenfunktion, da Metformin einzig renal eliminiert wird [5]. Daher galt bis ins Jahr 2016 eine Kreatinin-Clearance von < 60 ml/min als Kontraindikation.

Im Dezember 2016 veröffentlichte dann die Europäische Zulassungsbehörde EMA eine Erweiterung der Zulassung für Metformin bis zu einer Kreatinin-Clearance von 30 ml/min [6]. Dies erweitert, gerade bei älteren Patienten, die Gruppe derer, die mit Metformin behandelt werden können, deutlich.

Dosierung

Metformin ist bis zu einer Dosierung von 3.000 mg/d zugelassen. Insbesondere bei älteren Patienten sollte diese Maximaldosis aber nicht ausgeschöpft werden.

Eine sinnvolle Höchstdosis bei betagten Patienten liegt bei 2-mal 850 mg/d, bei einer Kreatinin-Clearance von 30–50 nur 2-mal 500 mg/d.

Informationen an die Patienten

Durch akute Erkrankungen, speziell Durchfallerkrankungen oder fieberhafte Infekte, kann sich eine vormals > 30 ml/min gelegene Kreatinin-Clearance rasch verschlechtern. Daher ist es notwendig, alle Patienten darüber zu informieren, dass sie in einer solchen Situation Metformin vorübergehend absetzen sollen.

Um die relativ häufigen gastrointestinalen Nebenwirkungen zu reduzieren, sollte Metformin grundsätzlich während oder nach einer Mahlzeit eingenommen werden.

6.4.3 Sulfonylharnstoffe

Sulfonylharnstoffe sind die älteste Substanzklasse der oralen Antidiabetika. Sie kamen erstmals in den 1940er Jahren auf den Markt. Sie wirken an den Beta-Zellen des Pankreas und steigern dort die Freisetzung von Insulin. Dies geschieht unabhängig vom Glukosewert. Daher können Sulfonylharnstoffe Unterzuckerungen verursachen. Die beiden derzeit relevanten Vertreter dieser Substanzgruppe sind Glibenclamid und Glimepirid.

In der UKDPS wurde Glibenclamid getestet und es konnte eine Reduktion von mikro- und makrovaskulären Komplikationen nachgewiesen werden.

Für Glimepirid liegen keine Studien mit patientenrelevanten Endpunkten vor.

Die Sulfonylharnstoffe konkurrieren mit den anderen Antidiabetika um die zweite Stufe in der Therapiekaskade des Typ-2-Diabetes. An der Erstellung der Nationalen Versorgungsleitlinie „Therapie des Typ-2-Diabetes" 1. Auflage, Version 4 aus 2013 [7] waren mehrere Fachgruppen beteiligt, die sich nicht auf eine einheitliche Empfehlung einigen konnten. Die Gruppe der Deutschen Gesellschaft für Allgemeinmedizin (DEGAM) und der Arzneimittelkommission der deutschen Ärzteschaft (AkdÄ) verfolgte hierbei den Ansatz der evidenzbasierten Medizin und empfiehlt Glibenclamid in der Stufe 3B als ersten Kombinationspartner mit Metformin.

Die Gruppe der Deutschen Diabetes Gesellschaft und der Deutschen Gesellschaft für Innere Medizin wollten an dieser Stelle keine klare Empfehlung abgeben und nennen hier eine alphabetische Liste aller zugelassenen Antidiabetika die mit Metformin kombiniert werden können.

Neben dem für Glibenclamid vorhandenen Nachweis eines Nutzens auf patientenrelevante Endpunkte sind Sulfonylharnstoffe effizient bei der Senkung des Blutzuckers (mittlere HbA_{1c}-Senkung 1,5 %) [3]. Eine Therapie mit Sulfonylharnstoffen führt zu einer leichten Gewichtszunahme. Sulfonylharnstoffe können Unterzuckerungen auslösen.

Sulfonylharnstoffe sind eine kostengünstige Therapie. Die Tagestherapiekosten liegen bei etwa € 0,20.

Nebenwirkungen

Die einzige relevante Nebenwirkung der Sulfonylharnstoffe sind Hypoglykämien. Diese sind aber, speziell bei betagten Patienten, sehr relevant, da sie sowohl zu Stürzen führen als auch kardiovaskuläre Ereignisse triggern können.

Schwere Hypoglykämien unter Sulfonylharnstoffen sollten grundsätzlich Anlass für eine stationäre Einweisung sein, da sowohl Glibenclamid als auch Glimepirid eine lange Halbwertszeit haben und somit zu einem späteren Zeitpunkt erneut zur Hypoglykämie führen können.

Sehr selten sind allergischen Reaktionen. Dies zumeist als Kreuzallergie bei Patienten mit einer Allergie gegen Sulfonamide.

Informationen an die Patienten

Patienten bei denen eine Therapie mit einem Sulfonylharnstoff begonnen wird, müssen sorgfältig über die Symptome von Hypoglykämien und die richtigen Gegenmaßnahmen informiert werden.

Wie bei allen Substanzen mit einem Hypoglykämierisiko ist es sinnvoll, dass die Patienten über die Möglichkeit zur Blutzucker-Selbstmessung verfügen um Hypoglykämien von anderen Körperzuständen sicher unterscheiden zu können.

Dosierung

Traditionell wird Glibenclamid 2-mal täglich (morgens und abends) und Glimepirid 1-mal täglich (morgens) gegeben. Die Einmalgabe wird als Vorteil des Glimepirid angegeben. Schaut man sich aber die pharmakologischen Daten zu beiden Substanzen an [8–10], so unterscheiden sie sich kaum. Auch Glibenclamid kann somit nur 1-mal am Tag gegeben werden.

6.4.4 Metiglinide

Mit Repaglinid und Nateglinid wurden 1998 die bisher einzigen Substanzen aus der Gruppe der Metiglinide auf den Markt gebracht. Auch wenn sie chemisch nicht zur Gruppe der Sulfonylharnstoffe gehören, so wirken sie dennoch über den identischen Mechanismus. Sie binden an dieselben Rezeptoren an der Zellmembran der pankreatischen Beta-Zellen und lösen dort die Freisetzung von Insulin aus.

Die Wirkdauer der Metiglinide ist aber mit 1,0–1,5 Stunden deutlich kürzer. Das Risiko von Unterzuckerungen ist hierdurch geringer, es muss aber zu jeder Mahlzeit eine Tablette eingenommen werden [11].

Seit Juli 2015 dürfen die Metiglinide in Deutschland zu Lasten der gesetzlichen Krankenkassen nur noch für Patienten mit eingeschränkter Nierenfunktion verordnet werden.

Studien mit dem Nachweis von patientenrelevanten Endpunkten liegen für die Metiglinide nicht vor.

Metiglinide liegen preislich im Mittelfeld der hier geschilderten Therapien. Die Tagestherapiekosten liegen bei etwa € 1,10.

Nebenwirkungen

Die einzige relevante Nebenwirkung der Metiglinide sind Hypoglykämien. Diese sind seltener als unter Sulfonylharnstoffen.

Auch unter der Therapie mit Metigliniden sollten schwere Hypoglykämien Anlass für eine stationäre Einweisung sein.

Informationen an die Patienten

Patienten, bei denen eine Therapie mit einem Metiglinid begonnen wird, müssen sorgfältig über die Symptome von Hypoglykämien und die richtigen Gegenmaßnahmen informiert werden.

Wie bei allen Substanzen mit einem Hypoglykämierisiko ist es sinnvoll, dass die Patienten über die Möglichkeit zur Blutzucker-Selbstmessung verfügen um Hypoglykämien von anderen Körperzuständen sicher unterscheiden zu können.

Dosierung

Die Metiglinide müssen zu jeder Mahlzeit, also zumeist 3-mal täglich gegeben werden.

Die Startdosis für Nateglinid liegt bei 60 mg pro Mahlzeit und kann auf 120 mg pro Mahlzeit gesteigert werden.

Die Startdosis für Repaglinid liegt bei 0,5 mg pro Mahlzeit und kann bis 2,0 mg pro Mahlzeit gesteigert werden.

6.4.5 GLP1-Analoga

Im Jahr 2007 kam mit Exenatide (Byetta®) erstmals ein GLP1-Analogon auf den deutschen Markt. Aktuell sind mit

- Exenatide (Byetta®, Bydureon®)
- Liraglutid (Victoza®)
- Dulaglutid (Trulicity®)
- Albiglutid (Eperzan®)

5 Medikamente mit 4 verschiedenen Molekülen zugelassen. Exenatide im Byetta® muss 2-mal pro Tag injiziert werden, Liraglutid 1-mal pro Tag und Exenatide im Bydureon®, Dulaglutid und Albiglutid je 1-mal pro Woche.

Die Wirkung aller Substanzen beruht auf der Bindung an Rezeptoren für das eigentlich körpereigene „GlukagonLike Peptide 1". GLP1 stimuliert die Insulinausschüttung und hemmt die Glukagonausschüttung. Ein weiterer wichtiger Wirkmechanismus besteht in der Verzögerung der Magenentleerung sowie einer Förderung des Sättigungsgefühls durch Bindung an Rezeptoren in der Area postrema [12].

Die Substanzen der Gruppe der GLP1-Analoga waren damit die ersten die zu einer Verbesserung der Stoffwechsellage mit gleichzeitiger relevanter Gewichtsreduktion geführt haben.

Die Wirkungen auf Insulin- und Glukagonsekretion sind glukoseabhängig. Sie führen daher für sich alleine und in der Kombination mit anderen Substanzen ohne eigenes Hypoglykämierisiko, wie z. B. Metformin, nicht zu Unterzuckerungen.

Mit der LEADER-Studie [13] liegt für Liraglutid eine Studie zur kardiovaskulären Sicherheit vor. Nach einem mittleren Beobachtungszeitraum von 3,8 Jahren zeigte sich für den kombinierten Endpunkt (Zeit bis zum ersten Auftreten von kardiosvaskulärem Tod, nicht-tödlicher Herzinfarkt oder nicht-tödlicher Schlaganfall) ein Vorteil für die mit Liraglutid behandelte Gruppe. Die absolute Risikoreduktion betrug 1,8 % (NNT 55). Gerechnet auf ein Jahr betrug die NNT 209.

GLP1-Analoga gehören zu den kostenintensiven Therapien. Die Tagestherapiekosten liegen zwischen € 3,80 und € 5,70.

Nebenwirkungen

Die wichtigsten Nebenwirkungen ergeben sich aus den Wirkungen auf den Magen-Darm-Trakt. Übelkeit tritt bei etwa jedem 5. Patienten, Erbrechen bei jedem 20. sowie Durchfall bei jedem 10. Patienten auf [14].

Dennoch ist die Rate von Therapieabbrüchen unter GLP1-Analoga gering, da viele Patienten bereit sind, diese Nebenwirkungen zu ertragen, weil sie unter den GLP1-Analoga Gewicht abnehmen können. Auch treten die Nebenwirkungen zu Beginn der Therapie häufiger auf als im weiteren Verlauf.

Ob die Gewichtsabnahme durch die Wirkung oder die Nebenwirkungen dieser Substanzen erklärt werden können, muss dabei wohl offenbleiben.

Seit längerer Zeit gibt es eine Diskussion um die Sicherheit der Substanzklasse der GLP1-Analoga. Einzelfallbeschreibungen von akuten, auch nekrotisierenden Pankreatitiden hat Eingang in die Fachinformationen der betroffenen Präparate gefunden. Bei der geringen Frequenz dieser Ereignisse wird wohl weiterhin unklar bleiben, ob es sich um zufällige Beobachtungen oder um einen kausalen Zusammenhang handelt.

Bei einer Vorgeschichte einer chronischen oder akuten Pankreatitis sollte vom Einsatz von GLP1-Analoga Abstand genommen werden.

Informationen an die Patienten

Patienten sollten über die Nebenwirkungen der GLP1-Analoga informiert werden und auch darüber, dass das Medikament im Zweifel wieder abgesetzt werden kann.

Da bis zur Markteinführung der GLP1-Analoga Insulin die einzige zu injizierende Substanz war, gehen Patienten häufig davon aus, dass es sich auch bei den GLP1-Analoga um Insulin handelt. Diesen Irrtum aufzuklären, ist aus zwei Gründen wichtig. Anders als Insulin lösen GLP1-Analoga keine Unterzuckerungen aus und sie müssen nicht mahlzeitenbezogen injiziert werden.

Dosierung

Die Therapie mit den 1- oder 2-mal täglich zu injizierenden Medikamenten wird mit einer niedrigeren Dosis begonnen, um nicht so heftige gastrointestinale Nebenwirkungen zu verursachen (Exenatide 2-mal täglich 5 μg, Liraglutid 1-mal täglich 0,6 mg). Im Verlauf von einer Woche wird die Dosis dann auf die Enddosis verdoppelt (Exenatide 2-mal täglich 10 μg, Liraglutid 1-mal täglich 1,2 mg).

Exenatide im Bydureon® wird mit 2 mg 1-mal pro Woche, Dulaglutid wird mit 1,5 mg 1-mal pro Woche und Albiglutid mit 30 mg 1-mal pro Woche dosiert.

6.4.6 DPP4-Hemmer

Im Jahr 2007 wurde mit Sitagliptin (Januvia®/Xelevia®) der erste DPP4-Hemmer für den deutschen Markt zugelassen. 2009 folgte Saxagliptin (Onglyza®).

Das körpereigene GLP1 wird durch die Dipeptidyl-Peptidase-4 abgebaut und hat dadurch nur eine Halbwertszeit von wenigen Minuten. Sitagliptin und Saxagliptin hemmen dies Enzym und steigern somit die Plasmaspiegel des körpereigenen GLP1.

In den blutzuckersenkenden Eigenschaften ähneln die DPP4-Hemmer stark den oben besprochenen GLP1-Analoga. Anders als diese, bewirken Sie aber keine relevante Gewichtsreduktion, führen aber auch nicht zu einer Gewichtszunahme.

Mit der TECOS-Studie [15] liegt für Sitagliptin eine Studie zur kardiovaskulären Sicherheit vor. Nach einem mittleren Beobachtungszeitraum von 3 Jahren zeigte sich für den kombinierten Endpunkt (kardiosvaskulärer Tod, nicht-tödlicher Herzinfarkt, nicht-tödlicher Schlaganfall oder Hospitalisierung wegen instabiler Angina Pectoris) kein Vorteil für die mit Sitagliptin behandelte Gruppe.

DPP4-Hemmer liegen preislich im Mittelfeld der hier geschilderten Therapien. Die Tagestherapiekosten liegen bei etwa € 1,90.

Nebenwirkungen

Die Gruppe der DPP4-Hemmer zeichnet sich durch insgesamt sehr wenig Nebenwirkungen aus. Nach den Fachinformationen treten Kopfschmerzen häufig (1–10 %) und

Schwindel gelegentlich (0,1–1 %) auf. Im klinischen Alltag sind sie kaum wahrnehmbar.

Auch bei den DPP4-Hemmern gibt es eine Diskussion um das Auftreten von akuten Pankreatitiden. Auch hier haben diese Informationen Eingang in die Fachinformationen der betroffenen Präparate gefunden. Bei der geringen Frequenz dieser Ereignisse wird wohl weiterhin unklar bleiben, ob es sich um zufällige Beobachtungen oder um einen kausalen Zusammenhang handelt.

Bei einer Vorgeschichte einer chronischen oder akuten Pankreatitis sollte vom Einsatz von DPP4-Hemmern Abstand genommen werden.

Informationen an die Patienten

Neben den Informationen über die Art und Häufigkeit der Einnahme benötigen die Patienten kaum Informationen. Unterzuckerungen können nur in der Kombination mit Sulfonylharnstoffen und/oder Insulin auftreten.

Dosierung

Die zulässige und sinnvolle Standarddosis für Sitagliptin beträgt 100 mg und für Saxagliptin 5 mg 1-mal täglich. Bei Niereninsuffzienz ist eine Dosisanpassung notwendig und möglich. Siehe Abschnitt unten.

6.4.7 SGLT-2-Inhibitoren

Im Jahr 2012 wurde mit Saxagliptin (Forxiga®) das erste Medikament aus der Gruppe der Sodiumdependend-Glucose-Transporter-2-Inhibitoren zugelassen. 2014 folgte mit Empagliflozin (Jardiance®) der zweite Vertreter.

Die Wirkung der SGLT-2-Inhibitoren besteht darin, dass sie die Glukoserückresorption im distalen Tubulus der Niere hemmen. Somit kommt es zu einer relevanten Glukosurie. Ein leichter Abfall der Serumglukose sowie ein Verlust von Energieträgern ist die Folge.

Im November 2015 erschien mit der EMPA-REG-OUTCOME-Studie [16] eine Untersuchung mit patientenrelevanten Endpunkten. Nach einem mittleren Beobachtungszeitraum von 3,1 Jahren zeigte sich für den primären Endpunkt (kardiovaskulärer Tod, nicht-tödlicher Herzinfarkt, nicht-tödlicher Schlaganfall) ein Vorteil für die Behandlungsgruppe. Bei der Beurteilung dieser Ergebnisse ist zu bedenken, dass es sich um schwerst kardial vorerkrankte Teilnehmer gehandelt hat. Eine Übertragung der sehr guten Ergebnisse dieser Studie auf andere Patientengruppen erscheint daher schwierig. Bei Patienten mit manifester koronarer Herzerkrankung und/oder Herzinsuffizienz sind sie aber, nach Metformin, an zweiter Stelle in der Therapiekaskade sinnvoll.

SGLT-2-Inhibitoren liegen preislich im oberen Mittelfeld der hier geschilderten Therapien. Die Tagestherapiekosten liegen bei etwa € 2,20.

Nebenwirkungen

Die Hemmung der Glukoserückresorption führt zu zwei Effekten, die die Nebenwirkungen definieren. Da ist zunächst die Glukosurie. Sie führt zu einer Zunahme von genitalen Mykosen und anderen genitalen Entzündungen sowie Harnwegsinfekten.

Die Glukosurie führt auch zu einer osmotischen Diurese. Dies zeigt sich in den Studien durch einen leichten Anstieg des Hämatokrits. Gerade bei älteren Patienten, die nicht ausreichend trinken, kann die Therapie mit SGLT-2-Inhibitoren zu einer Exsikkose führen.

Im September 2018 erschienen Meldungen der US-amerikanischen Arzneimittelbehörde FDA die auf eine seltene, aber schwerwiegende nekrotisierende Fasziitis der Genitalien oder des Perineums (Fournier-Gangrän) im Zusammenhang mit der Therapie mit SGLT-2-Inhibitoren hinwies. Der Diabetes mellitus stellt an sich ein erhöhtes Risiko für das Auftreten dieses Krankheitsbilds dar. Die Häufigkeit der Meldungen liegt aber unter den SGLT-2-Inhibitoren höher als unter anderen Therapieformen.

Informationen an die Patienten

Patienten sollten über die Symptome für Harnwegsinfekte und genitale Infektionen informiert werden, damit eine Behandlung dieser Komplikationen ggf. frühzeitig erfolgen kann.

Dosierung

Die empfohlene Dosierung beträgt sowohl für Dapagliflozin als auch für Empagliflozin je 10 mg 1-mal täglich.

6.4.8 Kombinationstherapien

In der Monotherapie erzielen die hier besprochenen Antidiabetika häufig nicht die gewünschten Wirkungen. Es sind also häufig Kombinationstherapien notwendig. Hierbei scheint aber eine Begrenzung sinnvoll, da die Patienten zumeist noch für weitere Erkrankungen Medikamente einnehmen müssen und dabei die Gefahr von schwerwiegenden Interaktionen steigt.

Wir empfehlen daher, als dritten Kombinationspartner Insulin. Dies auch, weil es deutlich unwahrscheinlicher ist, mit einer anderen Substanz das vereinbarte Therapieziel zu erreichen.

Therapie bei Niereninsuffizienz

Gerade bei älteren Patienten besteht häufig eine eingeschränkte Nierenfunktion. Die verfügbaren Substanzen müssen also speziell bezüglich ihrer Eignung bei solchen Patienten beurteilt werden. Eine Übersicht finden Sie in Tab. 6.1.

Tab. 6.1: Einsatz von Antidiabetika bei Niereninsuffizienz (Quelle: Fachinformationen und arznei-telegramm 2015, Jg. 46, Nr.5).

	Sicher	Mit Vorsicht/DR
Metformin	≥ 60 ml/min	30–59 ml/min
Glibenclamid	≥ 50 ml/min	30–50 ml/min
Repaglinid	≥ 39 ml/min	20–38 ml/min
Sitagliptin	≥ 50 ml/min	Dialyse
Dapa-/Empagliflozin	≥ 50 ml/min	–
Lira-/Albi-/Dulaglutid	≥ 50 ml/min	30–50 ml/min

6.4.9 Zusammenfassung

Die Diabetestherapie im Alter unterscheidet sich von der jüngerer Menschen mit einem Typ-2-Diabetes in drei Punkten:

1. Ein großes Risiko für geriatrische Patienten sind Stürze. Sie führen häufig zur Immobilität und zum Verlust der Selbstständigkeit. Mit einem Sturzrisiko sind bei der Diabetesbehandlung Hypoglykämien und Harnwegsinfekte assoziiert. Zur Vermeidung von Hypoglykämien ist die Wahl eines höheren Therapieziels sinnvoll (HbA$_{1c}$ 8,0–8,5 %). Auch kann die Verwendung von Substanzen mit einem geringen intrinsischen Hypoglykämierisiko sinnvoll sein. Die Erweiterung der Zulassung für Metformin auf eine Kreatinin-Clearance > 30 ml/min ist hier eine Erleichterung. Gerade für Menschen mit einer höhergradig eingeschränkten Nierenfunktion ist als Kombinationspartner dann Sitagliptin sinnvoll. Zu hohe HbA$_{1c}$-Werte (> 8,5 %) sollten vermieden werden, um das Risiko für (Harnwegs-) Infektionen zu reduzieren. Aus dem gleichen Grund ist der Einsatz von SGLT-2-Inhibitoren für geriatrische Patienten aus unserer Sicht nicht sinnvoll.

2. Das Risiko für Herzinfarkt und Schlaganfall ist bei älteren Patienten fast vollständig von der Qualität der Stoffwechsellage entkoppelt. Hier spielt die Behandlung des Bluthochdrucks die entscheidende Rolle. Im Zweifel sollte daher der Senkung des Blutdrucks der Vorzug gegenüber der Senkung des Blutzuckers gegeben werden.

3. Übergewicht ist bei geriatrischen Patienten deutlich seltener als bei jüngeren Patienten und zeigt im Alter deutlich geringere Korrelation zum frühzeitigen Ver-

sterben als dies bei jüngeren Patienten der Fall ist. Mangelernährung gefährdet diese Patienten deutlich stärker. Daher ist eine Therapie von geriatrischen Patienten mit Diabetes mellitus Typ 2 mit GLP1-Analoga allenfalls in Einzelfällen empfehlenswert.

Literatur

[1] https://de.wikipedia.org/wiki/Sulfonylharnstoffe (abgerufen: 1.01.18).
[2] UKPDS Group. Effect of intensive blood-glucose control with metformin on complications in overweight patients with type 2 diabetes. Lancet. 1998;352:854-65
[3] Standards of Medical Care in Diabetes. Diabetes Care, Volume 32, Number 1, January 2009.
[4] Metformin: Drug Information. In: UpToDate, Waltham, MA. (Accessed on December 27, 2016.)
[5] Mutschler E, Geisslinger G, Kroemer HK, Ruth P, Schäfer-Korting M. Mutschler Arzneimittelwirkungen. Stuttgart: Wissenschaftliche Verlagsgesellschaft mbH; 2008.
[6] http://www.ema.europa.eu/ema/index.jsp?curl = pages/medicines/human/referrals/Metformin_and_metformin-containing_medicines/human_referral_000397.jsp&mid = WC 0b01ac05805c516f (abgerufen: 1.01.2018).
[7] http://www.deutsche-diabetes-gesellschaft.de/fileadmin/Redakteur/Leitlinien/Evidenzbasierte_Leitlinien/dm-therapie-1aufl-vers4-kurz.pdf (abgerufen: 1.10.2014).
[8] Glyburide/Glibenclamid: Drug Information. In: UpToDate, Waltham, MA. (Accessed on December 27, 2016.)
[9] Glimepiride: Drug Information. In: UpToDate, Waltham, MA. (Accessed on December 27, 2016.)
[10] Mutschler E, Geisslinger G, Kroemer HK, Ruth P, Schäfer-Korting M. Mutschler Arzneimittelwirkungen. Stuttgart: Wissenschaftliche Verlagsgesellschaft mbH, 2008.
[11] Mutschler E, Geisslinger G, Kroemer HK, Ruth P, Schäfer-Korting M. Mutschler Arzneimittelwirkungen. Stuttgart: Wissenschaftliche Verlagsgesellschaft mbH, 2008.
[12] Wang Z, Wang RM, Owji AA, Smith DM, Ghatei MA, et al. Glucagon-like peptide-1 is a physiological incretin in rat. J Clin Invest. 1995 Jan;95(1):417-21.
[13] Marso SP, Daniels GH, Brown-Frandsen K, Kristensen P, Mann JFE. Liraglutide and Cardiovascular Outcomes in Type 2 Diabetes N Engl J Med 2016; 375:311-22.
[14] NovoNordisk® Fachinformation Victoza®, (abgeruf: am 15.01.2017).
[15] Green JB. et al. Effect of Sitagliptin on Cardiovascular Outcome in Type 2 Diabetes; DOI: 10.1056/NEJMoa1501352
[16] Zinman B. et al. Empagliflozin, Cardiovascular Outcomes, and Mortality in Type 2 Diabetes; DOI: 10.1056/NEJMoa1504720

6.5 Insulin

Manfred Dreyer

Fallbeispiel: Frau I., 78 Jahre, seit 26 Jahren Diabetes mellitus Typ 2, seit 8 Jahren insulinpflichtig, bislang noch selbstständig mit einer intensivierten Insulintherapie mit Normalinsulin zu den Hauptmahlzeiten und NPH-Basisinsulin morgens und zur Nacht, zeigt bei V. a. beginnendes demenzielles Syndrom jetzt zunehmende Therapieunsicherheiten. Ist eine Umstellung sinnvoll?

Eine Insulintherapie ist bei alternden Patienten mit Diabetes mellitus Typ 1 lebenslang indiziert, bei Patienten mit Diabetes mellitus Typ 2, wenn das individuelle Therapieziel (Kap. 2) mit oraler Medikation nicht erreicht wird. Bei geriatrischen Patienten ist Übergewicht selten und eine sich entwickelnde Sarkopenie die Regel, dieses begrenzt den Einsatz von GLP-1-Analoga.

Die für geriatrische Patienten sehr eingeschränkte Studienlage lässt keine Präferenz bestimmter Insuline oder Insulintherapieschemata erkennen. Daher empfiehlt sich eine entsprechende Auswahl, nach dem Therapieziel, den Präferenzen des Patienten und seinen Möglichkeiten, eine Therapie und die entsprechende Selbstkontrolle durchzuführen.

Die Studienlage zur Insulintherapie bei geriatrischen Patienten lässt sich so zusammenfassen:

- Der Einsatz von Insulin erhöht bei schlecht eingestellten Patienten die Lebensqualität und Therapiezufriedenheit [1].
- Bei geriatrischen Patienten hat die ICT gegenüber der konventionellen Insulintherapie keine Vorteile [1,2].
- Langwirkende Insulinanaloga führen im Vergleich zu NPH-Insulin zu einer geringeren Rate nächtlicher Hypoglykämien – dieses betrifft insbesondere Therapieformen, die auf relativ niedrige Nüchtern-Glukosewerte bei nicht-geriatrischen Patienten abzielen [3].

Um die Sicherheit der Therapie zu erhöhen, sollten bei geriatrischen Patienten für die Insulinapplikation ausschließlich Fertig-Pens verwendet werden. Wegen der fehlenden Notwendigkeit zum Mischen sind Analog-Verzögerungsinsuline bei funktionell eingeschränkten Patienten in der Selbsttherapie ebenfalls zu bevorzugen. Dieses gilt auch für den Einsatz in Pflegeheimen und Krankenhäusern. Hier müssen die Pens jeweils bei der ersten Benutzung personalisiert werden (Etikett des Patienten aufkleben), um auszuschließen, dass mehrere oder wechselnde Patienten mit demselben Pen behandelt werden.

Der behandelnde Arzt muss die grundlegenden pharmakodynamischen Größen der unterschiedlichen Insuline kennen (Tab. 6.2).

Tab. 6.2: Pharmakodynamische Daten (h) der unterschiedlichen Insuline.

Insulin	Wirkungsbeginn	Wirkungsmaximum	Wirkdauer
Monomere Ins.	0,25	1	2–3
Normalinsulin	0,5	2	4–6
NPH-Insulin	1–2	4–6	8–12
Lantus®	3–4	–	20–30

Schnellwirkende Insulinanaloga: Lispro-Insulin (Humalog®) [= B28LYSB29PRO], Insulin-Aspart (NovoRapid®) [= B28ASP] und Insulinglusiline (Apidra®) sind schnellwirkende monomere Insuline mit einem Wirkungsbeginn nach 15 Minuten, einem Wirkmaximum nach 1 Stunde und einer Wirkdauer von 2–3 Stunden.

Normalinsuline: Normalinsuline (Berlinsulin H, Huminsulin Normal, Insulin Actrapid HM, Insuman Rapid) sind unverzögerte Humaninsuline mit einem Wirkungsbeginn nach 30 Minuten, einem Wirkungsmaximum nach 2 Stunden und einer Wirkdauer von 4–6 Stunden.

NPH-Insulin: NPH-Insuline (Protaphane, Basal-Insuline) werden als Intermediärinsuline bezeichnet. Sie beginnen ihre Wirkung ca. 2 Stunden nach der Injektion, ein Wirkungsmaximum liegt bei 4–6 Stunden und die Wirkdauer bei 8–12 Stunden.

Langwirkendes Analog-Insulin: Das langwirkende Analog-Insulin Glargine (Lantus®, Trujeo®, Abasaglar®) [= A21Gly, B31-32di-Arg] zeigt einen Wirkungsbeginn ca. 3–4 Stunden nach der Injektion, ein Wirkungsmaximum ist nicht ausgeprägt und die Wirkdauer kann im Mittel auf 30 Stunden (Trujeo® ca. 36 Stunden) geschätzt werden. Das Insulin Detemir (Levemir®) verfügt über einen Fettsäurerest und bindet daher mit hoher Affinität an Albumin. Die Wirkdauer beträgt ca. 14–20 Stunden.

Es hat sich bewährt, bezüglich Akzeptanz des Patienten einerseits und Aufwand andererseits mit einer einfachen Therapie zu starten und diese entsprechend den Erfordernissen anzupassen und auch komplexer zu gestalten (Abb. 6.6).

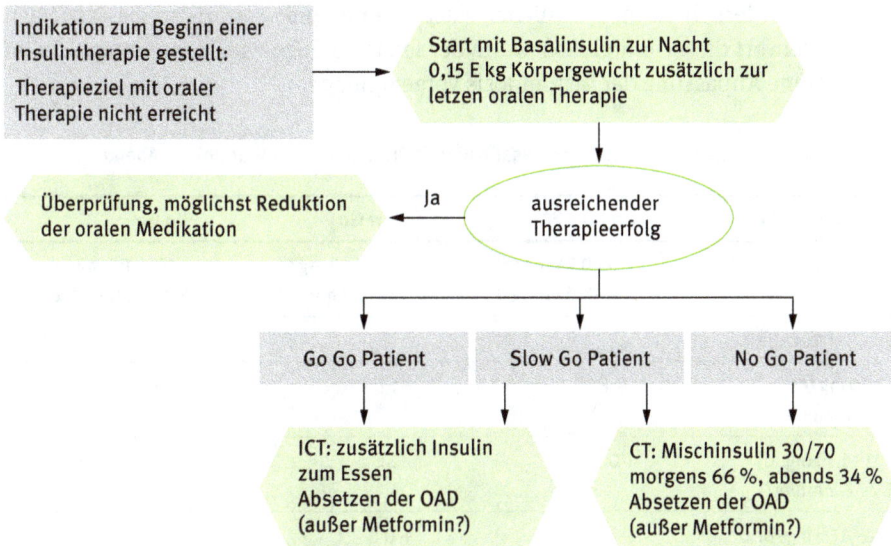

Abb. 6.6: Stufen der Insulintherapie bei älteren Patienten.

6.5.1 Kombinationstherapie mit einem Basalinsulin

Es kann empfohlen werden, bei allen älteren Patienten bei Fortsetzung der bisherigen oralen Therapie mit einer Kombinationstherapie, einer zusätzlichen Gabe eines Verzögerungsinsulins zur Nacht zu beginnen. Dieses Vorgehen führte in mehreren Studien im Vergleich zu einem kompletten Übergang auf eine Insulintherapie (ICT oder CI und Absetzen der oralen Antidiabetika) zu einer gleichguten Stoffwechselkontrolle bei weniger Hypoglykämien. Gleichzeitig wird dieser „sanfte" Übergang auf eine Insulintherapie von der Mehrheit der Patienten präferiert. Zudem war dieses auch das Standardvorgehen in der UKPDS, wenn mit der oralen Therapie das Therapieziel nicht mehr erreicht werden konnte. Seinerzeit wurde ein langwirkendes Zinkverzögertes Insulin eingesetzt.

Als Insulin kann NPH-Insulin (Injektion immer vor der Bettruhe, möglichst nicht vor 22:00 Uhr) oder Glargin-Insulin (Injektionszeitpunkt variabel 17:00–22:00 Uhr) verwendet werden. Levemir-Insulin unterscheidet sich hier zu wenig vom NPH-Insulin und verfügt über deutlich weniger diesbezüglicher Studiendaten und wird deshalb hier nicht empfohlen. Glargin sollte zudem gegenüber NPH-Insulin bevorzugt werden, wenn die Insulinwirkung auch über Tage bzw. 24 Stunden erforderlich zu sein scheint. Bei niedrigen Therapiezielen muss bei einer Therapie mit NPH-Insulin im Vergleich zu Glargin oder Levemir mit einer häufigeren Frequenz nächtlicher Hypoglykämien gerechnet werden [3].

Als praktisches Vorgehen hat sich bewährt, mit 0,15 E/kg Körpergewicht (80 kg = 12 E) zu starten und die Insulindosis jeden 3. Tag anzupassen. Es ist in dieser

Zeit nur erforderlich die morgendlichen Nüchtern-Blutglukosewerte zu messen. Nach dem Mittelwert dieser Blutglukosewerte der letzten 3 Tage wird dann entsprechend Tab. 6.3 eine Anpassung der Insulindosis vorgenommen.

Tab. 6.3: Insulinanpassungstabelle für Basalinsulin (NPH-Insulin oder Glargin) am Abend.

Therapieziel für	Go Go	Slow Go	No Go
Therapieziel Nü-BZ	100–125 mg/dl 5,6–7,0 mmol/l	100–150 mg/dl 5,6–8,3 mmol/l	100–180 mg/dl 5,6–10 mmol/l
BZ-Wert nüchtern:			
< 100 mg/dl < 5,6 mmol/l	- 2 E	- 4 E	- 4 E
101–130 mg/dl 5,7–7,2 mmol/l	± 0 E	- 2 E	- 2 E
131–160 mg/dl 7,3–8,9 mmol/l	+ 2 E	± 0 E	- 1 E
161–190 mg/dl 9,0–10,6 mmol/l	+ 4 E	+ 2 E	± 0 E
190–220 mg/dl 10,7–12,2 mmol/l	+ 6 E	+ 4 E	+ 2 E
> 220 mg/dl > 12,2 mmol/l	+ 8 E	+ 6 E	+ 4 E

Erst wenn die Nüchtern-Zielwerte erreicht sind, sollten Blutglukosekontrollen vor dem Mittag- und Abendessen sowie 22:00 Uhr erfolgen. Lassen sich mit dieser Therapie die Zielglukosewerte über Tage nicht erreichen, muss die Therapie erweitert werden. Hierbei kann man sich an Abb. 6.6 orientieren.

Bei den jüngeren Alten ohne Einschränkungen (Go Go), die Flexibilität wünschen, ist dann die Therapie der Wahl eine intensivierte Insulintherapie (ICT), die Vorzüge bezüglich der HbA_{1c}-Werte aufweisen kann und auch wegen der durch die Therapie gebotene Variabilität (Mahlzeitenumfänge und -zeitpunkte) die Lebensqualität der Patienten hilft optimal zu gestalten. Bei Patienten, die deutlich weniger als 4-mal täglich den Blutglukosewert kontrollieren können oder wollen, ist die ICT der konventionellen Insulintherapie (CT = 2-mal täglich Mischinsulin) nicht überlegen. Deshalb bietet sich diese Therapieoption mit 2 Injektionen pro Tag und insbesondere für stark pflegeabhängige Patienten (No Go), bei denen die Einnahme des Mittagessens gesichert ist, an. Mit den sogenannten Slow-Go-Patienten und deren Versorger muss eines der beiden Therapieschemata gemeinsam ausgewählt werden. In einer randomisierten Cross-over-Studie mit dem Vergleich einer ICT mit einer konventionellen Insulintherapie entschieden die Patienten sich überwiegend für die zuletzt eingesetzte Therapie. Bei mittelalten und alten Patienten mit Diabetes mellitus Typ 2 ist der Zeitpunkt und Umfang des Mittagessens eher eine konstante Größe und anders als Patienten mit Diabetes mellitus Typ 1 scheinen diese Patienten unter der CT keine Flexibilität zu vermissen. Metabolische Unterschiede oder Unterschiede in der Therapiezufriedenheit oder Lebensqualität wurden zwischen den beiden Therapieformen nicht gefunden [1].

Ein Zwischenschritt nach der Kombinationstherapie mit Basalinsulin könnte es sein, zusätzlich zum Basalinsulin nur zu einer Mahlzeit (die, die dem stärksten BZ-Anstieg vorausgeht), meistens morgens Essensinsulin zu injizieren.

Die konventionelle Therapie kann mit einem NPH-Mischinsulin mit einem 30 %igen Normalinsulinanteil in der Dosis 12 – 0 – 6 E begonnen werden. Das Morgeninsulin wird erhöht, wenn die Blutglukosewerte mittags und abends oberhalb des Therapieziels liegen, das Abendinsulin, wenn die Werte 22:00 Uhr und nüchtern entsprechend erhöht sind.

Bei einem Wechsel von einer reinen Basalinsulintherapie auf die konventionelle Therapie kann die bisherige Dosis + 40 % als Tagesdosis für die CT gewählt werden und auf morgens 2/3 und abends 1/3 aufgeteilt werden (Beispiel: bisher Glargin 20 E + 40 % = 8 E zusammen 28 E für die CT = 18 – 0 – 10 oder 20 – 0 – 8 E).

Aus der S2k-Leitlinie Diagnostik, Therapie und Verlaufskontrolle des Diabetes mellitus im Alter:
– Eine Insulintherapie sollte begonnen werden, wenn durch Lebensstiländerungen und/oder orale Antidiabetika das individualisierte Therapieziel nicht erreicht werden kann bzw. orale Antidiabetika aufgrund von Kontraindikationen nicht mehr verabreicht werden dürfen oder dadurch Polypharmazie reduziert werden kann.
– Vor einer Insulintherapie sollte entschieden werden, ob Insulin als Monotherapie oder in Kombination mit oralen Antidiabetika gegeben werden soll. Welche Therapie an Insulin gewählt wird, entscheiden vor allem die kognitiven und feinmotorischen Fähigkeiten sowie das soziale Umfeld und das Therapieziel.

Literatur

[1]   Kloos C, Sämann AS, Lehmann T, et al. Flexible intensive versus conventional insulin therapy in insulin-naive adults with type 2 diabetes: an open-label, randomized, controlled, crossover clinical trial of metabolic control and patient preference. Diabetes Care. 2007;30(12):3031-2.
[2]   Kramer G, Kuniss N, Kloos C, et al. Metabolic control and hypoglycaemia in people with type 2 diabetes on conventional or intensified insulin therapy: a 22 year retrospective single centre survey. Diabetes Metab Res Rev. 2016; 32:652-8.
[3]   Horvath K, Jeitler K, Berghold A, et al. Long-acting insulin analogues versus NPH insulin (human isophane insulin) for type 2 diabetes mellitus. Cochrane Database Syst Rev. 2007;(2):CD005613.

6.6 Diabetische Polyneuropathien

Carl Detlev Reimers

Fallbeispiel: Frau A., 76 Jahre, hat seit 18 Jahren einen Diabetes mellitus Typ 2. Der HbA_{1c}-Wert lag lange Jahre auch über 8 % mit Werten teilweise um 10–12 %. In den letzten Wochen empfindet sie nachts ein unangenehmes Brennen und Taubheitsgefühl in den Füßen. Über eine zunehmende Gang- und Standschwäche mit Sturzneigung sowie Inkontinenz klagt sie schon seit Monaten, schiebt dies aber auf ihr Alter.

Diabetische Polyneuropathien sind neben alkoholbedingten Polyneuropathien die häufigsten Polyneuropathien in der westlichen Welt. Etwa jeder zweite Betroffene mit einem Diabetes mellitus Typ 1 oder Typ 2 entwickelt im Laufe des Lebens eine klinisch manifeste Neuropathie. Die jährliche Inzidenz wird mit 4–10 % angegeben [2]. Die Angaben über die Häufigkeit von Schmerzen bei Personen mit einer diabetischen Polyneuropathie reichen von 20–30 % bis 40–50 %. Neurophysiologisch lässt sich bei zwei von drei Personen mit einem Diabetes mellitus eine Polyneuropathie nachweisen. Das Risiko einer diabetischen Polyneuropathie ist mit dem Lebensalter, der Dauer des Diabetes mellitus und der Qualität der Glukoseeinstellung assoziiert [7]. Hinzu kommen nicht diabetisch bedingte Formen der Polyneuropathie, die ebenfalls mit dem Lebensalter assoziiert sind, sodass die Polyneuropathie sich als eine typische Erkrankung und ein Problem des alten Menschen mit Diabetes mellitus darstellt. Auch eine hohe Körpergröße, ein hoher Body-Mass-Index, eine arterielle Hypertonie, Rauchen und Dyslipidämien sind Risikofaktoren für die Entwicklung einer diabetischen Polyneuropathie [3,10].

Tab. 6.4 gibt eine Übersicht über die verschiedenen Arten diabetischer Neuropathien. Am häufigsten ist die distal-symmetrische, sensibel betonte Polyneuropathie. 75 % aller diabetischen Neuropathien werden von der distal-symmetrischen sensibel betonten Polyneuropathie gestellt.

Eine Polyneuropathie zeigt deutliche Wechselwirkungen mit den sogenannten geriatrischen Syndromen: Das Risiko für Immobilität mit Sturzneigung, für Inkontinenz, für sozialen Rückzug durch Bewegungsunsicherheit und damit auch für Depressionen, Kachexie und auch die sogenannte Frailty steigt an (u. a. [14]).

Schmerzhafte Parästhesien im Rahmen einer Polyneuropathie können sich auch bei sonst fortschreitender Neuropathie zurückbilden [4].

Die diabetische Polyneuropathie gehen mit einem erhöhten Risiko von Fußulzera und Stürzen einher.

Tab. 6.4: Formen diabetischer Neuropathien.

Form	Charakteristika	Bemerkungen
Generalisierte Formen		
distal-symmetrische, sensibel betonte Polyneuropathie	beginnend mit socken- und handschuhförmigen sensiblen Störungen an den Füßen (initial vor allem Pallhypästhesie, später Hypästhesie und -algesie), evtl. schmerzhafte (vor allem brennende oder elektrisierende) Parästhesien, Hyperalgesie, Allodynie (Schmerzen durch eigentlich nicht schmerzhafte Reize, Schmerzenbei ca. 20 % aller Betroffenen, typischerweise nachts betont), abgeschwächte Achillessehnenreflexe, erst in späten Stadien distale Paresen (Fuß- und Zehenheber)	elektrophysiologisch meist gemischt axonal-demyelinisierende Polyneuropathie, eigenständiger Risikofaktor für Fußulkus und -amputation, trotz guter antidiabetischer Einstellung Verlauf chronisch progredient
Neuropathie bei Hyperinsulinismus oder Hypoglykämien	distale Parästhesien, motorisch betonte, distal-symmetrische Neuropathie, an den Armen meist stärker als an den Beinen, oft auch deutliche proximale Schwäche, häufig aber auch Fußheberparese	bei chronischer Hyperinsulinämie oder wiederholten protrahierten Hypoglykämien, mit Beseitigung der Stoffwechselstörung Besserung vor allem der sensiblen Störungen
Small-fibre-Neuropathie	oberflächliche brennende und einschießende Missempfindungen, tiefe quälende Schmerzen, Kribbeln, Taubheits- und typischerweise Kältegefühl an den Füßen, klinisch vermindertes Schmerz- und Temperaturempfinden, kalte, rote, zyanotische oder marmorierte Füße	unauffällige Elektroneurographie, Diagnose mittels quantitativer Schweißtestung, Stanzbiopsie der Haut (Quantifizierung der intraepidermalen Innervation) oder konfokaler Kornealmikroskopie [6]
autonome Neuropathie	Gastroparese, Diarrhoe (besonders nachts), posturale arterielle Hypotonie (insbesondere postprandial), Harnverhalt, erektile Dysfunktion, Hyper- oder Hypohidrosis	meist mit distaler Polyneuropathie assoziiert, elektrophysiologisch verminderte Herzfrequenzvariabilität (stumme Myokardischämien, erhöhte Mortalität!), trotz guter antidiabetischer Einstellung progredient, Diagnostik mittels Messung der Herzfrequenzvariabilität auf tiefes Atmen, Valsalva-Manöver oder Stehen, quantitative Schweißtestung (QSART), sympathetischer Hautreaktion

Tab. 6.4: (fortgesetzt) Formen diabetischer Neuropathien.

Form	Charakteristika	Bemerkungen
akute schmerzhafte Neuropathie	in zwei Formen existierend: behandlungsbedingte Neuropathie mit akut einsetzenden neuropathischen Schmerzen vor allem distal an den Beinen und/oder autonome Dysfunktion innerhalb von 8 Wochen nach deutlich verbesserter Glukoseeinstellung mit einem Abfall der HbA_{1c}-Konzentrationvon 2 % in 3 Monaten, diabetische Kachexie mit neu diagnostiziertem Diabetes mellitus, ungewolltem Gewichtsverlust (> 10 %), akut auftretenden symmetrischen schmerzhaften Parästhesien, autonomen Symptomen und Depression	Prognose binnen etwa 1 Jahr meist gut
(Multi-)fokale Formen		
Engpasssyndrome (z. B. Karpaltunnelsyndrom [KTS])	Beschwerden wie bei idiopathischen Engpasssyndromen	häufiger als bei Personen ohne Diabetes mellitus, ca. 10 % der Personen mit Diabetes mellitus, symptomatisch und asymptomatisch auftretend, an den Armen deutlich häufiger als an den Beinen (z. B. N. peronaeus), nicht selten mehrere Engpasssyndrome (z. B. KTS und Ulnarisneuropathie am Ellenbogen) gleichzeitig, z. T. auf vermehrte Empfindlichkeit auf Druck zurückzuführen, isoliertes Auftreten oder aufgepfropft auf eine diabetische Polyneuropathie, elektroneurographische Diagnose durch Vergleich mit benachbarten Nerven (z. B. beim Karpaltunnelsyndrom mit dem N. ulnaris), sonographisch bei KTS meist am Handgelenk geschwollener Nerv
symmetrische und asymmetrische proximale motorische Neuropathie (diabetische Amyotrophie, Bruns-Garland-Syndrom)	beginnend mit schweren unilateralen Rücken-, Hüft- oder Oberschenkelschmerzen, dann fortschreitende asymmetrische Beinparese in Form einer Femoralis- oder Plexus-lumbalis-Parese (Fußheber), gelegentlich im Verlauf zusätzlich Arme betroffen, motorische Defizite deutlicher als sensible Ausfälle	Patienten meist > 50 Jahre, häufig Gewichtsverlust, pathophysiologisch vermutlich autoimmunogen durch Vaskulitis, Rückbildung in 3–18 Monaten, oft Residuen

Tab. 6.4: (fortgesetzt) Formen diabetischer Neuropathien.

Form	Charakteristika	Bemerkungen
zervikale, thorakale und lumbale diabetische Radikuloplexoneuropathien	meist unilaterale, schwere Schmerzen am Rumpf, Thorax oder Abdomen, z. B. Bauchmuskelparesen	sehr selten
kraniale Mononeuropathien (meist Nn. oculomotorius oder abducens, selten N. facialis)	meist mit Schmerzen beginnend, dann äußere Augenmuskelparesen	meist gute Prognose

6.6.1 Diagnostik

Personen mit einem Diabetes mellitus können genauso wie diabetesgesunde Personen Polyneuropathien anderer Ätiologie entwickeln. Die immunsuppressiv bzw. -modulatorisch behandelbaren chronischen inflammatorischen demyelinisierenden Polyneuropathien (CIDP) entwickeln sich sogar bei Personen mit einem Diabetes mellitus bis fast 10-mal häufiger. Daher darf bei Vorliegen eines Diabetes mellitus nicht ohne Weiteres davon ausgegangen werden, dass es sich bei einer Polyneuropathie um eine diabetische Polyneuropathie handelt. Alternative oder additive Ursachen müssen bedacht werden [8,11,12]. Zudem haben die Schmerzen bei etwa jedem 10. Patienten mit einer diabetischen Polyneuropathie eine andere Ursache als die Polyneuropathie. Eine mögliche oft mit L-Dopa oder Dopaminergika gut behandelbare Ursache nächtlicher Missempfindungen einschließlich Schmerzen an den Beinen ist ein sekundäres Restless-legs-Syndrom, welches bei Polyneuropathien häufiger vorkommt. Am Ende dieses Abschnitts werden Hinweise aufgelistet, die Anlass zu einer besonders eingehenden Ursachensuche sein sollten. Weiterhin finden sich hier Empfehlungen zur Basis-Labordiagnostik, die auf jeden Fall vorgenommen werden sollten. Die Notwendigkeit weiterer Laboruntersuchungen (inkl. Lumbalpunktion) ergibt sich aus den individuellen Umständen. Eine eingehende Alkohol- und Medikamentenanamnese darf nie fehlen. Viele Medikamente können Polyneuropathien verursachen. Unter anderem kann Metformin auf Dauer zu einem Vitamin-B_{12}-Mangel führen.

Bei typischer Symptomatik einer distal-symmetrischen sensibel betonten Polyneuropathie ist eine elektrophysiologische Diagnostik nicht unbedingt notwendig.

Als Screeninginstrument hat sich das Semmes-Weinstein-10-p-Monofilament bewährt.

Für die mit Abstand häufigste, distal-symmetrische diabetische Polyneuropathie ist elektroneurographisch eine Demyelinisierung (verlangsamte Nervenleitgeschwindigkeit) typisch. Findet sich eine deutliche rein axonale Polyneuropathie (verminderte Amplituden der sensiblen und/oder motorischen Reizantwortpotenziale), muss an alternative Ursachen gedacht werden (z. B. übermäßiger Alkoholkonsum).

Gründe für eine eingehende differenzialdiagnostische Klärung einer Polyneuropathie bei Diabetes mellitus:

- überwiegend motorische Ausfälle
- proximale Betonung der Ausfälle
- rasche Entwicklung der Symptomatik
- starke Asymmetrie, Multiplex-Neuropathie oder Hirnnervenausfälle
- fortschreitende Symptomatik trotz optimierten Glukosestoffwechsels
- Beginn der Symptomatik an den Armen
- familiäre Belastung mit einer Polyneuropathie
- keine weitere Organmanifestation
- elektrophysiologisch rein axonale Neuropathie

Standard-Labordiagnostik bei Polyneuropathien:

- BSG
- CRP
- Differenzialblutbild
- Elektrolyte
- Transaminasen
- Nierenretentionswerte
- Immunfixation
- Bence-Jones-Proteine
- TSH
- Vitamin B_{12} (bei grenzwertigen Befunden Homocystein und/oder Methylmalonsäure)

6.6.2 Therapie

Die einzige kausale Therapie der diabetischen Neuropathien besteht in der Optimierung des Glukosestoffwechsels [5,9]. Eine aggressive Kontrolle des Glukosestoffwechsels reduziert beim Diabetes mellitus Typ 1 das Risiko und die Progression einer diabetischen Polyneuropathie. Für den Diabetes mellitus Typ 2 konnte eine Überlegenheit einer aggressiven versus Standardbehandlung nicht nachgewiesen werden. Eine distal-symmetrische und autonome Polyneuropathie lässt sich jedoch auch bei optimaler Einstellung nicht mehr beseitigen, aber der Verlauf lässt sich günstig beeinflussen. Nicht-medikamentösen Therapieformen sollte gerade bei milden Formen der Vorzug gegeben werden. Regelmäßige körperliche Aktivität trägt zur Optimierung des Glukosestoffwechsels bei, kann die Symptome der diabetischen Neuropathie lindern und die Nervenregeneration fördern [1]. Auch hier zeigt sich Bewegung in jeglicher

Form möglichst auch mit Kraft- und Balancetraining als wichtigste nicht-medikamentöse Maßnahme bei Diabetes mellitus im Alter [13].

Die proximale diabetische Neuropathie kann bei schweren Verläufen eine Behandlung mit Glukokortikoiden oder hochdosierten intravenösen Immunglobulinen rechtfertigen. Allerdings sollte bei jeglicher medikamentöser Therapie, insbesondere bei den zentralnervös wirksamen Mitteln das Problem der Multimedikation und die möglichen Nebenwirkungen mit erhöhtem Risiko für Stürze, Frakturen und Delir nach dem Prinzip „choose wisely" mitberücksichtigt werden. Als Hinweis für die eher eingeschränkte Wirksamkeit medikamentöser Maßnahmen zeigt sich in den meisten Studien ein starker Placebo-Effekt. Das Absetzen einer nicht wirksamen Therapie und Auslassversuche im Intervall sollten nicht vergessen werden.

Die Schmerzen bessern sich durch eine optimierte Glukoseeinstellung nicht. Schmerzhafte Parästhesien werden daher rein symptomatisch wie neuropathische Schmerzen mit Antiepileptika (Gabapentin, Beginn mit 300 mg, Steigerung täglich um 300 mg bis auf ca. 1.200–2.400 mg; Pregabalin, bei älteren Personen initial 75 mg, Steigerung alle 3–4 Tage bis 300–600 mg) behandelt. Auch Antidepressiva (nicht selektive Monoamin-Wiederaufnahmehemmer, z. B. Amitriptylin, initial 25 mg zur Nacht, Steigerung alle 3–5 Tage um 10–25 mg bis 25–75 mg in 2–3 Einzeldosen, potenzielle anticholinerge Nebenwirkungen [z. B. Prostatahypertrophie, Glaukom] beachten!) oder der selektive Serotonin- und Noradrenalin-Wiederaufnahmehemmer Duloxetin (initial 30 mg, nach 7–14 Tagen 60 mg [max. 120 mg] als Einmaldosis morgens) sind signifikant wirksam. Liponsäure zeigte in der jüngsten placebokontrollierten, randomisiert-kontrollierten Studie über 4 Jahre [15] in der oralen Anwendung keinen signifikanten Effekt. Frühere Studien zeigten intravenös binnen 3 Wochen eine signifikante analgetische Wirksamkeit. Bei therapierefraktären Schmerzen kommen auch Oxycodon und Tramadol als Zusatzmedikation in Frage (bessere Wirkung ohne Zunahme unerwünschter Nebenwirkungen). Zur lokalen Anwendung steht Capsaicin (0,075 %) als Creme zur Verfügung (ähnlich wirksam wie Pregabalin). Nicht-steroidale Antiphlogistika werden wegen der Blutungsrisiken und eventueller ungünstiger Effekte auf die Nierenfunktion nicht empfohlen.

Die diabetische Polyneuropathie ist wichtigster Auslöser des diabetischen Fußsyndroms und damit Ursache des enorm hohen Amputationsrisikos bei Diabetes mellitus im Alter (Kap. 7.2). Nachgewiesen wirksame Prophylaxe bei diabetischer Polyneuropathie ist eine regelmäßige podologische Fußpflege, die bei dieser Risikokonstellation auch von der GKV übernommen wird.

Zusammenfassung
- Die diabetische Polyneuropathie ist mit einer Prävalenz von 50 % auf Lebenszeit die häufigste diabetische Folgekomplikation.
- Sie führt zu erheblichen Einschränkungen der Lebensqualität durch Potenzierung anderer geriatrischer Syndrome, wie der Immobilität, Sturzgefahr, Frailty und Depression.
- Es gibt keine kausale Therapie außer der Glukoseoptimierung, die aber im Gegensatz zum Diabetes mellitus Typ 1 beim Typ 2 auch nur eingeschränkt wirksam ist.
- Zur Vermeidung von Multimedikation und insbesondere zentralnervöser Nebenwirkungen sollte der Bewegungstherapie gegenüber einer symptomatischen medikamentösen Therapie der Vorzug gegeben werden.
- Wichtigste Prophylaxemaßnahme bei der diabetischen Polyneuropathie ist die Vermeidung von Amputationen durch ein diabetisches Fußsyndrom auch mit Hilfe einer regelmäßigen podologischen Fußpflege.

Literatur

[1] Baron R (federführend). Pharmakologische nicht interventionelle Therapie chronisch neuropathischer Schmerzen. In: Diener HC, Weimar C (Hrsg.) Leitlinien für Diagnostik und Therapie in der Neurologie. 5. Aufl. Stuttgart, New York: Thieme; 2012, 771-81.

[2] Bril V, Blancette CM, Noone JM, et al. The dilemma of diabetes in chronic inflammatory demyelinating polyneuropathy. J Diabetes Compl. 2016;30:1401-7.

[3] Clair C, Cohen MJ, Eichler F, Selby KJ, Rigotti NA. The effect of cigarette smoking on diabetic peripheral neuropathy: a systematic review and meta-analysis. J Gen Intern Med. 2015;30:1193-203.

[4] Didangelos T, Doupis J, Veves A. Painful diabetic neuropathy: clinical aspects. Handb Clin Neurol. 2014;126:53-61.

[5] Javed S, Alam U, Malik RA. Treating diabetic neuropathy: present strategies and emerging solutions. Rev Diabet Stud. 2015;12:63-83.

[6] Jiang MS, Yuan Y, Gu ZX, Zhuang SL. Corneal confocal microscopy for assessment of diabetic peripheral neuropathy: a meta-analysis. Br J Ophthalmol. 2016 Jan;100:9-14. doi: 10.1136/bjophthalmol-2014-306038. Epub 2015 Feb 12.

[7] Juster-Switlyk K, Smith AG. Updates in diabetic peripheral neuropathy. F1000Res. 2016;5. pii: F1000 Faculty Rev-738. doi: 10.12688/f1000research.7898.1. eCollection 2016.

[8] Kaku M, Vinik A, Simpson DM. Pathways in the diagnosis and management of diabetic polyneuropathy. Curr Diab Rep. 2015;15:609.

[9] Limmroth V, Bäumer T. Polyneuropathien. In: Brandt T, Diener HC, Gerloff C (Hrsg.) Therapie und Verlauf neurologischer Erkrankungen. 6. Aufl. Stuttgart: Kohlhammer; 2012, 1240-57.

[10] Papanas N, Ziegler D. Ris factors and comorbidities in diabetic neuropathy: an update 2015. Rev Diabet Stud. 2015;12:48-62.

[11] Rota E, Morelli N. Entrapment neuropathies in diabetes mellitus. World J Diabetes. 2016;7:342-53.

[12] Russell JW, Zilliox LA. Diabetic neuropathies. Continuum (Minneap Minn). 2014;20:1226-40.

[13] Singleton JR, Smith AG, Marcus RL. Exercise as therapy for diabetic and prediabetic neuropathy. Curr Diab Rep. 2015;15:120.

[14] Oliveira AF, Valente JG, Leite IC, et al. Global burden of disease at- tributable to diabetes mellitus in Brazil. Cad Saude Publica. 2009;25:1234-44.

[15]   Dyck PJ, Norell JE, Tritschler H, et al. Challenges in design of multicenter trials: end points as-
sessed longitudinally for change and monotonicity. Diabetes Care 2007;30:2619-25.

6.7   Der alte Mensch mit Typ-1-Diabetes

Andrej Zeyfang

Fallbeispiel: Frau B. ist 81 Jahre alt, seit 29 Jahren ist ein Diabetes bekannt. Nach nur kurzer Zeit mit
Tabletten wurde auf Insulin umgestellt, zunächst auf 2, dann auf 4 Spritzen. Sie spritzt selbstständig
und dosiert je nach gemessenen Blutzuckerwerten aus der Tabelle ihres Hausarztes. Ihr HbA_{1c}-Wert
lag immer um 7 %. In den letzten Tagen traten immer wieder Unterzuckerungen auf, weshalb sie not-
fallmäßig ins Krankenhaus gebracht wurde. Dort setzte man das Insulin sofort ab. Zwei Tage später
geht es der Patientin richtig schlecht.

Seit der Einführung von Insulin in die Behandlung des Typ-1-Diabetes können auch
Menschen mit dieser Erkrankung alt werden. Geriatrische Patienten mit Typ-1-Dia-
betes gibt es insgesamt nicht so viele wie Ältere mit Typ 2, dafür stellen sie die Behandelnden insgesamt vor ganz besondere Herausforderungen.

Die meisten der ca. 230.000 Menschen mit Typ-1-Diabetes sind jünger als 70 Jahre
[5]. Es besteht eine gewisse Übersterblichkeit von ca. 10 Jahren für Menschen mit Typ-
1-Diabetes [1], dennoch sind mehr als 100.000 Menschen in Deutschland mit Typ-1-
Diabetes älter als 70 Jahre [2]; viele davon haben weitere chronische Erkrankungen
und Funktionsstörungen und sind deshalb als geriatrische Patienten zu bezeichnen.
Gerade bei sehr insulinempfindlichen älteren Menschen, frühem sogenanntem Se-
kundärversagen und fehlender weiterer metabolischer Stigmata, wie Hypertonie
oder Hyperlipidämie, sollte beim Älteren mit neu diagnostiziertem Diabetes auch an
das Vorliegen eines Typ-1-Diabetes (früher: LADA – late autoimmune Diabetes in the
Adult) gedacht werden. Kennzeichen des Typ 1 ist der absolute Insulinmangel, weshalb eine Insulintherapie immer dauerhaft erforderlich ist. Gerade bei einer Kranken-
hausbehandlung muss dies bedacht werden und es empfiehlt sich, das Vorliegen des
Typ-1-Diabetes bei geriatrischen Patienten in der Dokumentation besonders zu kennzeichnen, damit nicht versehentlich bei Untersuchungen oder niedrigen Blutzuckerwerten das Insulin einfach weggelassen wird.

Geriatrische Syndrome, wie Demenz oder eingeschränkte Feinmotorik, schränken viele Fertigkeiten zum Selbstmanagement, welches Menschen mit Typ-1-Diabetes
immer benötigen, dauerhaft ein. Da sehr viele Menschen mit Typ-1-Diabetes mit in-
tensivierter Insulintherapie oder auch Pumpentherapie im jüngeren und mittleren
Lebensalter behandelt werden, stellt sich bei geriatrischen Patienten oft die Frage,
ob eine solche Therapie weiterhin sinnvoll und möglich ist. Zu bedenken ist dabei der
Vorteil von einfacheren Therapieformen für die sichere selbstständige Durchführung.
Der Erhalt der Autonomie ist ein oberes Therapieziel. Die Fremdgabe von Insulin,

z. B. durch einen Pflegedienst, kann eine deutliche Reduktion der Lebensqualität bewirken.

Dagegenhalten muss man natürlich die Inkaufnahme von größeren Blutzuckerschwankungen und – bei starren Insulinmengen – den Verlust von Flexibilität, wie relativ freier Nahrungsaufnahme. Beim betagten Patienten mit Diabetes Typ 1 ist daher sehr wichtig, den richtigen Punkt zu finden, an welchem eine Insulintherapie verändert werden muss.

6.7.1 Downgrading der Insulintherapie

Auch für den erfahrenen Geriater oder Diabetologen ist es nicht einfach festzustellen, ob eine Verschlechterung der Stoffwechselbehandlung beim älteren Menschen mit Typ 1 durch konkomittierende Erkrankungen, Stoffwechselveränderung, oder aufgrund der Unfähigkeit zum Selbstmanagement zu Stande kommt.

Hinweise können vergessene Insulininjektionen, falsche Insulindosierungen durch fehlerhafte Berechnung oder falsches Ablesen aus Tabellen sein. Oft fällt es den Betroffenen selbst schwer, sich diese Fehler und Probleme einzugestehen. Es ist deshalb sinnvoll, mit objektiven Testverfahren des Assessments die wichtigsten Parameter zu überprüfen und sich ggf. das korrekte Durchführen einer Blutzuckermessung und Insulininjektion durch den Patienten zeigen lassen.

Es gibt keine sichere, eindeutige Zuordnung und auch kein einzelnes Testverfahren hat eine ausreichende Trennschärfe, um sicher zwischen selbstständiger Insulingabe oder nötiger Fremdhilfe zu unterscheiden. Dennoch sind – wie beim Autofahren – gerade bei beginnender Demenz Kognitionstests sinnvoll.

Die Kognition kann mit Hilfe von Screeningtests, wie dem Uhrentest [3] oder dem DemTect oder MoCA [4], rasch und relativ zuverlässig überprüft werden. Für die selbstständige Durchführung einer Insulininjektion sind aber auch ausreichender Visus, gute Feinmotorik und sicherer Umgang mit Zahlen erforderlich. Hierfür wurde der Geldzähltest nach Nikolaus an einem Kollektiv von über 100 über 65-jährigen Menschen mit neu begonnener Insulintherapie überprüft. Der Geldzähltest zeigte seine Wertigkeit in der Prädiktion von sicherer, selbstständiger Insulingabe durch ältere Menschen [5].

Da im Alter häufiger Demenzen oder Fehl- und Mangelernährung sowohl bei Menschen mit und ohne Typ-1-Diabetes bestehen, muss davon ausgegangen werden, dass wir in Zukunft mit der Zunahme der Hochbetagten auch immer mehr Menschen mit diesen Problemen und einem Typ-1-Diabetes finden werden. Technische Hilfen, wie CGM oder FGM, können dann auch bei betagten Menschen helfen, extreme Blutzuckerschwankungen oder Hypoglykämien zu vermeiden.

Aus der S2k-Leitlinie Diagnostik, Therapie und Verlaufskontrolle des Diabetes mellitus im Alter:
- Bei neu diagnostizierten älteren Menschen mit Diabetes und raschem Übergang zu dauerhaft benötigter Insulingabe sollte auch an das mögliche Vorliegen eines Typ-1-Diabetes gedacht werden.
- Das Therapieziel der Betroffenen ist meist der Erhalt der Autonomie, soll jedoch vom älteren Menschen mit Diabetes selbst formuliert werden.
- Das Therapieziel des Behandlers sollte eine an die Ressourcen und Defizite adaptierte Therapie unter Vermeidung von akuten Komplikationen, speziell Hypoglykämien, sein.
- Im Falle einer vom älteren Menschen mit Diabetes selbstständig durchgeführten Insulintherapie soll eine Überprüfung der praktischen und kognitiven Fähigkeiten erfolgen. Der Geldzähltest nach Nikolaus kann hier eine wichtige Entscheidungshilfe sein.

Literatur

[1] Petrie D, Lung TW, Rawshani A et al. Recent trends in life expectancy for people with type 1 diabetes in Sweden. Diabetologia. 2016;59:1167-76.
[2] Tamayo T, Brinks R, Hoyer A, Kuß O, Rathmann W. Prävalenz und Inzidenz von Diabetes mellitus in Deutschland. Dtsch Arztebl International. 2016;113(11):177-82.
[3] Shulman K, Shedletski R, Silver I. The challenge of time: clock-drawing and cognitive function in the elderly. Int J Gen Psychiatry. 1986;1:135-40.
[4] Nasreddine ZS, Phillips NA, Bédirian V, et al. The Montreal cognitive assessment, MoCA: a brief screening tool for mild cognitive impairment. J Am Geriatr Soc. 2005;53:695-9.
[5] Zeyfang A, Morley JE, Rodriguez-Mañas L, et al. Diabetes mellitus in older people: position statement on behalf of the International Association of Gerontology and Geriatrics (IAGG), the European Diabetes Working Party for Older People (EDWPOP), and the International Task Force of Experts in Diabetes. J Am Med Dir Assoc. 2012;13(1):81.e15-8.

7 Diabetisches Fußsyndrom und andere chronische Wunden

7.1 Der geriatrische Patient mit diabetischem Fußsyndrom

Jürgen Wernecke

Fallbeispiel: Herr W., alleinstehender Hundebesitzer, 78 Jahre alt, ist seit 12 Jahren an einem mittlerweile insulinpflichtigen Diabetes erkrankt. Er zeigte sich in den letzten Monaten deutlich vergesslicher und hat mittlerweile 6 Kilogramm an Gewicht verloren. Nun kommt er in Begleitung seiner Nachbarin mit Fieber in konventionellen Straßenschuhen in die Praxis und klagt über eine deutliche Rötung und Schwellung des rechten Beines. Es zeigt sich eine Phlegmone bei schon fortgeschrittener Druckulzeration unter dem Großzehballen mit tiefer ossärer Beteiligung und Fistelung in den gesamten Vorfußbereich.

Wie würden Sie weiter vorgehen und was wäre in der weiteren Behandlung an Risiken besonders zu beachten?

7.1.1 Einleitung

Amputationen im unteren Extremitätenbereich stellen für den betroffenen Patienten eine der auch im direkten Wortsinn einschneidendsten Episoden seines Lebens dar. Ältere und geriatrischen Menschen mit Diabetes sind davon vielfach häufiger als Menschen ohne Diabetes oder Jüngere betroffen [1]: In bis zu 60–70 % der Fälle ist dafür das diabetische Fußsyndrom (DFS) verantwortlich und stellt damit die Hauptursache dar. Pro 10 Jahre höherem Lebensalter steigt das Risiko eines nicht-heilenden diabetischen Fußsyndroms um jeweils 31 %.

Ältere Patienten mit Herz- und Niereninsuffizienz oder PAVK sind durch ein DFS besonders gefährdet. Dies ist aber nicht nur ein Problem des betroffenen Individuums: Nach Majoramputationen beträgt das Risiko einer anhaltenden Pflegebedürftigkeit bei zuvor noch mobilen Patienten etwa 30 – 40 % [2]! Entsprechend steigen auch die Kosten für das Allgemeinwesen, das für diesen Pflegebedarf aufkommen muss.

Noch drastischer fällt die Sterblichkeitsrate nach Amputation aus: Je nach Studie beträgt die Mortalität innerhalb von 12 Monaten nach (Major-)Amputation um 20 %, die von geriatrischen Patienten mit zusätzlicher PAVK bis zu 50 % [3]!

Eine der wichtigsten Therapieziele für geriatrische Patienten stellt der Erhalt der Unabhängigkeit und Selbsthilfefähigkeit dar [4]. Dieses ist natürlich massiv durch eine Amputation für geriatrische Patienten mit diabetischem Fußsyndrom eingeschränkt. Schon eine Minoramputation (Amputation distal des Sprunggelenks) erfordert einen Mehraufwand der Kraft beim Gehen von durchschnittlich 10 %, bei

https://doi.org/10.1515/9783110436457-007

Unterschenkelamputationen ist der Stumpf noch zu 30–80 % belastbar, der Energiemehraufwand liegt aber schon bei 50 %, d. h. die Gehleistung reduziert sich um 50 %!

Jüngere, kräftigere Patienten können das in den meisten Fällen noch kompensieren, für geriatrische Patienten bedeutet dies oft, dass sie sich nur noch per Rollstuhl fortbewegen können!

Die präoperativen Fähigkeiten und Selbsthilfekapazitäten spielen für die postoperative Prognose eine entscheidende Rolle. Deswegen sollte für eine differenzierte Therapieentscheidung auch hier die in den Vorkapiteln genutzte Einteilung nach Funktionalität (früher: Go Go, Slow Go und No Go) verwendet werden.

Differenzierte Therapie je nach Funktionseinschränkungen der Patienten:

– Ältere Menschen mit diabetischem Fußsyndrom ohne Funktionseinschränkungen, mit einer Lebenserwartung > 15 Jahren (früher: Go Go) sind in Prognose und Therapie mit jüngeren, nicht-geriatrischen Patienten vergleichbar.
– Ältere Menschen mit DFS und leichten funktionellen Einschränkungen (früher: Slow Go) brauchen oft leichte Unterstützung z. B. bei der podologischen Fußpflege und der Fußinspektion und sind eingeschränkt selbsthilfefähig.
– Bei den hochgradig funktionseingeschränkten oder dementen und damit absolut hilfsbedürftigen Patienten mit DFS (früher: No Go) müssen Prophylaxen vollständig von extern geleistet werden, in Diagnostik und Therapie müssen Organinsuffizienzen, eingeschränkte Lebenszeit und z. B. postoperative Mobilisierungsprobleme berücksichtigt werden. Interventionen müssen daher unter besonderen Vorsichtsmaßnahmen durchgeführt werden, Indikationsentscheidungen müssen möglichst im Behandler-Netzwerk und unter Berücksichtigung von Benefit und möglichen Risiken getroffen werden.
– Für Palliativpatienten sind möglichst alle Interventionen zu vermeiden, Symptomfreiheit und die Stabilisierung der Lebensqualität, z. B. auch der Wundsituation, stehen im Vordergrund.

7.1.2 Ursachen des diabetischen Fußsyndroms beim geriatrischen Patienten

Was vielen Behandlern, aber auch den meisten Patienten gar nicht bewusst ist [5]: Die pathophysiologische Hauptursache für das diabetische Fußsyndrom auch im höheren Alter ist die diabetische Polyneuropathie. Die gravierendste Folge der PNP ist sicher die Sensibilitätsstörung, die das wichtigste Warnsignal vor Verletzungen und Infektionen, das Schmerzgefühl mindert oder wegfallen lässt. Aber auch die Störung der motorischen Nervenfasern lässt mit zunehmendem Alter Hammer- und Krallenzehfehlstellung gehäuft vorkommen. Diese Zehenverformungen verändern die Druckbelastung im vorderen Fußbereich gravierend und fördern so Druckschäden vor allem im Zehenspitzenbereich, der, anders als die plantaren Zehenballen, nur unzureichend für die Druckaufnahme geeignet ist. Ergänzt wird diese pathologische Entwicklung im Rahmen der Polyneuropathie durch die Störung der Hauttrophik über Beteiligung des autonomen Nervensystems mit extrem trockener und rissiger Haut, die einen deutlich geringeren Schutz vor Infekten bietet.

Eine wichtige Folge der Polyneuropathie ist aber auch die Störung der Tiefensensibilität, die insbesondere für den durch andere muskuloskelettale Erkrankungen schon in seiner Stand- und Gangstabilität eingeschränkten geriatrischen Patienten weitere Sturzgefahren mit sich bringt.

Die schwerwiegendste Folge einer Polyneuropathie, im Alter auch häufig mit einer idiopathischen peripheren Neuropathie assoziiert [6], ist die diabetische Neuro-Osteoarthropathie (NOAP/M. Charcot), die in ihrer immer noch nicht ganz verstandenen Pathophysiologie zu kleineren oder größeren Stressfrakturen und in der Folge zu teils abstrusen Fußverformungen mit extremen Verschiebungen der Fußarchitektur, der Biomechanik und der Druckverteilung und damit zu einer weiteren Steigerung des Risikos für Druckulzerationen führt.

Die Multimorbidität des geriatrischen Patienten bedingt, dass die diabetische Polyneuropathie schon oft kombiniert mit der klassischen arteriellen Verschlusskrankheit (PAVK) vorliegt. Eine andere, viel zu wenig beachtete pathophysiologische Kombination mit der PNP und oder der PAVK stellt die periphere Ödembildung dar. Ödeme der unteren Extremität sind meist Folge einer isolierten oder kombiniert auftretenden venösen Insuffizienz, einer Herzinsuffizienz oder Lymphabflussschwäche durch Immobilität. Im Alter seltener ist die mechanische Stauung der unteren Extremitäten durch eine ausgeprägte Adipositas.

Die durch lange Lebens- und Krankheitsdauer zunehmende Multimorbidität mit deutlich häufiger vorkommender PNP, PAVK und peripherer Ödembildung erklärt einen wesentlichen Grund für die besonders hohe Zahl an Amputationen bei älteren und geriatrischen Menschen im Vergleich zu jüngeren Menschen mit Diabetes.

Aber auch die für geriatrische Patienten so typischen funktionellen Einschränkungen scheinen hierfür mitentscheidend zu sein: 80 % der älteren Menschen mit Diabetes können ihre Fußsohlen nicht mehr eigenständig untersuchen [7]! Damit ist eine entscheidende Schutzfunktion vor Fußschäden bei Polyneuropathie, die Selbstkontrolle massiv eingeschränkt. Auch Stürze bei muskulärer Schwäche oder funktionellen Gelenkbeschwerden steigern die Rate an möglichen Läsionen im Fußbereich. In der Folge werden diese durch die PNP deutlich später oder überhaupt nicht registriert, das Infektrisiko steigt bei Nichtbeachtung und so werden auch kleinere Verletzungen durch Nichtbehandlung zu einer gravierenden Gefahr, die schlussendlich auch in einer nicht mehr abzuwendenden Amputation münden können.

Wegen der fehlenden Sensibilität der Füße, der Unwissenheit über die Gefährdung und oft auch noch im Alter vorhandener Eitelkeit tragen die Patienten zu enge Schuhe. Enge Schuhe erhöhen signifikant den Druck unter den Mittelfußköpfchen 2–4 und provozieren dadurch eine Schwielenbildung im Sinne einer Prä-Ulzeration [8].

Weitere Handicaps, die sogenannten geriatrischen Syndrome, sind eng mit der Stoffwechseleinstellung bei Diabetes mellitus verzahnt: Allein die „geriatrischen I" unter ihnen: Immobilität, Instabilität, intellektueller Abbau, Isolation, iatrogene

Störungen durch Multimedikation, machen eine Vielzahl von Multiplikationsfaktoren aus, die die Säulen der Prophylaxe beim DFS in Form der Selbstkontrolle und Selbsttherapie einschränken. So entwickelt sich eine kleine Verletzung schnell zur Amputationsgefahr. Viele wichtige Therapieansätze, die eine ausreichende Einsicht und Selbsthilfefähigkeit des Patienten voraussetzen, werden durch sich verschlechternde geriatrische Syndrome trotz schon erkannter Gefahr wieder zunichtegemacht.

Bemerkenswert sind auch allgemeine, die Wundheilung beeinflussende Faktoren: Neben dem Alter selbst sind dies v. a. die Hypoxie, Immunsuppression, Mangelernährung und andere Komorbiditäten. So ist beispielsweise die Haut des älteren Menschen aufgrund des physiologischen Alterungsprozesses gegen äußere Einflüsse weniger widerstandsfähig, damit leichter verletzbar und die Wundheilung ist verzögert. Alte Menschen leiden deshalb besonders häufig an schlecht heilenden Wunden.

Die Verringerung der feinen Blutgefäße (Mikrovaskulatur), die eine Reduktion des Blutflusses im Gewebe zur Folge hat, führt ebenfalls zur Abnahme der Abwehrkräfte gegenüber einer Wundinfektion [9]. Schließlich führt auch die Abnahme der Aktivität von Schweiß- und Talgdrüsen vermehrt zur Bildung von Ekzemen und Hautinfektionen (Beispiel: Ekzemneigung der Wundumgebung bei lange bestehenden Ulzera).

Zu diesen, durch das Alter bedingten Störungen der Wundheilung kommen die durch den Diabetes mellitus bedingten Beeinträchtigungen einer normalen Wundheilung mit hinzu (Tab. 7.1) [10,11].

Tab. 7.1: Altersbedingte Veränderungen der Wundheilung auf molekular-zellulärer Ebene (nach Lobmann [10]).

Wundheilungsphase	Merkmale
Inflammation	– Störung/Reduktion der Funktion von Makrophagen – vermehrte Sekretion inflammatorischer Mediatoren (z. B. IL-x, TNFa, TGF-β) – reduzierte Freisetzung endogener Wachstumsfaktoren (z. B. PDFGF, KGF) – reduzierte Infiltration von Makrophagen und Lymphozyten in das Wundareal – reduzierte/gestörte Funktion von Neutrophilen – gestörte vaskuläre Permeabilität
Proliferation	– gestörte Bildung von Kollagen – reduzierte Migration von Fibroblasten und Keratinozyten – reduzierte Proliferation von Fibroblasten und Keratinozyten – reduzierte Dichte von Rezeptoren von Wachstumsfaktoren – Beeinträchtigung der Signalverarbeitung an Rezeptoren von Wachstumsfaktoren – verspätetes Einsetzen der Re-Epithelialisierung
Remodelling	– verspätete und reduzierte Wundfestigkeit – Verlust an Lysyloxidas (LOX)-Crosslinks – vermehrte Degradation von Kollagen – reduzierte Reißfestigkeit des Narbengewebes – Reduktion der TIMP

7.1.3 Allgemeine Therapieziele

Wie für andere geriatrische Patienten auch, ist für den geriatrischen Patienten mit diabetischem Fußsyndrom das wichtigste Ziel einer Therapie die Steigerung, der Erhalt oder zumindest der verzögerte Abbau der Lebensqualität. Dabei spielen Mobilität und damit verbundene Selbstständigkeit und Unabhängigkeit eine besonders große Rolle. In Studien konnte gezeigt werden, dass das akute diabetische Fußsyndrom mit drohender Amputation und daraus resultierender Immobilität und soziale Isolation die Lebensqualität der Patienten am stärksten einschränkt [12]. Patienten mit Diabetes und Charcot-Neuroathropathie des Fußes haben signifikant geringere Werte bei der Selbsteinschätzung ihrer Lebensqualität als Patienten mit Diabetes ohne Fußerkrankung [13].

Aufgrund der großen Heterogenität sollte das Therapieziel je nach Patientengruppe differenziert werden.

7.1.4 Therapierisiken bei DFS

Für jeden Therapeuten ist die Beachtung der Multimorbidität für eine erfolgreiche Therapie von entscheidender Bedeutung:

- BZ-Werte über 200 mg% (mmol) können die Wundheilung verzögern und fördern andere Risiken, wie Thrombose, Pneumonie oder die Gefahr eines zerebralen Insults. Ob das Absenken der Blutglukose auf unter 160 mg% einen therapeutischen Wert hat, ist bislang unbewiesen. Indirekt könnte die verzögerte Heilungsrate bei diabetischen Fußpatienten abhängig von erhöhten HbA_{1c}-Werten darauf hinweisen [1].
- Begleitende Organinsuffizienzen, insbesondere die Niereninsuffizienz beeinträchtigen klassische Therapiemethoden, wie die Kontrastmittelangiographie, und erhöhen das Risiko für ein Therapieversagen und eine nochmals erhöhte Mortalität [14]. Organ-schonende Verfahren, wie die CO_2-Angiographie sollten bevorzugt werden.
- Die häufigen Organinsuffizienzen machen auch besonders schonende Anästhesie- und Narkosemethoden notwendig. Wenn möglich sollten peridurale und Leitungsanästhesien bevorzugt werden.
- Demenzielle Entwicklungen beeinträchtigen das Einhalten von Therapieempfehlungen für die Patienten, wie die akute Druckentlastung der Wunden durch Rollstuhlimmobilisierung oder das Tragen von Spezialschuhen.
- Prä- oder postoperativ delirante Zustände, häufig durch metabolische Entgleisungen, Hypotonie, Multimedikation oder Schmerzen bedingt, erhöhen das Komplikationsrisiko und die Mortalität. Die Krankenhausmortalität von geriatrischen Patienten mit Delir liegt je nach Studie zwischen 22 und 78 % [15]!

- Eine Kachexie und die damit verbundene Muskelarmut bei Mangel an Eiweiß, Spurenelementen und Vitaminen verbunden mit Insulinresistenz (sogenanntes Frailty-Syndrom) macht oft jede Anstrengung moderner Wundbehandlung und den Versuch der postinterventionellen Mobilisierung zunichte und ist darüber hinaus mit einer deutlich erhöhten Mortalität verbunden.
- Multimedikation fördert Kachexie durch Appetitlosigkeit und Gastritiden, aber auch delirante Zustände in Zusammenhang mit zentralnervös wirksamen Mitteln und das plötzliche Versagen schon zuvor eingeschränkter Organe und der Gerinnung. Diabetologisch sind eher Monotherapien ohne Hypoglykämiegefahr und eine frühzeitige Insulinierung bei Normalgewicht oder Kachexie zu bevorzugen. Eine häufig gut gemeinte aber über das Ziel hinausschießende antihypertensive Therapie gefährdet den Erfolg einer angioplastischen oder gefäßchirurgischen Therapie durch Steigerung von Frühverschlussraten. Hier sollte man sich, wenn nicht eine ausgeprägte Herzinsuffizienz vorliegt, an den neueren RR-Zielen für geriatrische Patienten von < 150/90 mmHg orientieren.

7.1.5 Spezielle Therapien und ihre Risiken

Die grundlegenden Prinzipien der Therapie bei geriatrischen Gefäßpatienten mit Diabetes unterscheiden sich nicht von denen jüngerer Patienten.

Das modifizierte IRA+-Prinzip beinhaltet neben der Infektionsbekämpfung, Revaskularisation und falls notwendig einer (Teil-)Amputation besonders die Stoffwechselstabilisierung mit präprandialen BZ-Werten unter 200 mg% und die akute Druckentlastung.

Die Druckentlastung ist auch für geriatrische Patienten mit diabetischem Fußsyndrom oberstes Therapiemittel. Stärker noch als der jüngere, nicht-geriatrische Patient vertraut der geriatrische Patient seinen Erfahrungen: „Was nicht weh tut, kann auch nicht so schlimm sein!" Der Patient kann durch die Polyneuropathie die drohende Gefahr nicht richtig einschätzen. Dadurch lassen sich die im Behandlungsalltag empfundenen, deutlich höheren Raten an nur unvollständig oder gar nicht umgesetzten Empfehlungen zur Druckentlastung selbst mit Hilfe schon verordneter spezieller Verbandschuhe oft erklären.

Das Gehtraining ist ein anerkannter und sehr wirkungsvoller nicht-interventioneller Therapieansatz bei PAVK. Gehtraining beim DFS aber ohne spezialisiertes Schuhwerk kann aber nicht nur in der Akutphase fatale Folgen haben: Geriatrische Gefäßpatienten mit Polyneuropathie laufen nach einer derartigen Empfehlung zum Gehtraining unkontrolliert einfach los. Besonders plantare Wunden werden dabei ohne angepasstes Schuhwerk oder gar beim Barfußgehen extrem druckbelastet. Damit kann eine Wunde selbst mit modernsten Wundprodukten nicht abheilen.

Trotz der genannten Gefahren ist natürlich eine vorsichtige Mobilisierung für geriatrische Patienten überlebenswichtig. Immobilisation und Bettlägerigkeit erhöhen

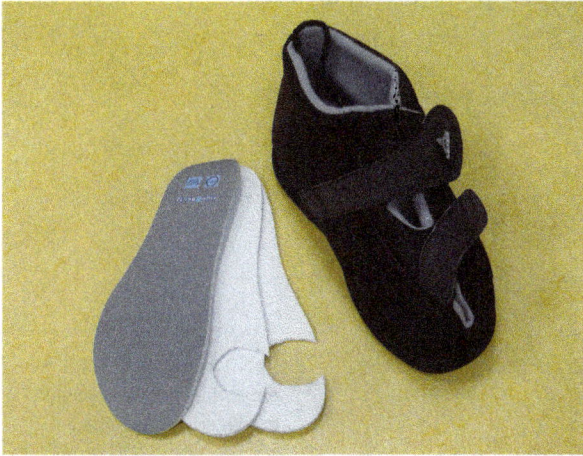

Abb. 7.1: Vorkonfektionierte Verbandschuhe mit präparierter Weichsohle.

das Risiko für Folgekomplikationen, wie Pneumonie, Thrombose und Insult, deutlich; bislang noch kompensierte Handicaps verstärken sich schnell. Die Gefahr der Inkontinenz, der Depression, der Desorientierung bei demenzieller Entwicklung und die Sturzgefahr mit Frakturrisiko steigen drastisch an.

Eine vorsichtige Mobilisierung, aber unter strikter Nutzung spezieller lokal entlastender Verbandschuhe, ist somit lebenswichtig. Dazu stehen eine Reihe von preiswerten, vorkonfektionierten, damit schnell lieferbaren Spezialverbandschuhen mit Entlastungs- und Weichsohlen zur Verfügung (Abb. 7.1).

Billig-Verbandschuhe ohne die Möglichkeit zur Entlastungssohleneinlage sollten trotz gegenteiliger Versuche mancher Krankenkassen und MDK-Gutachter vermieden werden. Hier würde einmal mehr am falschen Platz gespart.

Dagegen sind für geriatrische Gefäßpatienten mit Diabetes die früher gerne genutzten Vorfußentlastungsschuhe nicht nur unwirksam, sondern sogar gefährlich. Die schon für jüngere Patienten kaum nützlichen Vorfußschuhe stellen für geriatrische Patienten eine massive Stolperfalle dar und erhöhen das Sturz- und das Frakturrisiko maßgeblich.

Zusätzlich zu lokal entlastendem Schuhwerk sollten auch allgemein mobilitätsfördernde Maßnahmen für geriatrische Patienten in Form von Ergotherapie und Physiotherapie, z. B. im Rahmen einer geriatrischen Früh-Rehabilitation, initiiert werden.

Bettlägerige Patienten haben häufig Druckulzerationen im Liegebereich der Fersen. Die klassische Pflegemethode der Unterschenkelhochlagerung durch ein Kopfkissen ist dabei nicht wirksam und hilft nur noch bei völlig bewegungslosen Patienten. Sobald ein geriatrischer Patient sich im Bett bewegt, wird er seine Fersen mitbenutzen, sodass das gut gemeinte Kissen sofort wegrutscht und die Fersenwunden erneut „unter Druck" geraten.

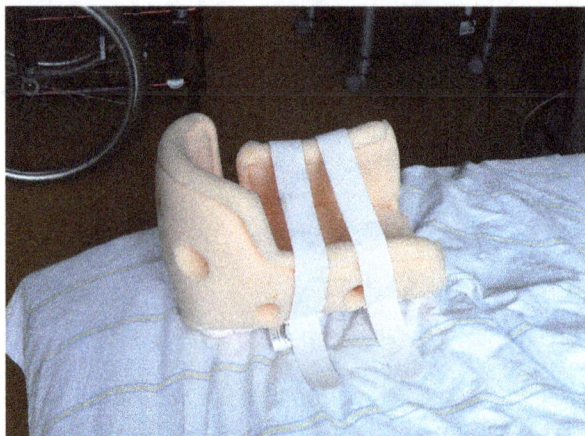

Abb. 7.2: Heel-Lift zur Fersen-entlastung bei vorwiegend bettlägerigen Patienten.

Hier sind spezielle Hilfsmittel, wie der sogenannte Heel-Lift oder Orthesen mit Bügelschutz im Fersenbereich, angeraten. Auch lassen sich damit erste therapeutisch begleitete Mobilisierungen mit Transferübungen durchführen (Abb. 7.2).

Aufgrund der Multimorbidität, insbesondere der Niereninsuffizienz, sollten möglichst schonende Diagnosetechniken, wie die CO_2-Angiographie in PTA-Bereitschaft, eingesetzt werden. Chirurgische Eingriffe und trotz aller Therapie notwendige Teilamputationen sollten die Polyneuropathie, die Gangunsicherheit und die Mobilisierungsschwierigkeiten dieser Patientengruppe mitberücksichtigen. Selbst bei Rückfußläsionen mit osteomyelitischer Beteiligung muss durch eine spezielle Amputationstechnik, wie die nach Pirogoff-Spitzy oder Syme, noch versucht werden, eine auch ohne Prothese belastbare Stumpfsituation zu erzielen, die eine zumindest kurze Mobilisierung möglich macht. Damit der Patient auch nachts ohne mühseliges Prothesenanziehen und mit relativ geringem Sturzrisiko noch den Toilettengang bewerkstelligen kann.

Im Gegensatz zu den prinzipiellen Therapiezielen und -möglichkeiten unterscheidet sich die eigentliche Wundbehandlung beim älteren Menschen mit DFS nicht von der bei jüngeren Menschen. Sie sollte die oben erwähnten Erkenntnisse mitberücksichtigen. Spezielle Wundauflagen und regelmäßige Wunddébridements sollten unter Einbeziehung spezieller Wundtherapeuten durchgeführt werden. Dabei kommt dem regelmäßigen chirurgischen Wunddébridement zur Entfernung des Biofilms und damit zur Wundkonditionierung eine besondere Bedeutung zu. Hilfreich kann im Einzelfall, z. B. bei zerklüfteter Wundsituation, der Einsatz von sterilisierten Maden als sogenannte Biotherapie sein.

Die konservative Behandlung der Charcot-Neuroarthropathie sollte je nach Fußdeformität unter initialem physiotherapeutischem Training mit einer vorkonfektionierten Entlastungsorthese, einem Vollkontaktgips (TCC) oder einer maßgefertigten Zweischalen-Orthese und Entlastung stattfinden, die mittlere Entlastungszeit bis zur Konsolidierung beträgt nach europäischen Daten durchschnittlich 6 Monate [16].

Medikamentöse Behandlungsversuche bei Charcot-Neuroarthropathie sind trotz aller Zwischenerfolge letztlich gescheitert, teilweise mit erhöhter Refrakturrate [17]. Generell ist gerade im Alter vor einer Polypharmakotherapie zu warnen.

Liegt eine schwierige, nicht mehr plantigrade Fußfehlstellung mit einem Ulcus vor, die konservativ nicht mehr ausreichend gebettet und mit orthopädischen Stiefeln stabilisiert werden kann, kann die Option zur Umstellungsosteotomie aber insbesondere auch deren Gefahren bedacht werden: Nach geriatrischer Einschätzung der postoperativen Mobilisierungschancen und entsprechender Operationsvorbereitung (anästhesiologische Risikoabschätzung, internistische Mitbehandlung) sieht die chirurgische Therapie zum Erhalt der Extremität ein radikales Débridement des infizierten Knochens vor. Bewährt hat sich dabei die lokale Antibiotikatherapie mit Septopalketten am Knochen. Dann erfolgt mittels Fixateur externe eine stabile Osteosynthese. Dieser Fixateur sollte für 8 Wochen bei Fußdeformitäten und mindestens 12 Wochen bei Sprunggelenksbeteiligung durchgeführt werden. Dann erfolgt nach Abnahme des Fixateurs externe noch ein Vollkontaktgips mit der anschließenden, individuellen orthopädieschuhtechnischen Versorgung. Bei solchem Vorgehen sind bei jüngeren Patienten 95 % extremitätenerhaltende Versorgungen möglich [16]. Bei älteren Patienten sind aber die besonderen und oben beschriebenen Immobilitäts- und Sturzgefahren dieser Versorgung mit zu berücksichtigen und in den allermeisten Fällen nur den funktionell nicht beeinträchtigten älteren Patienten vorbehalten. Nicht nur vor Entscheidung zur Operation ist eine physiotherapeutische Testung und nachfolgend ein intensives Training vor Freigabe der Orthesennutzung unumgänglich.

Generell ist für die gesamte Therapiephase und auch zur Rezidivprophylaxe eines Patienten mit diabetischem Fußsyndrom der Einsatz eines multiprofessionellen Teams von enormer Bedeutung. Dies gilt umso mehr für den geriatrischen Patienten. Neben spezialisierten Fachärzten, wie dem Diabetologen, dem interventionell tätigen Angiologen oder Radiologen, dem Gefäß- und orthopädischen Fußchirurgen kommen die in Abb. 7.3 genannten Berufsgruppen zum Einsatz.

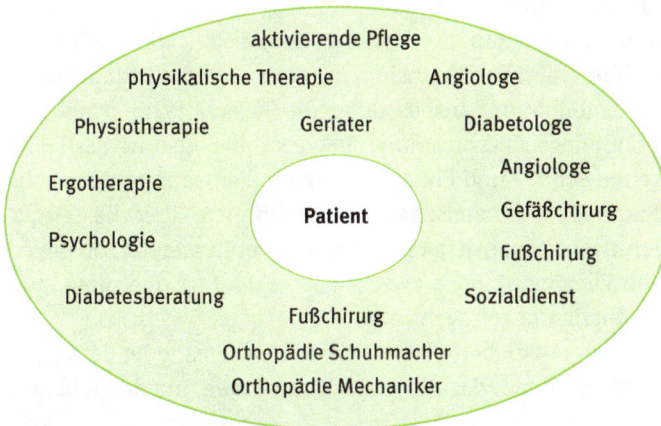

Abb. 7.3: Das multiprofessionelle Behandlungsteam.

Eine Fachabteilung für geriatrieführende Diabeteskliniken ist wegen der enormen Vorteile eines multiprofessionellen Behandlungsteams und der besonderen Beachtung einer frühzeitigen Mobilisierung unter strukturierter Berücksichtigung sämtlicher Handicaps in der Behandlung von geriatrischen Patienten mit diabetischem Fußsyndrom zu bevorzugen. In kontrollierten Studien konnte gezeigt werden, dass im Bereich Lebensqualität und Funktion die Behandlung in geriatrischen Abteilungen deutlich bessere Ergebnisse erzielen konnte als in Normalkliniken und das bei gleichen Kosten und gleicher Überlebensrate [18].

7.1.6 Prophylaxe

Zur Prophylaxe eines diabetischen Fußsyndroms sollten die Patienten möglichst von einem Diabetologen innerhalb eines auch geriatrisch und angiologisch besetzten Netzwerks betreut werden. Die Arbeitsgemeinschaft Fuß der DDG hat hier Standards gesetzt und ein Zertifizierungsverfahren etabliert [10]; Fußnetzwerke z. B. in Bayern, Köln und Hamburg sind gute Beispiele, wie so eine Zusammenarbeit auch über Jahre erfolgreich gepflegt werden kann. Eine Untersuchung aus England zeigte bei insgesamt abnehmenden Amputationszahlen ein Jahr mit einer auffällig erhöhten Amputationsstatistik [19]. Die Autoren kommen zu dem Schluss, dass in dem beschriebenen Jahr nur die aus Kostengründen ausgesetzte Netzwerkarbeit dafür ursächlich sein könne! Auch die Daten der AG Fuß zeigen bei über 18.000 Patienten, dass durch intensive Netzwerkarbeit im multiprofessionellen Team bei 55 % aller Patienten eine vollständige Wundheilung (Stadium 0) nach 6 Monaten zu verzeichnen war. Gegenüber der Regelversorgung (publiziertes Majoramputationsrisiko von 10–20 % beim DFS) war in den zertifizierten Einrichtungen eine Majoramputation nur bei 3,1 % und eine Minoramputation (unterhalb des Knöchels) nur in 17,5 % der Fälle notwendig. Die Mortalitätsrate in der 6-Monats-Nachbeobachtung lag im Vergleich zur konventionellen Versorgung bei diesen besonderen kardiovaskulären Risikopatienten mit 4 % allerdings unverändert hoch [10].

Regelmäßige Kontrollen, nicht nur der üblichen Parameter, wie Fußbefund, Stoffwechselqualität und der arteriellen Perfusion, sondern auch die kognitiven Fähigkeiten, die psychische Stabilität und insbesondere die Selbsthilfefähigkeiten des Patienten in Bezug auf Fußpflege sind angeraten. Bei der Untersuchung des Fußes werden auch die getragenen Schuhe und Einlagen auf Verschleißspuren untersucht. Daran lassen sich im Sinne einer dynamischen Pedobarographie über die Zeit pathologische Fußveränderungen diagnostizieren. Es muss geprüft werden, ob die orthopädieschuhtechnische Versorgung noch zweckentsprechend ist und diese auch im Haus und außer Haus überhaupt getragen wird.

Für geriatrische Patienten mit diabetischem Fußsyndrom selbst oder die versorgende Umgebung ist es entscheidend, das Risikoprofil zu kennen, um den Gefahren einer Polyneuropathie, PAVK oder einer peripheren Ödembildung rechtzeitig begegnen zu können.

Im Falle von Handicaps und mangelnden Selbsthilfefähigkeiten sind familiäre oder professionelle Hilfen rechtzeitig zu organisieren. Die dem Risikopatienten mit AVK und Polyneuropathie seit 2008 monatlich zustehende podologische Fußpflege sollte vom behandelnden Hausarzt oder Diabetologen rezeptiert werden.

Bei drohender Immobilität, Sturzgefahr und Pflegebedürftigkeit kann ein vom Kostenträger unterstütztes Krafttraining für geriatrische Patienten einen Verlust der Selbstständigkeit lange hinauszögern [20]. Anregungen zum regelmäßigen Bewegungstraining unter Nutzung spezieller Entlastungsschuhe und mit Hilfe von Schrittzählern sind neuere Ideen, die der Lebensqualität des einzelnen und der Schonung unserer Gesundheitskassen nachweislich zugutekommen [21]. Insbesondere Patienten mit dem Frailty-Syndrom profitieren enorm vom Krafttraining und Muskelaufbau, beziehungsweise verzögertem weiteren Muskelabbau.

Für die Zukunft wünschen wir uns einen noch effizienteren und entsprechend vergüteten Einsatz von multiprofessionellen Teams. Noch schonendere Diagnostik- und Therapiemethoden sind gefordert, um den gerade in Deutschland noch anhaltenden Trend zu hohen Amputationszahlen bei geriatrischen Patienten mit Diabetes und den hier oft noch vorhandenen therapeutischen Nihilismus zu vermindern.

7.1.7 Das diabetische Fußsyndrom in der Palliativsituation

Zu unterscheiden sind:
1. palliative Wunden beim DFS ohne Aussicht auf Heilung
2. DFS beim palliativen Patienten

Ursachen
1. Wunde ist aus medizintechnischen Gründen nicht heilbar:
   - hochgradige PAVK, ohne Möglichkeit durch PTA oder Bypass die Situation zu verbessern
   - Wunde ist auch plastisch-chirurgisch nicht mehr verschließbar
   - Infektion ist zu weit fortgeschritten, um noch eine Amputation zu verhindern
2. Wunde ist aus psychosozialen Gründen nicht heilbar:
   - desolate psychosoziale Verhältnisse mit konsekutiver Unfähigkeit, Therapieempfehlungen umzusetzen
   - Patientenwille, zur Heilung notwendige Minoramputationen nicht durchzuführen

3. Patient ist zu krank/in der Sterbephase
   - aufgrund einer ausgeprägten Multimorbidität sind klassische interventionelle und operative Wundheilungsmethoden aufgrund des zu hohen Therapierisikos (Dialysepflichtigkeit/Mortalitätsrisiko) nicht zu empfehlen
   - aufgrund einer unmittelbaren Sterbephase wird auf alle möglichen Interventionen verzichtet

Therapieziele

Therapieziele sollten intensiv mit dem Patienten, mit Angehörigen und den Mitbehandlern besprochen und festgelegt werden, Änderungen können jederzeit vorgenommen werden. Patientenverfügungen zu speziellen Therapiezielen (z. B.: „Möchte auf keinen Fall amputiert werden!", „Möchte nicht mehr ins Krankenhaus!") sollten möglichst auch schriftlich verfasst und allen Mitbehandlern (z. B. ambulanter und stationärer Pflege) bekannt gemacht werden, um Vorgehen und Behandlungen gegen den ausdrücklichen Patientenwillen zu vermeiden (z. B. stationäre Einweisungen durch uninformiertes Pflegepersonal oder Notärzte).

Die Möglichkeit eines Zweitmeinungsverfahrens insbesondere vor Majoramputationen muss eingehalten und angeboten werden.

Therapieinhalte (nach S. Morbach, Jahrestreffen AG diabetischer Fuß der DDG 2018):
- Wundstabilisierung
- Verhinderung neuer Wunden
- Geruchsbekämpfung
- Schmerztherapie
- Verbandsintervalle möglichst vergrößern
- Infektionsprophylaxe
- Sekretableitung
- Vermeidung stationärer Aufenthalte

Zusammenfassung
- Ältere Menschen mit Diabetes sind vom diabetischen Fußsyndrom und nachfolgenden Amputationen weitaus häufiger betroffen als jüngere.
- Ursächlich im Alter sind neben der typischen Polyneuropathie und PAVK vor allem eine verstärkte Ödemneigung und eingeschränkte Wundheilungsfähigkeit.
- Die Rate an Pflegebedürftigen liegt nach Majoramputation bei 30–40 %.
- Erschwert werden die Prävention und die Therapie durch geriatrische Handicaps, wie Immobilität, Instabilität, intellektueller Abbau und Isolation.
- Neben einer guten geriatrischen Betreuung in einem multiprofessionellen Team ist in Therapie und Prophylaxe eine geeignete Wundbehandlung, gezielte orthopädisch-fußchirurgische Maßnahmen, geeignetes Schuhwerk, physio- und ergotherapeutische Behandlung mit Gehschule sowie podologischer Behandlung wichtig, um Lebensqualität zu erhalten.

Literatur

[1]   Prompers L, Huijberts M, Apelqvist J, et al. Prediction in outcome of individuals wirth diabetic foot ulcers: the Eurodiale Study. Diabetologia. 2008;51(57):747-55.

[2]   Greitemann B, Baumgartner R. Amputation beim geriatrischen Patienten. Orthopäde. 1993 23:80-7.

[3]   Reemes L, Isoaho R, Vahlberg T, et al: Major lower extremity amputation in elderly patients with peripheral arterial disease: incidence and survival rates. Aging Clin Exp Res. 2008;20(5):385-93.

[4]   Wernecke J, Bahrmann A, Zeyfang A. Individuelle Therapieziele bei betagten Diabetespatienten. Diabetologe. 2012;8:108-12.

[5]   Ziegler D. Update 2014 zur Diabetischen Neuropathie. Diabetologe. 2014;10(5):376-83.

[6]   Bariteau JT, Tenenbaum S, Rabinovich A, Brodsky JW. Charcot arthropathy of the foot and ankle in patients with idiopathic neuropathy. Foot Ankle Int. 2014;36:1-6.

[7]   Thomsen E, Masson EA. Can elderly diabetic patients co-operate with routine foot care? Age and Ageing. 1992;21:333.

[8]   Walther M, Haage T. Ein im Vorfuß zu schmaler Arbeitsschuh führt zu einer signifikanten Erhöhung des Drucks unter der Fußsohle. Zbl Arbeitsmed. 2010;60:350-5.

[9]   Gosain A, di Pietro LA. Aging and wound healing. World J Surg. 2004;28(3):321-6.

[10]   Lobmann R, Schultz G, Lehnert H. Proteases and the diabetic foot syndrome: mechanisms and therapeutic implications. Diabetes Care. 2005;28(2):461-71.

[11]   Lobmann R, Achwerdov O, Brunk-Loch S, et al. The diabetic foot in Germany 2005-2012: analysis of quality in specialized diabetic foot care centers. Wound Medicine. 2014;4:27-9.

[12]   Goodridge D, Trepman E, Sloan J, et al. Quality of life of adults with unhealed and healed diabetic foot ulcers. Foot Ancle Int. 2006;27(4):274-80.

[13]   Raspovic KM, Wukich DK. Self-reported quality of life in patients with diabetes: a comparison of patients with and without Charcot neuroarthropathy. Foot Ankle Int. 2014;35:195-200.

[14]   Cambou JP, Aboyans V, Constans J, et al. Characteristics and outcome of patients hospitalised for lower extremity peripheral artery disease in France: the COPART Registry. EJVES. 2010;39:577-85.

[15]   Inouye SK. Delirium in older persons. NEJM. 2006;354(11):1157-65.

[16]   Blume PA, Sumpio B, Schmidt B, Donegan R. Charcot neuroarthropathy of the foot and ankle: diagnosis and management strategies. Clin Podiatr Med Surg. 2014;1:151-72.

[17]   Al-Nammari S, Theologis T, Sabokbar A. A surgeon´s guide to advances in the pharmacological management of acut Charcot neuroarthropathy. Foot Ankle Surgery. 2013;19:212-7.

[18]   Cohen HJ, Feussner JR, Weinberger M, et al. A controlled trial of inpatient and outpatient geriatric evaluation and management. NEJM. 2002;346(12):905-12.

[19]   Krishan S, Nash F, Baker N, et al. Reduction in diabetic amputations over 11 years in a defined U.K. population. Benefits of multidisciplinary team work and continuous prospective audit. Diabetes Care. 2008;31:99-101.

[20]   American Geriatrics Society, British Geriatrics Society and American Academy of Orthopaedic Surgeons Panel on Fall Prevention: Guideline for the Prevention of Falls in Older Persons. JAGS. 2001;49:664-72.

[21]   Yates T, Haffner SM, Schulte PJ, et al. Association between cange in daily ambulatory activity and cardiovascular events in people with impaired glucose tolerance (NAVIGATOR trail): a cohort analysis. Lancet. 2014;383(9922):1059-66.

7.2 Diagnostik und konservative Therapie der peripheren arteriellen Verschlusskrankheit bei alten Patienten mit Diabetes mellitus

Holger Lawall

Die periphere arterielle Verschlusskrankheit (PAVK) bezeichnet eine graduelle (Stenose) oder komplette (Okklusion) Durchblutungseinschränkung der distalen Aorta sowie der Becken- und Beinschlagadern. Hauptursache ist die Arteriosklerose. Neben Nikotin ist die diabetische Stoffwechselstörung der Hauptrisikofaktor für die Manifestation und Progredienz der PAVK [1].

Weltweit wächst die Zahl von Menschen mit einer PAVK (definiert als Knöchel-Arm-Blutdruckindex < 0,9) und beträgt derzeit über 200 Millionen [1]. In Deutschland steigt die Prävalenz der PAVK mit zunehmendem Alter an und beträgt bei über 70-Jährigen bis zu 20 % [2]. Die Prävalenz der symptomatischen PAVK bei Pflegeheimbewohnern mit einem Durchschnittsalter von 81 Jahren beträgt 28 % [3]. Nur 25 % aller PAVK-Patienten haben Symptome [4].

In jüngeren Altersgruppen überwiegen bei Claudicatio-Patienten die Männer, in höheren Altersstufen gibt es keine wesentlichen geschlechtsspezifischen Unterschiede.

Zwischen 2005 und 2009 ist die Zahl der Krankenhausbehandlungen in Deutschland wegen einer PAVK mit Ulcus oder Gangrän um 32 % angestiegen [5]. Eine weitere Steigerung ist aufgrund der älter werdenden Bevölkerung und der steigenden Lebenserwartung zu erwarten.

Die PAVK ist nicht diabetesspezifisch, allerdings gibt es typische Besonderheiten bei Diabetikern mit PAVK [6]:

Neben einer Mehrgefäßerkrankung sind sehr häufig die Unterschenkelarterien betroffen, wobei die pedalen Fußgefäße oft noch erhalten sind. Zudem weisen bis zu 30 % der diabetischen Patienten eine Mediasklerose (Verkalkung der Tunica media der Gefäßwand) auf. Dies erschwert die Diagnostik (periphere Dopplerdruckmessung) und geht mit einer erhöhten kardiovaskulären Mortalität einher.

Ein Diabetes mellitus ist unabhängig vom Diabetestyp mit einem fast doppelt so hohen Risiko verbunden, eine distal ausgeprägte PAVK sowie eine koronare Mehrgefäßerkrankung zu bekommen [7].

Die klinischen Symptome der PAVK sind die Claudicatio intermittens, der Ruheschmerz und die trophischen Läsionen am Fuß (Ulcus oder Gangrän). Letztere werden als kritische Ischämie zusammengefasst und gehen mit einem deutlich erhöhten Majoramputationsrisiko einher. Bei Diabetikern mit Fußläsionen wird dieses Stadium als ischämisches (10 % der Betroffenen) oder neuro-ischämisches diabetisches Fußsyndrom (ca. 50 % der betroffenen Patienten) bezeichnet. Aufgrund der fehlenden Schmerzwahrnehmung bei begleitender diabetischer Polyneuropathie besteht hier ein besonders hohes Amputationsrisiko.

Tab. 7.2: Klassifikation der PAVK nach Fontaine und Rutherford.

Fontaine		Rutherford			
Stadium	Klinisches Bild	Grad	Kategorie		Klinisches Bild
I	asymptomatisch	0	0		asymptomatisch
IIa	Gehstrecke > 200 m	I	1		leichte CI*
IIb	Gehstrecke < 200 m	I	2		mäßige CI
		I	3		schwere CI
III	ischämischer Ruheschmerz	II	4		ischämischer Ruheschmerz
IV	Ulkus, Gangrän	III	5		kleinflächige Nekrose
		III	6		großflächige Nekrose

*CI: Claudicatio intermittens

Nur 1–2 % der Patienten mit Claudicatio (CI) entwickeln eine chronisch-kritische Ischämie (CLI) [8].

Die klinische Einteilung der PAVK erfolgt in Deutschland nach der Fontaine-Klassifikation (Tab. 7.2). International ist aber die Rutherford-Klassifikation üblich.

Das klinische Erscheinungsbild der PAVK bei betagten Patienten ist dadurch gekennzeichnet, dass das Stadium der Claudicatio seltener manifest wird, vor allem bei Diabetikern. In Studien konnte gezeigt werden, dass betagte Patienten bereits bei subklinischer PAVK Defizite in der Mobilität aufweisen [9]. Die Wahrscheinlichkeit einer fortgeschrittenen, aber klinisch stummen PAVK ist bei geriatrischen Patienten noch größer [10]. Das Erkennen einer PAVK hat daher bei geriatrischen Patienten bereits in expositionsprophylaktischer Hinsicht eine große Bedeutung. Vor allem bei Bettlägerigkeit ist das Risiko von Druckläsionen, wie Fersennekrosen, erhöht.

Das Tasten der Fußpulse sollte bei geriatrischen Patienten Bestandteil der körperlichen Untersuchung sein, um das Gefährdungspotenzial zu erkennen.

PAVK-Patienten haben ein hohes Risiko, Herzinfarkte und Schlaganfälle zu erleiden. Die Komorbidität mit weiteren arteriosklerotischen Gefäßerkankungen (KHK, CAVK, Nierenarterienstenosen) ist hoch und betrifft insbesondere ältere Patienten. 68 % der älteren Patienten mit PAVK haben eine koronare Herzkrankheit und bis zu 42 % haben bereits einen Schlaganfall erlitten [11]. Auch ist die Häufigkeit einer Herzinsuffizienz erhöht. Ein niedriger ABI als Ausdruck der PAVK ist ein unabhängiger Indikator für kardiovaskuläre Mortalität und Morbidität. Eine Niereninsuffizienz verschlechtert die Prognose der PAVK und vermindert das amputationsfreie Überleben.

Die Zahl der Majoramputationen aufgrund einer PAVK sinkt in Deutschland seit ca. 10 Jahren kontinuierlich und beträgt bei Diabetikern aktuell etwa 14.000 pro Jahr [12]. Bei Patienten mit diabetischem Fußsyndrom geht dies allerdings mit einer Zunahme an Minoramputationen einher. Die Krankenhausmortalität von CI-Patienten beträgt ca. 2%, bei CLI über 8% [13].

In den letzten Jahren haben sich bei der medikamentösen, interventionellen und operativen Therapie erhebliche Veränderungen ergeben, bedingt vor allem durch den flächendeckenden Einzug neuer endovaskulärer Verfahren und deren Integration auch in die Gefäßchirurgie.

Wenige, überwiegend retrospektive Studien widmen sich gezielt der PAVK-Behandlung bei älteren Patienten. Übereinstimmend wird vor allem das Merkmal der Gebrechlichkeit (Frailty) als prognostisch ungünstig beschrieben für den Erhalt der Selbstständigkeit nach gefäßchirurgischer und endovaskulärer Behandlung der kritischen Beinischämie [14]. Dies gilt auch, wenn die Eingriffe erfolgreich waren [15].

Im Vergleich zu Elektiveingriffen ist bei Notfalloperationen bei älteren Gefäßpatienten das Risiko von Delirien, Stürzen, Dekubitalulzera und Verlust der Selbstständigkeit höher, vor allem bei präexistenten funktionellen Einschränkungen [16]. Dabei wird die Rate des Beinerhalts nach erfolgreichem Gefäßeingriff mit 90% als hoch beschrieben [17]. Die Koinzidenz des postoperativen Delirs beträgt bei geriatrischen Patienten nach arteriellen operativen Gefäßrekonstruktionen etwa 40%.

Vorbestehende Demenz, kritische Ischämie und Alter > 72 Jahre sind unabhängige Risikofaktoren für das Auftreten eines postoperativen Delirs bei Patienten mit kritischer Extremitätenischämie [18].

Die Grundprinzipien in der Diagnostik und Therapie der PAVK gelten in vollem Umfang auch für geriatrische Patienten. Bei diesen Hochrisikopatienten ist allerdings eine sorgfältige Nutzen-Risiko-Abwägung von diagnostischen und therapeutischen Maßnahmen von herausragender Bedeutung. Wichtig ist die Beantwortung der Ausgangsfrage, inwieweit die Symptome der PAVK den Gesamtzustand des geriatrischen Patienten mitbestimmen oder ihn gefährden in Relation zur Invasivität geeigneter Behandlungsmaßnahmen.

7.2.1 Diagnose der PAVK

Am Beginn der Untersuchung stehen die Anamnese und die sorgfältige klinische Untersuchung. Die alleinige Pulspalpation ist nicht ausreichend, da die Diagnose einer PAVK aufgrund fehlender Fußpulse zu oft, aufgrund einer typischen Claudicatio-Symptomatik zu selten gestellt wird [6]. Es muss die Bestimmung des Dopplerverschlussdrucks und des Knöchel-Arm-Index folgen. Zum Nachweis einer PAVK wird der niedrigste Fußarteriendruckwert verwendet, mit einer Sensitivität von > 90% und einer Spezifität von fast 100%. Der ABI-Grenzwert von < 0,9 gilt nach allen gängigen Leitlinien als beweisend für das Vorliegen einer PAVK [8]. Eine Ausnahme besteht bei Diabetikern mit Mediasklerose, bei denen aufgrund der Inkompressibilität der Gefäßwand falsch hohe ABI-Werte gemessen werden (ABI > 1,3). Bei nicht plausiblen ABI-Werten empfiehlt sich die Messung des Zehendrucks (Toe Brachial Index, TBI) [19].

1. Schritt   **Klinische Untersuchung und Anamnese**

Pulse tastbar   abgeschwächte/   abgeschwächte/
ABI 0,9 – 1,3   fehlende Pulse   fehlende Pulse
keine Beschwerden   **ABI < 0,9; ABI > 1,3**   **ABI < 0,9; ABI > 1,3**
                            keine Beschwerden   Symptome der PAVK (II – IV)

keine weiteren Untersuchungen

2. Schritt   **Farbduplexsonographie der Beckenbeingefäße**

symptomorientierte Therapieplanung

kein aussagefähiger Befund   aussagefähiger Befund

3. Schritt   **MRA, ggfs. CT-Angio**   Pat. mit chronischer
                                                 Niereninsuffizienz

4. Schritt   **DSA bei komplexem Befund**   DSA in PTA-Bereitschaft CO_2-Angiographie

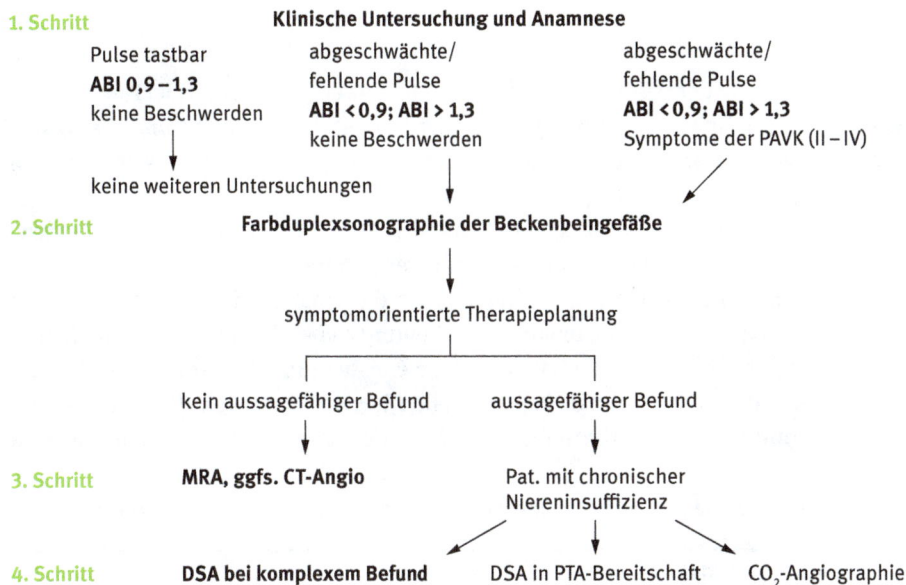

ce-MRA: kontrastmittelunterstützte Magnetresonanzangiographie, CT-Angio: computer-
tomographische Angiographie, PTA: perkutane transluminale Angioplastie

Abb. 7.4: Algorithmus zur Diagnostik der PAVK.

Diagnostische Methode der ersten Wahl bei PAVK in der Bildgebung ist die Duplexsonographie der Gefäße. Erst danach kommen aufwendigere Methoden zum Einsatz. Die Diagnostik folgt einem Algorithmus, der in Abb. 7.4 aufgeführt ist.

Die intraarterielle digitale Subtraktionsangiographie ist der Goldstandard hinsichtlich der Genauigkeit der Gefäßdarstellung, wird aber aufgrund der hohen Sensitivität und Spezifität der nicht-invasiven Verfahren, insbesondere Magnetresonanzangiographie (MRA) und CT-Angiographie (CTA), zunehmend verdrängt. Begleiterkrankungen und -umstände (z. B. Niereninsuffizienz, Herzinsuffizienz, Schilddrüsenüberfunktion, Bewegungsunruhe, Herzschrittmacher) müssen berücksichtigt werden. Dies gilt insbesondere für ältere Patienten.

Bei fortgeschrittener Niereninsuffizienz bietet der Einsatz der CO_2-Angiographie die Möglichkeit, Kontrastmittel einzusparen. In Kombination mit herkömmlichen Verfahren kann man die Kontrastmittelmenge bei Darstellung peripherer Gefäße (z. B. unterhalb der Knie oder zur Dokumentation) auf wenige Milliliter reduzieren.

7.2.2 Therapie der PAVK

Die Therapieziele der PAVK sind abhängig vom Schweregrad der PAVK (Tab. 7.3). Allgemeine Maßnahmen, wie die Hemmung der Progression der PAVK und die Risikoreduktion vaskulärer Ereignisse (kardial, zerebral, peripher), gelten für alle Patienten mit PAVK (Tab. 7.4).

Als wichtigste Behandlung von Patienten mit Claudicatio gilt mit hoher Evidenz das strukturierte Gehtraining unter regelmäßiger Anleitung.

Bei kritischer Ischämie (CLI) galten bislang die Prostanoide als Mittel der Wahl für die konservative Therapie, um die Wundheilung zu beschleunigen und die Amputationsrate zu senken. Aktuelle Daten haben die bisher hohe Evidenz für den Einsatz der Prostanoide nicht bestätigt. Zur arteriellen Revaskularisation dieser Patienten, die zügig und interdisziplinär erfolgen soll, gibt es keine evidenzbasierte Behand-

Tab. 7.3: Therapieziele bei Claudicatio intermittens (CI) und kritischer Extremitätenischämie (CLI).

Schweregrad	Therapieziele
CI	– nachhaltige Verbesserung der Symptomatik, d. h. Verbesserung der schmerzfreien und maximalen Gehstrecke – Verbesserung der Lebensqualität
CLI	– Erhöhung der Beinerhaltungsrate – Senkung der Mortalität und des amputationsfreien Überlebens – Ulkusheilung – Schmerzreduktion – Verbesserung der Lebensqualität

Tab. 7.4: Stadiengerechte Behandlung der PAVK in Abhängigkeit der Stadien nach Fontaine I–IV.

Maßnahme	Fontaine-Stadium			
	I	II	III	IV
Risikofaktorenmanagement: Nikotinkarenz, Diabetestherapie, Statine, Blutdruckbehandlung	+	+	+	+
Thrombozytenfunktionshemmer: ASS oder Clopidogrel	(+)	+	+	+
Physikalische Therapie: strukturiertes Gehtraining	+	+		
Medikamentöse Therapie: Cilostazol oder Naftidrofuryl		+		
Strukturierte Wundbehandlung				+
Interventionelle Therapie		+*	+	+
Operative Therapie		+*	+	+

+ Empfehlung, * bei hohem individuellem Leidensdruck und geeigneter Gefäßmorphologie

lungsalternative [20]. Entscheidend ist außerdem die Schmerztherapie, die Gabe von Antibiotika bei Infektionen und eine strukturierte Wundbehandlung.

Arterielle Revaskularisation

Arterielle Rekonstruktionen bei PAVK (endovaskulär, gefäßchirurgisch) sind eine symptomatische Therapie und lösen das Problem der progressiven Arteriosklerose nicht. Bei asymptomatischen Patienten sind sie nicht indiziert. Sie sollten erst nach einer interdisziplinären Abwägung zwischen Aufwand, Risiko und Ergebnis durchgeführt werden. Dabei müssen das Stadium der PAVK, die Morphologie und Komplexität der Gefäßläsionen, die Begleiterkrankungen und der individuelle Therapiewunsch des Patienten berücksichtigt werden [8]. Dies gilt besonders für ältere Patienten.

Bei Claudicatio intermittens (CI) sollte die arterielle Revaskularisation bei hohem Leidensdruck und bei geeigneter Gefäßmorphologie (z. B. Aufdehnung einer Becken-arterienstenose, Ausschälplastik [TEA] der Femoralisgabel) angewandt werden.

Bei kritischer Ischämie und drohender Amputation ist die Revaskularisation schnellstmöglich erforderlich. Die Therapieentscheidung folgt einem Algorithmus (Abb. 7.5). Vor einer Amputation bei kritischer Extremitätenischämie sollen alle Möglichkeiten der Revaskularisation genutzt werden. Bei der Entscheidung zur Amputation und bei der Wahl der Amputationsebene sollten die Aussichten für die Heilung, Rehabilitation und die Wiederherstellung der Lebensqualität berücksichtigt werden.

Endovaskuläre und gefäßchirurgische Revaskularisationen sollten als sich ergänzende Verfahren angesehen werden, deren Einsatz einerseits von der Lokalisation, Länge und Komplexität des Verschlussprozesses, andererseits von der Expertise und apparativen Ausstattung des Behandlers und dem Wunsch und der Morbidität

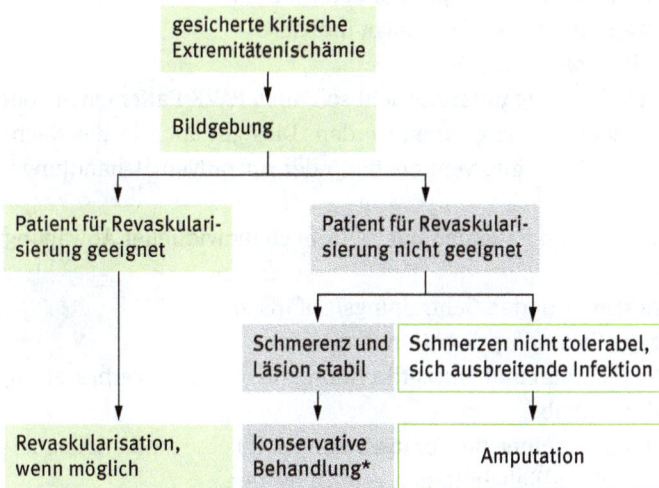

Abb. 7.5: Algorithmus zur Behandlung von Patienten mit kritischer Extremitätenischämie.

*medikamentös, Wundbehandlung, Druckentlastung, Schmerztherapie, ggfs. Antibiose

des Patienten abhängt. Für alle Verschlussprozesse in sämtlichen Lokalisationen gilt, dass eine endovaskuläre Behandlung immer dann durchgeführt werden sollte, wenn zu erwarten ist, dass im Hinblick auf den technischen Erfolg ein der offenen chirurgischen Therapie vergleichbares Ergebnis erzielt wird [8].

Endovaskuläre Behandlungen sollten insbesondere dann bevorzugt werden, wenn infolge Komorbidität für den vergleichbaren chirurgischen Eingriff ein erhöhtes Operationsrisiko vorliegt. Dies gilt besonders für ältere Patienten.

Das Ergebnis der endovaskulären Behandlung bei älteren Patienten über 80 Jahren unterscheidet sich nicht von den Behandlungserfolgen bei unter 80-jährigen Patienten [21]. Dies gilt für die Offenheitsrate und den Beinerhalt bei Patienten mit kritischer Ischämie.

Evidenzbasierte Daten zur Risikoabschätzung eines operativen Eingriffs liegen nicht vor, sodass im Einzelfall eine interdisziplinäre Entscheidung und Therapieplanung erforderlich ist.

Die technischen Erfolgsraten bei operativen gefäßchirugischen Eingriffen sind bei Diabetikern langfristig besser, die klinischen Behandlungsergebnisse (Beinerhalt) sind den endovaskulären Verfahren jedoch nicht überlegen [22]. Deshalb wird, wann immer technisch möglich, gerade bei multimorbiden älteren Patienten ein endovaskuläres Vorgehen bevorzugt und bei Diabetikern empfohlen [23,24].

Die endovaskuläre Behandlung infrapoplitealer Gefäßläsionen soll der gefäßchirurgischen vorangestellt werden, da dies weniger traumatisch und infektionsgefährdend ist [25].

Die Nachsorge umfasst die langfristige Gabe von Plättchenhemmern (ASS 100 mg oder Clopidogrel 75 mg täglich), von Statinen und die regelmäßige Kontrolle der Beingefäße. Nach stattgehabten Kathetereingriffen und operativen Therapien erfolgt dies mittels ABI-Messung und farbkodierter Duplexsonographie [6].

Orale Antikoagulanzien sind in der Regel nicht indiziert.

Nachsorge bei alten Patienten mit PAVK:

– Ein strukturiertes Gefäßtraining unter Aufsicht soll allen PAVK-Patienten als Bestandteil der Basisbehandlung angeboten werden. Dies gilt auch in der Nachsorge nach medikamentösen, interventionellen oder operativen Behandlungsmaßnahmen.
– Rehabilitation sollte bei alten Patienten mit PAVK nach individueller Abwägung angeboten werden:
  – zum Erlernen des strukturierten Gehtrainings/Gefäßsports,
  – zur Optimierung der Sekundärprävention und
  – zur Förderung der Mobilität und Sturzprävention und damit zur Verbesserung und Förderung der Teilhabe.
– Bei geriatrischen Patienten sollten die Voraussetzungen für eine indikationsübergreifende geriatrische (Früh-)Rehabilitation geprüft werden.

Literatur

[1] Fowkes GFR, Rudan D, Rudan I, et al. Comparison of global estimates of prevalence and risk factors for peripheral artery disease in 2000 and 2010: a systematic review and analysis. Lancet. 2013;382(9901):1324-40.

[2] Lange, S, Diehm C, Darius H, et al. High prevalence of peripheral arterial disease and low treatment rates in elderly primary care patients with diabetes. Exp Clin Endocrinol Diabetes. 2004;112:566-73.

[3] Aronow WS, Ahn C, Gutstein H. Prevalence of clinical and isolated subclinical cardiovascular disease in 1160 older men and 2464 older women in a long-term health care facility. J Gerontol A Biol Sci Med Sci. 2002;57:M45-6.

[4] Diehm C, Schuster A, Allenberg H, et al. High prevalence of peripheral arterial disease and comorbidity in 6.880 primary care patients: cross sectional study. Atherosclerosis. 2004;172:95-105.

[5] Maylar N, Fürstenberg T, Wellmann J, et al. Recent trends in morbidity and in-hospital outcomes of in-patients with peripheral arterial disease: a nationwide population-based analysis. Eur Haert J. 2013;34:2706-14.

[6] Lawall H, Lüdemann C. Diagnostik und Therapie der peripheren arteriellen Verschlusskrankheit bei Diabetespatienten. Diabetologie. 2015;11:12-21.

[7] Darius H, Trampisch H, Pittrow D, et al. Vergleich zweier Koronaräquivalente: Risiko-erhöhung unter Diabetes mellitus und Peripherer Arterieller Verschlusskrankheit. DMW. 2008;45:2317-22.

[8] Lawall H, Huppert P, Rümenapf G. S3-Leitlinie zur Diagnostik, Therapie und Nachsorge der PAVK. AWMF-LL 065/003; 2015.

[9] Mc Dermott MM, Fried L, Simonsick E, et al. Asymptomatic peripheral arterial disease is independently associated with impaired lower extremity functioning: the women's health and aging study. Circulation. 2000;101:1007-12.

[10] Paris BE, Libow LS, Halperin JL, et al. The prevalence and one-year outcome of limb arterial obstructive disease in a nursing home population. J Am Geriatr Soc. 1988;36:607-12.

[11] Ness J, Aronow WS. Prevalence of coexistence of coronary artery disease, ischemic stroke, and peripheral arterial disease in older persons, mean age 80 years, in an academic hospital-based geriatrics practice. J Am Geriatr Soc. 1999;47:1255-56.

[12] Kröger K, Berg C, Santosa F, et al. Amputationen der unteren Extremität in Deutschland. Dtsch Ärztebl Int. 2017;114:130-36.

[13] Reinecke H, Unrath M, Freisinger E, et al. Peripheral arterial disease and critical limb ischaemia: still poor outcomes and lack of guideline adherence. Eur Heart J. 2015;36:932-8.

[14] Vogel TR, Petroski GF, Kruse RL. Functional status of elderly adults before and after interventions for critical limb ischemia. J Vasc Surg. 2014;59:350-58.

[15] Rümenapf G, Morbach S, Lejay A, et al. Autonomy following revascularisation in 80-year-old patients with critical limb ischemia. Eur J Endovasc Surg. 2012;44:562-67.

[16] Ballotta E, Gruppo M, Mazzalai F, et al. Infrapopliteal arterial reconstructions for limb salvage in patients aged > or = 80 years according to preoperative ambulatory function and residential status. Surgery. 2010;148:119-28.

[17] Mc Rae PJ, Peel NM, Walker PJ, et al. Geriatric syndromes in individuals admitted to vascular and urology surgical units. J Am Geriatr Soc. 2014;62:1105-09.

[18] Sasajima Y, Sasajima T, Azuma N, et al. Factors related to postoperative delirium in patients with lower limb ischemia: a prospective cohort study. Eur J Endovasc Surg. 2012;44:411-5.

[19] Huyn S, Forbang I, Allison MA, et al. Ankle-brachial index, toe-brachial index, and cardiovascular mortality in patients with and without diabetes mellitus. J Vasc Surg. 2014;8 :1-6

[20] Morbach S, Müller E, Reike H, et al. Diabetisches Fuß-Syndrom. Praxisleitlinie DDG. Diabeto-
      logie. 2013;8:180-8.
[21] Uhl C, Steinbauer M, Torsello G, et al. Outcomes after endovascular revascularization in oc-
      togenarians and non-octogenarians with critical limb ischemia. J Endovasc Ther. 2017;24:471-7.
[22] Korhonen M, Biancari F, Soderstrom M, et al. Femoropopliteal balloon angioplasty vs. Bypass
      surgery for CLI: a propensity score analysis. Eur J Endovasc Surg. 2011;41:378-84.
[23] Schaper NC, Andros G, Apelquist J, et al. Diagnosis and treatment of peripheral arterial disease
      in diabetic patients with a foot ulcer. A progress report of the International Working Group on
      the Diabetic Foot. Diabetes Metab Res Rev. 2012;28:218-24.
[24] Hinchliffe RJ, Andros G, Apelquist J, et al. A systematic review of the effectiveness of revascula-
      risation of the ulcerated foot in patients with diabetes and peripheral arterial disease. Diabetes
      Metab Res Rev. 2012;28:179-217.
[25] Jaff MR, White CJ, Hiatt WR, et al. An update on methods for revascularization and expansion
      of the TASC lesion classification to include below-the-knee arteries: a supplement to the inter-
      society consensus for the management of peripheral arterial disease (TASC II). J Endovascular
      Ther. 2015;20(5):465-78.

7.3 Interventionelle und operative Chancen und Risiken bei der PAVK

Wolfgang P. Tigges

Fallbeispiel: Herr Z., 82 Jahre alt, mit diabetischer Polyneuropathie, Zustand nach Myokardinfarkt, niereninsuffizient, mit beginnender Demenz und hochgradiger Visuseinschränkung hat sich eine neue Druckulzeration an der Großzehe zugezogen. Bei nicht tastbaren Fußpulsen zeigt eine farb-kodierte Duplex-Sonographie einen langstreckigen AFS-Verschluss. Die Familie wünscht einen Rat zum weiteren Vorgehen.

Die Behandlung arterieller Durchblutungsstörungen im Alter ist häufig auf die fortgeschrittenen Stadien begrenzt, die in der Klassifikation nach Fontaine einem Stadium IIb/III oder bei Mitbeteiligung von Wunden einem Stadium IV entspricht. Die Wagner-Armstrong-Einteilung klassifiziert das Krankheitsbild des diabetischen Fußsyndroms.

Das Stadium IIb wird definiert mit einer Schmerzsymptomatik im Sinne der Claudicatio intermittens nach einer Gehstrecke von weniger als 200 Meter. Nun ist diese Gehstrecke für den älteren Menschen durchaus nicht immer behandlungsrelevant, da die ohnehin unzureichende Belastung aus anderen Ursachen (z. B. kardial) bereits limitierend wirkt. Bei der Beurteilung der PAVK und einer potenziellen Behandlungsoption muss jedoch immer auch eine Polyneuropathie bei gleichzeitig bestehendem Diabetes mellitus berücksichtigt werden, die die Einteilung nach Fontaine durch die Sensibilitätsstörung kritisch zu werten hat. Der Claudicationsschmerz würde ohne PNP möglicherweise bereits viel früher eintreten, sodass wir eine falsch positive Stadieneinteilung vornehmen.

Tab. 7.5: WIFI-Klassifizierung.

Wound – Klinische Kategorien 1–3

1: klein, oberflächlich
2: tief, mit sichtbaren Sehnen/Knochen
3: ausgedehnt, Destruktion von Teilen des Fußes/großes Fersendefekt

Ischemia – Grad 0–3

ABI-Grad	Ankle systolic pressure	TP	TcPO2
0:	> 0,8	> 100 mmHg	> 60 mmHg
1:	0,6–0,79	70–100 mmHg	40–59 mmHg
2:	0,4–0,59	50–70 mmHg	30–39 mmHg
3:	< 0,39	< 50	< 30

Foot Infection – klinische Manifestation 0–3

0: keine Zeichen
1: milde Infektion
2: moderate, lokale Infektion
3: schwere, systemische Infektion

Eine genauere Einschätzung der Bedrohlichkeit der Extremität und auch der Behandlungsmöglichkeit ist insbesondere bei einer Mitbeteiligung von Wunden durch die Wifi-Klassifikation (Tab. 7.5) gegeben, die in den Merkmalen Wunde (Tiefe, Ausdehnung), Infektion (Ausmaß und Klassifikation nach der Infectious Disease Society of America and international Working Group on the diabetic foot Classification) und Ischämie (Ausmaß und morphologische Kriterien) jeweils 4 Kategorien beschreibt, die auf den jeweiligen klinischen Befund angewandt, eine Aussage bezüglich der Möglichkeit eines Beinerhalts abgeben kann. Die Kategorie für die Ischämie ist dabei sowohl nach ABI-Werten, nach peripheren RR-Werten und tcPO$_2$-Werten unterschiedlicher Größe beschrieben. [1]

Bei den Therapieüberlegungen müssen das Stadium, die Lokalisation der Durchblutungsstörungen und deren Morphologie berücksichtigt werden.

Kann durch ein Gehtraining die Kollateralversorgung nicht verbessert werden, muss entsprechend des Leidensdrucks des Patienten und/oder der Bedrohlichkeit der Extremität bei Vorliegen einer Wunde (z. B. DFS) die Entscheidung für eine Behandlung zur Verbesserung der Durchblutung gestellt werden.

Dabei gilt gerade beim älteren Menschen zunächst die Prämisse *endovaskulär first*, weil Morbidität und Mortalität dieses Eingriffs geringer sind als das operative Vorgehen und die Ergebnisse beider Verfahren je nach Lokalisation und Schweregrad der arteriosklerotischen Veränderungen vergleichbar sind.

7.3.1 Morphologische und anatomische Therapieorientierung

Nach der Stadieneinteilung der TASC-Klassifikation (Transatlantic Intersociety Consensus) werden die arteriosklerotisch bedingten Veränderungen nach morphologischen und anatomischen Gesichtspunkten geordnet. Entsprechend des Ausmaßes der Arteriosklerose wird die Klassifikation in Kategorien ansteigenden Schweregrads von A bis D für die einzelnen Etagen iliakal und femoral/popliteal erstellt, mit der Empfehlung, die Stadien A und B, ggf. C, interventionell sowie im Stadium D und fakultativ im Stadium C die Gefäßrekonstruktion operativ vorzunehmen. Der Empfehlungscharakter hat sich durch die moderne Weiterentwicklung endovaskulärer Methoden und zunehmender Erfahrungen der Interventionen in der klinischen Anwendung sehr stark verändert.

Endovaskuläres/operatives Vorgehen

Becken-Oberschenkel: Endovaskuläre Verfahren haben den Vorteil der lokal eingeschränkten Zugangswege mit der Möglichkeit, die meisten Interventionen mit lokaler Anästhesie vornehmen zu können. Damit kann das endovaskuläre Verfahren auch bei Patienten mit hohem Risikoprofil und fortgeschrittenem Alter erfolgreich eingesetzt werden. Nachteile der Applikation von Kontrastmittel bei Patienten mit Niereninsuffizienz können durch spezielle Techniken mit der Anwendung von CO_2-Angiographien und Interventionen begegnet werden. Die Ergebnisse von PTA oder stentgestützten Anwendungen der Beckenetage und Oberschenkeletage machen bei Stenosen/Verschlüssen gelegentlich Re-Interventionen erforderlich, nach deren wiederholter Prozedur zum Teil gute Ergebnisse erzielt werden können. Im Langzeitvergleich sind die operativ durchgeführten Rekonstruktionen primär jedoch mit besseren Offenheitsraten nachgewiesen worden. Während in der Beckenetage die stentgestützten Anwendungen dominieren und Offenheitsraten von mehr als 90 % nach 5 Jahren (sogenannte *sekundäre Patency* – nach wiederholten Prozeduren) erreichen können [2], ist die Behandlung der AFS bei komplizierten Stenosen und oder Verschlüssen durch die alleinige PTA unbefriedigend. Verfahren mit Drug-eluting-Ballons und Stentplatzierungen bei Verschlusslängen von > 10–12 cm können die Ergebnisse deutlich verbessern.

Unterschenkel: Arteriosklerotische Veränderungen der Unterschenkeletage sind häufig bei älteren Patienten mit Diabetes mellitus ausgeprägt und mit Wunden verbunden und reichen von Stenosen über kurzstreckige Verschlüsse bis zu langen kompletten Segmentabbrüchen einer oder mehrerer Unterschenkelarterien. In der klinischen Einschätzung entsprechen sie der kritischen Extremitätenischämie (CLI) mit einer hohen begleitenden Morbidität, die nicht nur durch den Diabetes, sondern auch durch die Auswirkungen der Ischämie in besonderer Weise geprägt sind. In der Unterschenkeletage haben sich im Wesentlichen die PTA-gestützten Manöver durchgesetzt. Auch langstreckige Veränderungen ganzer Arteriensegmente können technisch endovaskulär rekanalisiert werden, neigen jedoch zu vorzeitigen Verschlüssen und müssen daher engmaschig kontrolliert werden. Eine Alternative besteht dann durch eine Operation mit gefäßrekonstruktiven Eingriffen, die bei vorhandener autologer Vena saphena magna/parva (pedalen oder plantaren Bypässen) selbst bei peripheren Anschlüssen im cruralen oder pedalen Bereich bei langstreckigen Überbrückungen Offenheitsraten (5 J. ~70 %) und Beinerhalt (> 80 %) wie Überleben mit guten Ergebnissen erzielen können [3].

Operative Rekonstruktionen sollten auch dann durchgeführt werden, wenn mit einem endovaskulären Verfahren nur eine Verbesserung des Zustroms, aber kein pulsatiler Fluss bis in die Peripherie erreicht wurde. Dabei kann die Angiosomentheorie berücksichtigt werden, nach der Vorteile einer Wundheilung bei der direkten Revaskularisierung der für die Wunde führenden Unterschenkelarterie beschrieben werden [4]. Je früher die Optimierung der Durchblutung durchgeführt wird, desto größer ist die Chance der Abheilung der Wunde und der Beinerhalt. So kann durchaus berechtigt sein, bei einer Einschätzung des Patienten mit einer oberflächlichen Wunde und einer PAVK in der Ausprägung 1 nach der Wifi-KLassifikation zunächst auf eine Revaskularisation zu verzichten, während es jedoch bei derselben Ausprägung der PAVK bei einer tiefergreifenden Wunde (Ausprägung 2–3) geboten ist, unmittelbar eine Verbesserung der Durchblutung vorzunehmen, insbesondere dann, wenn ebenfalls eine Infektion vorliegt.

In diesen Stadien hat man beim älteren Patienten häufig die Entscheidung für eine Gefäßoperation zu treffen, weil ansonsten in absehbarer Zeit eine Majoramputation droht. Eine solche hat aber ein größeres Mortalitätsrisiko als eine periphere Rekonstruktion an den Gefäßen; darüber hinaus führt eine Majoramputation beim älteren Patienten meistens zur Pflegebedürftigkeit mit erheblicher Einbuße der Lebensqualität. Eine Prothesenversorgung nach Majoramputationen gelingt nur bei einem kleinen Kreis von älteren Menschen, die das 75. oder 80. Lebensjahr überschritten haben (~25 %), sodass die Einholung einer Zweitmeinung gerade in diesen Fällen sinnvoll sein kann.

Hybrideingriffe

Als Hybrideingriff werden die operativen Verfahren bezeichnet, die in Kombination mit interventionellen Techniken erfolgen. Das Operationstrauma kann dadurch minimiert und größere Operationsrisiken können vermieden werden. Das trifft praktisch für alle Lokalisationen und Etagen der Arteriosklerose zu; z. B. bei einem aorto-iliakalen Verschlussprozess (Leriche-Syndrom) kann ein großer operativer Eingriff mit Y-Prothese vermieden werden durch interventionelle Rekonstruktion einer Seite und der Kombination eines Cross-over-Bypass der anderen Seite; ein Vorgehen, das gerade bei den multimorbiden Patienten im fortgeschrittenen Alter mit einem geringeren Risiko durchführbar ist.

Ein weiteres Beispiel für diese sogenannten Hypbrideingriffe sind hochgradige arteriosklerotische Verschluss- oder Stenoseprozesse der Femoralisgabel in der Kombination mit stenotischen oder verschlussbedingten Veränderungen der vorgeschalteten Arteria iliaca oder der nachgeschalteten Arteria femoralis superficialis. Durch einen umschriebenen Eingriff in der Femoralisgabel im Sinne einer TEA (Thrombendarteriektomie) kann der Verschlusszylinder mit sicherer Versorgung der Arteria profunda femoris und anschließender PTA oder stentgestützter PTA der vor- oder nachgeschalteten Verschlussstrecken korrigiert und damit eine komplette Rekonstruktion vorgenommen werden. Gerade die Lokalisation der Femoralisgabel und des Abgangsbereichs der Arteria profunda femoris ist für den Interventionsbereich limitiert.

Dabei kann die Wiederherstellung einer guten Perfusion über die Arteria profunda femoris durchaus auch die Voraussetzung sein, ein Gehtraining mit Aktivierung der Kollateralversorgung überhaupt erst sinnvoll umzusetzen.

Endovaskuläre und offen gefäßchirurgische Verfahren sind keine konkurrierenden Methoden, sondern sollten in spezialisierten Gefäßzentren nach interdisziplinärer Abwägung gezielt angeboten werden.

Gerade Hybrideingriffe können bei geeigneter Indikation Risiken minimieren und Ressourcen schonen.

In den peripheren Regionen, in denen beide Verfahren zur optionalen Anwendung zur Verfügung stehen, werden in der klinischen Anwendung die Vorteile des endovaskulären Vorgehens gegenüber dem operativen Vorgehen bezüglich der 30-Tages-Morbidität (0,4 % gegenüber 2,5 %) und Mortalität (3 % gegenüber 5,5 %) bei Hochrisikopatienten und älteren Patienten als Entscheidungskriterium für diese Patientengruppe genutzt. Diese Vorteile werden nach 2 Jahren jedoch durch die besseren Langzeitergebnisse des operativen Vorgehens aufgehoben, sodass gerade beim älteren Menschen die beiden Verfahren sorgfältig gegeneinander abgewogen werden sollten. Dabei spielt die Lebenserwartung und die Risikoabwägung für das operative Vorgehen bezüglich vorhandener Grundkrankheiten die entscheidende Rolle. Berücksichtigt werden muss dabei auch, dass die operativen Ergebnisse nach einem vorausgegangenen endovaskulären Vorgehen schlechter sind und im Einzelfall eine offene Revaskularisation auch technisch erschwert ist.

Zusammenfassung
- Zur Minderung von Therapierisiken und Optimierung der Lebensqualität bei der Behandlung von Diabetes im Alter mit PAVK, müssen Belastungs- und Mobilitätsgrenzen aus anderen Ursachen (z. B. Immobilität nach Insult oder bei Herzinsuffizienz) bei der interventionellen und operativen Indikationsstellung mitberücksichtigt werden.
- Bei der Beurteilung der PAVK und einer potenziellen Behandlungsoption muss immer auch die diabetische Polyneuropathie berücksichtigt werden, die die Einteilung nach Fontaine durch die Sensibilitätsstörung falsch positiv verändert.
- Endovaskuläre Verfahren sind wegen der meist nur lokalen Anästhesie auch bei Patienten mit hohem Risikoprofil und fortgeschrittenem Alter einsetzbar.

– Bei endovaskulär nicht angehbaren komplizierten Stenosen und oder Verschlüssen müssen operative Risiken gegen Extremitäten- und Mobilitätserhalt abgewogen werden.
– CO_2-gestützte Angiographien und Interventionen sollten insbesondere für niereninsuffiziente Patienten bevorzugt werden.
– Hybrideingriffe können bei geeigneter Indikation Risiken minimieren und Ressourcen schonen.

Literatur

[1] Mills JL , Conte MS, Armstrong DG, et al. J Vasc Surg. 2014,59(1):220-34.
[2] Antoniou GA, Chalmers N, Georgiadis GS, et al. A meta-analysis of endovascular versus surgical reconstruction of femoropopliteal arterial disease. J Vasc Surg 2013. Jan;57(1):242-53.
[3] Jaff MR, White CHJ, Hiatt WR, et al. An update on methods for revascularization and expansion of the TTASC lesion classification to include below-the-knee ateries. A supplement to the inter-society consensus for the management of peripheral arterial disease (TASC II). J Endovasc Ther. 2015;657-71.
[4] Neville RF, Sidawy AN. Surgical bypass: when is it best and do angiosomes play a role? Semin Vasc Surg. 2012;25(2):102-7.

7.4 Fußchirurgie

Ralph Springfeld

Fallbeispiel: Frau S. ist 82 Jahre und hat einen schmerzhaften Hallux valgus. Sie ist fit und aktiv. Eine operative Korrektur des Hallux valgus ist nach eingehender Aufklärung über Operation und Nach-behandlung möglich. Diese Konstellation ist eher selten. Wie würde sich ein Druckulkus am Großzeh auf die Überlegung zur operativen Korrektur auswirken. Als Ursache stellt sich zusätzlich eine senso-motorische Neuropathie bei Diabetes mellitus Typ 2 heraus. Ist eine operative Korrektur indiziert oder sogar dringend notwendig? Der Arztbrief der letzten stationären Behandlung liegt vor. Es wurde eine noch asymptomatische Gefäßverschlusserkrankung vom Unterschenkeltyp diagnostiziert. Was kann der Patientin empfohlen werden? Im Gespräch berichtet sie über den Tod ihres Mannes im ver-gangenen Jahr, die Kinder seien schon vor langer Zeit in eine andere Stadt gezogen. Dies wäre eine typischere Konstellation, abgesehen davon, dass in einer Regelsprechstunde für eine solche ausführ-liche Anamnese kaum Zeit wäre. Welche Empfehlungen/Bedenken hätten Sie?

7.4.1 Hintergrund

Die Chirurgie des älteren und alten Menschen rückt aus demographischen Gründen zunehmend in allen chirurgischen Fächern in den Fokus des Interesses, so auch in der Fußchirurgie. Im Laufe des Lebens kumulieren erworbene Deformitäten des Fußes, Unfallfolgen, neurologische Erkrankungen und diabetesspezifischen Ver-änderungen.

Die Bedeutung der peripheren Gefäßerkrankungen wurden in den vorigen Kapiteln ausführlich dargestellt. In Hinblick auf chirurgische Korrekturen am Weichgewebe- und Knochen-Gelenk-System stellt die Optimierung der Durchblutung eine Conditio sine qua non dar.

Besondere Bedeutung in Hinblick auf Krankheitsentstehung aber auch postoperative Wund- und Knochenheilung stellt die diabetische, periphere Polyneuropathie dar.

Nicht selten entwickeln sich in fortgeschrittenem Lebensalter im Rahmen der Stoffwechselentgleisung zusätzliche Erkrankungen mit Bedeutung für Mobilität und Schmerzentwicklung. Hierzu zählen beispielsweise die Gicht in Form der Arthritis urica, unverändert oft und ungeklärt den Großzeh (Podagra) betreffend, wie auch Erkrankungen aus dem Formenkreis der rheumatoiden Arthritis.

Für die chirurgische Therapie bergen einige der modernen Antirheumatika (Biologicals) erhebliche Komplikationsmöglichkeiten, insbesondere in Hinblick auf Wund- und Knochenheilung. Biologicals müssen aus diesem Grund für die doppelte Halbwertszeit präoperativ pausiert werden. Auch bei Leflunomid ist Vorsicht geboten.

Nicht zuletzt sind viele Patienten im Laufe Ihres Lebens bereits an den Füßen operiert worden. Hier muss die möglicherweise gestörte Anatomie bei der Bewertung der Deformitäten und Planung des operativen Vorgehens berücksichtigt werden.

Großen Raum in der Planung eines operativen Vorgehens nimmt mittlerweile die postoperative Behandlung und Versorgung der Patienten ein. Ist es dem Patienten überhaupt möglich, einem bestimmten Regime zu folgen? Allein die Benutzung von Unterarmgehstützen kann wegen Läsion der Rotatorenmanschette des Schultergelenks ein Problem darstellen. Längere Entlastungen eines Fußes oder Beines, spezielle Orthesen oder Lagerungsschienen werden von älteren und alten Patienten oft nicht toleriert. Die soziale Situation des Patienten kann erhebliche Probleme bergen. Die alleinlebende Patientin mit Treppen im Mietshaus ohne Fahrstuhl oder der Patient auf dem Lande, der ohne PKW von der Welt abgeschnitten ist, sind mittlerweile keine Seltenheit mehr.

7.4.2 Indikationsstellung

Die wesentlichen Fragen für die Indikation eines operativen Vorgehens sind:
1. Ist für die bestehende Deformität die Chirurgie die einzige Lösung?
2. Welches chirurgische Verfahren ist unter Berücksichtigung von Alter und Begleiterkrankungen adäquat?
3. Ist der Patient in der Lage, die postoperative Behandlung zu realisieren?

Für die chirurgische Therapie ist es notwendig die verschiedenen Formen des Diabetes mellitus und mögliche Komplikationen zu unterscheiden. Der gut eingestellte Diabetes stellt keine Kontraindikation für chirurgische Korrekturen am Fuß dar. Dies gilt auch in höherem Alter. Die Operation eines Hallux valgus (Ballenfuß) oder

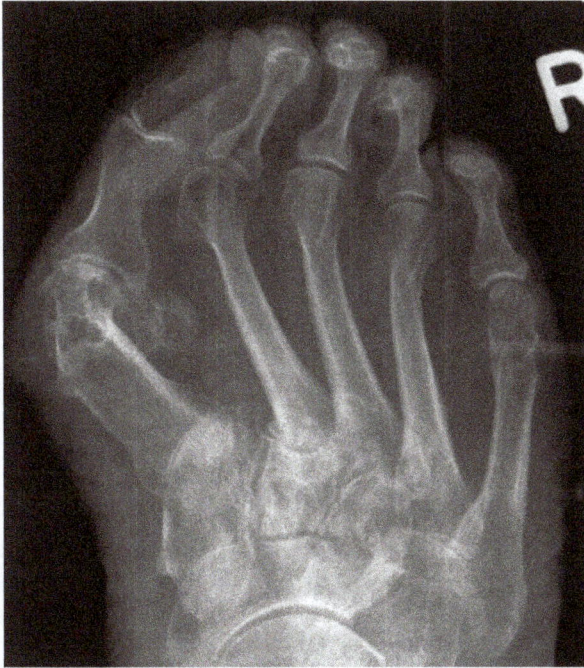

Abb. 7.6: Komplexe Deformität eines Vorfußes im Röntgenbild ap. mit Hallux valgus, rheumatoider Arthritis und Pes adductus.

Hallux rigidus (Arthrose im Großzehengrundgelenk) können entsprechend den Empfehlungen der Fachgesellschaften erfolgen [3] (Abb. 7.6). Gleiches gilt für die Operation von Hammerzehen. Für den alten Menschen sollte jedoch beachtet werden, dass nach Möglichkeit ein definitives Verfahren gewählt wird. Für das Großzehengrundgelenk ist die Arthrodese (Versteifung) ein sehr geeignetes Verfahren. Dies gilt für den Hallux valgus als auch für den Hallux rigidus. Mit Fräßsystemen kann eine gute Kongruenz der Arthrodeseflächen erzielt werden. Dies fördert die knöcherne Heilung. Stabile Titanimplantate als Schrauben oder Platten mit flachem Profil oder eine Kombination aus beidem bieten eine gute Primärstabilität (Abb. 7.7). Dies bedeutet für die Nachbehandlung, dass eine Sandale mit steifer Sohle oder ein Verbandschuh getragen werden können. Eine sofortige Teilbelastung an Unterarmgehstützen ist damit möglich. Dieses Nachbehandlungsregime ist auch noch älteren Patienten mit leichten funktionellen Einschränkungen zuzumuten. Patienten mit ausgeprägter PNP oder anderen Einschränkungen der Gang- und Standsicherheit oder demente Patienten sind hierfür nicht geeignet. Funktionell wird durch den Erhalt der Länge und Stabilität des Großzehenstrahls ein sehr gutes Resultat erzielt. Die Entfernung des Titanmaterials ist nicht notwendig. Auch für Patienten mit einer zusätzlichen rheumatischen Diathese ist diese Operation gut geeignet.

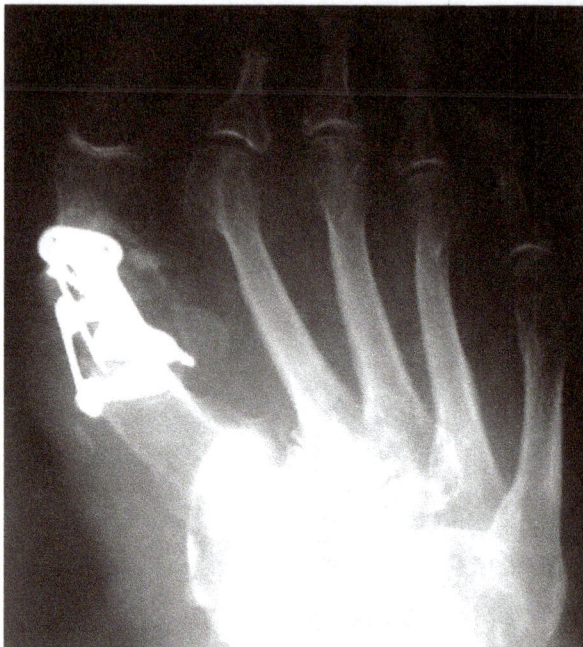

Abb. 7.7: Arthrodese des Großzehs in Korrekturstellung mit Doppelplattenosteosynthese im Röntgenbild ap.

7.4.3 Fußchirurgie bei diabetischer Polyneuropathie

Gänzlich anders muss die Situation bei Patienten mit Diabetes und peripherer Neuropathie (PNP) beurteilt werden. Die Genese dieser PNP ist nach wie vor unklar. Negative Einflüsse dieser Neuropathie sind auf jeder Ebene der Entwicklung und Behandlung von Deformitäten zu beobachten. Typisches Beispiel ist die Entstehung von Hammer- und Krallenzehen. Die Fehlsteuerung der intrinsischen Fußmuskulatur führt zur Deformität. Im Laufe der Zeit wird aus einer zunächst flexiblen eine kontrakte Deformität. Die typische Läsion an der Zehnspitze ist allgemein bekannt. Die Nageldeformität und eventuell Onychomykose treten hinzu. Der Nagel wird durch ständige einwirkende Bodenkräfte zerstört und somit anfällig für die Pilzinfektion. Die Hyperkeratose der Zehenspitze entwickelt sich zum Malum perforans, die Infektion des Druckgeschwürs ist dann nur eine Frage der Zeit (Abb. 7.8).

Diese Veränderungen entstehen schleichend und wegen der sensiblen Neuropathie vom Patienten oft unbemerkt. Die periphere Neuropathie ist somit auslösendes Moment der Deformität und verhindert gleichzeitig eine frühzeitige adäquate Therapie. Es besteht kein Leidensdruck, die Notwendigkeit einer Therapie ist für den Patienten oft wenig verständlich. Aufgrund der reduzierten sensiblen Wahrnehmung werden auch Infektionen erst spät bemerkt (Abb. 7.9). Daher ist in der Behandlungskette wichtig, dass auch auf Hausarztebene die beschriebenen Entwicklungen frühzeitig erkannt und falls möglich noch angegangen werden. Gerade im Anfangsstadi-

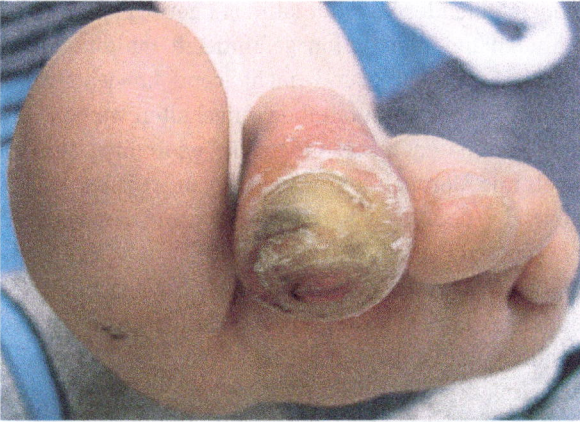

Abb. 7.8: Krallenzehe mit Druckgeschwür und Nageldeformität.

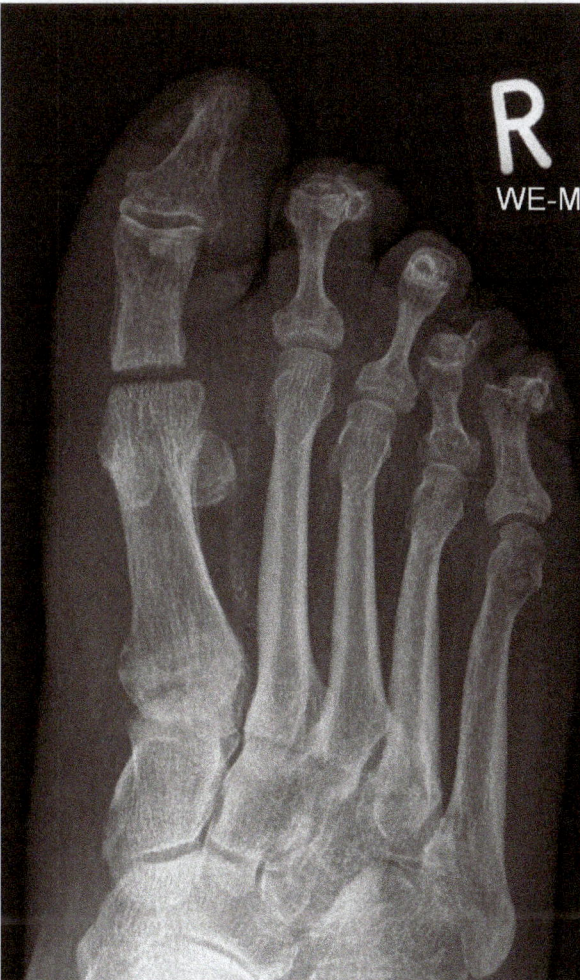

Abb. 7.9: Hallux valgus mit knöcherner Infektion des Großzehengrundgelenks im Röntgenbild ap.

um einer Zehendeformität mit noch fehlender Rigidität kann mit geringem Aufwand selbst bei funktionell eingeschränkten und interventionsgefährdeten, multimorbiden Patienten noch diese schleichende Entwicklung und nachfolgend unwiederbringliche Einschränkungen der Mobilität durch Amputationen aufgehalten werden. Die operative Behandlung der Zehendeformitäten, insbesondere die Tenotomien, sind im Lehrbuch von Hochlehnert, Engels und Morbach sehr praxisrelevant erläutert [2].

Der Zugang zu einer ausreichenden podologischen Versorgung und dem anderen sonst oft gut funktionierenden professionellen „Frühwarnsystem" auch für funktionell eingeschränkte und immobile Patienten wird oft unmöglich gemacht: Podologische Hausbesuche werden leider, trotz der gesetzlichen Verpflichtung dazu, bei Kassenzulassung aufgrund des hohen Aufwands und der relativ geringen Vergütung von den Podologen zunehmend vermieden.

Das Verhalten der Patienten wegen fehlender Schmerzantwort als „non compliant" zu definieren, ist ein fataler Fehler der Behandler. Das Unvermögen der Patienten sowohl die sensible als auch die motorische Kontrolle über die Füße wiederzuerlangen, muss jedem Operateur vor einer Operation klar sein. Für eine auch postoperativ geltende Sinnhaftigkeit von Operationsindikationen bei funktionell eingeschränkten Patienten mit Diabetes mellitus sollten im Zweitmeinungsverfahren die mitbehandelnden Diabetologen und möglichst auch die Kollegen der Geriatrie mit eingebunden werden.

Die Neuropathie kann ein höchst dramatisches Krankheitsbild auslösen, die Charcot-Arthropathie (CN). Bei älteren oder alten Menschen tritt die akute CN selten auf. Aber nicht wenige Patienten haben im Laufe ihrer Diabeteserkrankung eine CN durchgemacht. Dies kann Ursache für eine erhebliche Deformität des Fußes sein. Wichtiger ist jedoch die Erkenntnis, dass die CN auch eine Störung des Knochenstoffwechsels darstellt. Wie und auf welche Weise diese Störung entsteht und unterhalten wird, ist nach wie vor umstritten. Wesentlich ist die Feststellung einer gestörten Knochenheilung bei Patienten mit Neuropathie. Dies sollte jedem Operateur bewusst sein, Osteosynthesen bedürfen bei neuropathischen Patienten einer wesentlich längeren Schonung. Entlastungszeiten müssen in grober Näherung verdoppelt werden. Osteosynthesen müssen stabiler als in der Traumatologie üblich sein. Nicht zuletzt muss dem Behandler klar sein: Ein neuropathischer Patient kann nicht teilbelasten. Für die Operationsplanung bedeutet dies besondere Vorsicht bei der Planung von knöchernen Korrekturoperationen und Arthrodesen.

7.4.4 Operative Verfahren beim diabetischen Fußsyndrom

Operationstechniken, die keiner knöchernen Heilung bedürfen, sind oftmals von Vorteil. Arthroplastiken z. B. am Großzehengrundgelenk nach Keller-Brandes (Abb. 7.10) oder an den proximalen Interphalangealgelenken (PIP) bei kontrakten Hammerzehen nach Hohmann sind bei dieser Patientengruppe erfolgreiche Verfahren [3]. Postoperative Belastung ist möglich. Die Heilung der Weichgewebe ist das Operationsziel. Der sonst gefürchtete Belastungsschmerz bei Arthroplastiken ist für Patienten mit Neuropathie nicht relevant. Dies ist vielleicht der einzige Vorteil der Neuropathie, wenn auch nur ein unbedeutender, da selbige kausal für die Behandlung ist.

Eine wesentliche Komplikation der diabetischen Neuropathie sind die plantaren Druckgeschwüre. Die Ursachen sind mannigfaltig: gestörtes Alignement oder Verlust von Metatarsalköpfen, Druckläsion durch Gelenkluxation, Extensionskontraktur der Zehengrundgelenke durch intrinsische Muskelstörung, Arthrofibrose durch Gewebsglykolisierung, Achillessehnenverkürzung mit Ausbildung eines funktionellen Pes equinus und vieles mehr. Die Entwicklung eines Druckgeschwürs über Hyperkeratose, Unterblutung derselben bis zur manifesten Läsion verläuft oft unbemerkt und innerhalb weniger Tage. Die Tiefe des Defekts hängt von der Dauer des Bestehens der Läsion und der Fortdauer des Einwirkens der verursachenden Noxe ab. Ob eine Infektion hinzutritt, wird durch Anzahl und Pathogenität der eindringenden Keime sowie durch die Abwehrlage des Patienten bestimmt. Die wesentliche Therapie be-

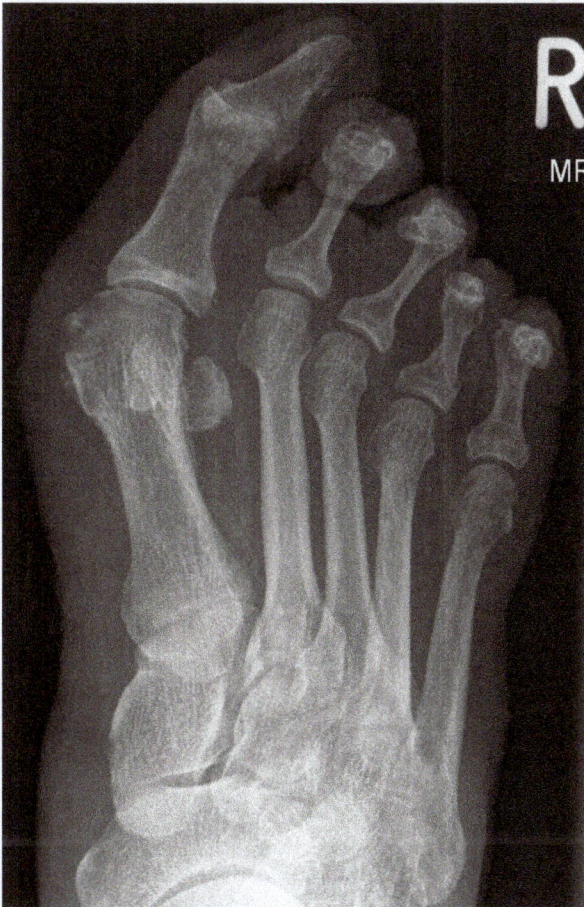

Abb. 7.10: Korrektur mit Ausräumung des Infekts und Arthroplastik nach Keller-Brandes.

steht in der Entlastung des Geschwürs. Hier sind viele konservative Prozeduren möglich. Läsionen, die durch Fehlstellungen von Knochen und/oder Gelenken (Abb. 7.11) entstehen, können nachhaltig durch Operationen entlastet werden. Die Abtragung von Exostosen, die Reposition von Gelenken und die Angleichung der Metatarsalgeometrie sind nur einige Beispiele. Bei Luxationen der Zehengrundgelenke kommt es zu einer mechanischen Metatarsalkopfbelastung durch das Aufreiten der Zehengrundphalanx auf dem Metatarsus und den Zug der Strecksehen mit einem Kraftvektor nach plantar (Abb. 7.12). Hier entstehen dann Keratose und Geschwür. Die Reposition des Gelenks durch Resektion der Phalanxbasis und Interposition der Strecksehne als Arthroplastik (Abb. 7.13) ist ein probates Verfahren, diese Deformität zu beheben, beschrieben durch David Stainsby.

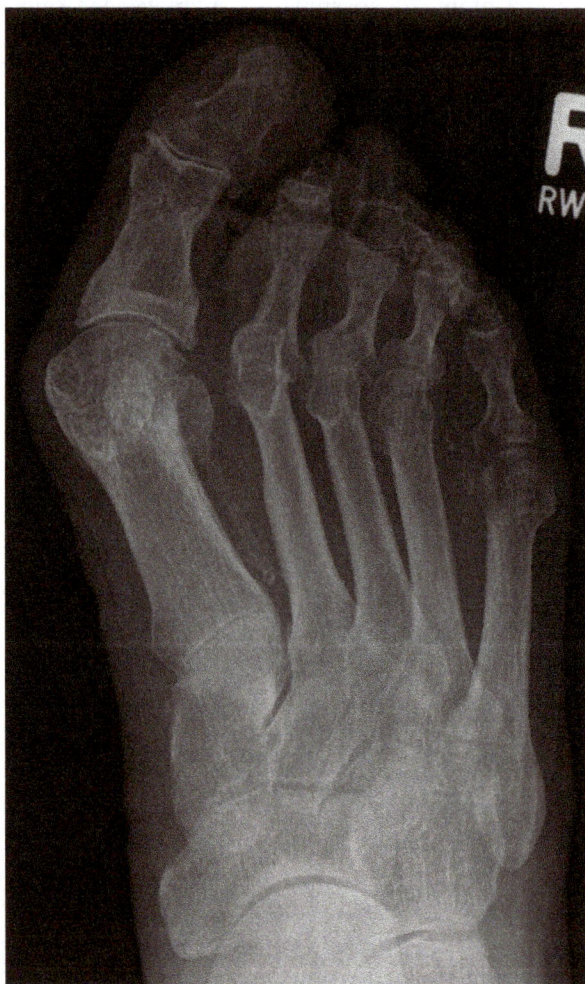

Abb. 7.11: Luxation der Zehengrundgelenke (MTP) im Röntgenbild ap.

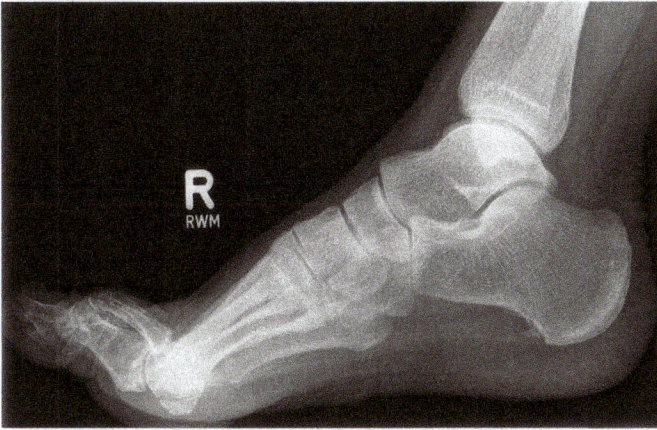

Abb. 7.12: Luxation der Zehengrundgelenke im seitlichen Röntgenbild. Die Druckentwicklung auf die Metatarsalköpfchen ist gut zu erkennen.

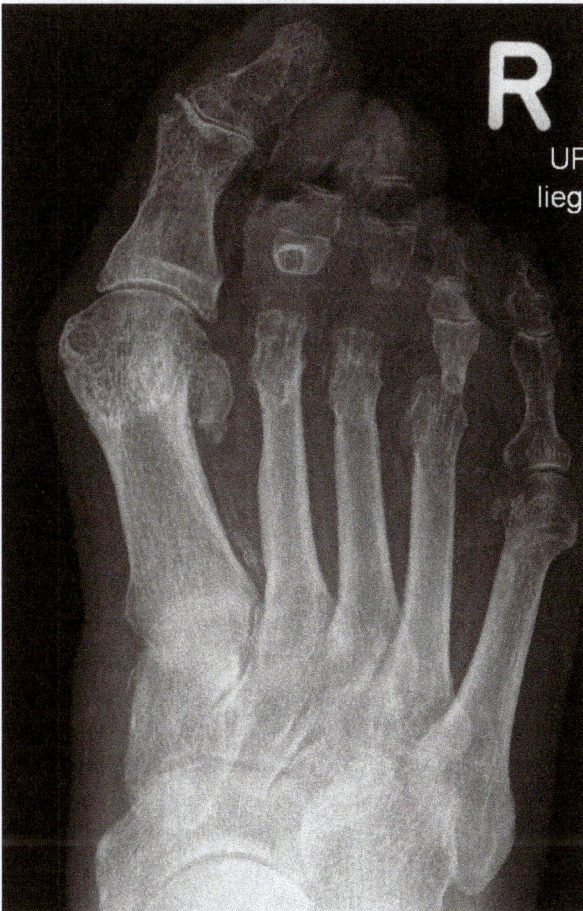

Abb. 7.13: Reposition der MTP-Gelenke nach Stainsby im ap-Röntgenbild.

Die Überlastung des Vorfußes kann auch durch eine Verkürzung der Achillessehne (AS) verursacht werden. Die Prüfung der Beweglichkeit im oberen Sprunggelenk (OSG) gehört zu jeder klinischen Untersuchung des Fußes, ebenso der Silverskjöld-Test. Die Verkürzung der Achillessehne kann durch diesen Test den einzelnen Anteilen der Sehne zugeordnet werden. Untersucht wird die Beweglichkeit des OSG in Beugung und Streckung des Kniegelenks. Da der Ansatz der Muskelköpfe des M. gastrocnemius beidseits am distalen Femur erfolgt, kann eine Verkürzung dieser von der des M. soleus unterschieden werden (Ansatz an der dorsalen Tibia). Ist der M. gastrocnemius verkürzt, führt die Streckung des Kniegelenks bei verkürzter AS in den Spitzfuß. Ist auch der M. soleus verkürzt, besteht ein struktureller Spitzfuß. Diese Unterscheidung hat operative Konsequenzen. Zum einen birgt eine unbehandelte AS-Verkürzung ein erhebliches Risiko eines Rezidivs des Druckgeschwürs im Vorfuß oder andererseits gelingt die Abheilung nicht. Die Verlängerung der Sehne des M. gastrocnemius in Sinne eines Releases wurde bereits durch Oskar Vulpius 1913 beschrieben. Der anatomisch dahinterliegende M. soleus wird nicht inzidiert. Dadurch wird die Gefahr einer Überdosierung der Verlängerung minimiert. Dieses Operationsverfahren in Kombination mit einer 2-Schalenorthese oder Total Contact Cast (TCC) zur Entlastung der Druckläsion stellt eine probate therapeutische Kombination dar.

Die Behandlung der Infektionen bei Patienten mit neuropathischen Läsionen stellt ein eigenes Kapitel dar. Es gelten die Regeln der septischen Chirurgie. Durch eine PAVK, diabetische immunologische Inkompetenz der Patienten oder auch Niereninsuffizienz stellen die Knochen- und Weichteilinfektionen dieser Patientengruppe ein ernsthaftes Problem dar. Multiresistente Erreger sind keine Ausnahmeerscheinungen mehr.

Die Abtragungen von Exostosen im Mittel- und Rückfuß sind chirurgisch ohne großen Aufwand möglich. Druckspitzen können reduziert, Druckgeschwüre somit entlastet werden. Die Morbidität dieser Eingriffe ist bei sorgfältiger Planung gering. Neuerdings stehen hierfür auch perkutane Osteotomiesysteme zur Verfügung, die die Invasivität der Operationen wesentlich reduzieren.

Korrigierende knöcherne Eingriffe am Rückfuß bedürfen besonderer Planung, insbesondere in der postoperativen Phase. Grundsätzlich sind diese aber in jedem Alter möglich. Der instabile oder nicht plantigrade Fuß stellt die Orthopädieschuhtechnik vor kaum lösbare Probleme. Dies gilt es, solange die postoperativ notwendigen Entlastungen durch den Patienten noch eingehalten werden kann, durch achsgerechte Arthrodesen zu beheben.

Bei einigen wenigen Patienten entwickelt sich eine schmerzhafte Neuropathie. Ein mit Medikamenten nur schwer zu behandelndes Krankheitsbild. Hier ist oftmals der Neurologe oder Schmerztherapeut gefragt. Unter besonderen Umständen kann eine operative Nervenfreilegung (Neurolyse) eine gute Schmerzlinderung erzielen.

Für nicht in jedem Fall zu umgehende Amputationen sei auf die Monographien von Greitemann (2016) [1] und Schäfer (2018) [4] hingewiesen.

Zusammenfassung
- Im Laufe des Lebens kumulieren Deformitäten des Fußes.
- Der gut eingestellte Diabetes mellitus stellt auch im Alter keine Kontraindikation für chirurgische Korrekturen am Fuß dar.
- In der Planung eines operativen Vorgehens muss die postoperative Behandlung und Versorgung des Patienten und seine Fähigkeiten, einem bestimmten Regime zu folgen, mitberücksichtigt werden.
- Die sensible als auch die motorische Einschränkung der Füße werden durch ein operatives Vorgehen nicht verbessert. Das muss jedem Operateur vor einer Operation klar sein.
- Neurolysen können bei schmerzhafter Neuropathie wesentliche Linderung erzielen.
- Klassische Operationsverfahren, deren Prinzip auf knöcherner Korrektur und Heilung beruht, sind bei funktionell stärker eingeschränkten Patienten mit Diabetes mellitus und peripherer Neuropathie (PNP) ungeeignet und sollten nur nach interdisziplinärer Rücksprache mit Diabetologen und Geriatern vorgenommen werden. Die veränderte Heilung von knöchernen Läsionen bzw. Operationen kann nur unterschätzt werden.
- Neben der medizinischen spielt auch die soziale und familiäre Situation des älteren Menschen eine erhebliche Rolle bei der Indikation zum operativen Vorgehen.

Literatur

[1]   Greitemann B, Brückner L, Schäfer M, Baumgartner R. Amputation und Prothesenversorgung. 4. Aufl. Stuttgart: Thieme; 2016.
[2]   Hochlehnert D, Engels G,Morbach S. Das diabetische Fußsyndrom - Über die Entität zur Therapie. Berlin Heidelberg: Springer; 2014.
[3]   Zwipp H, Rammelt S. Tscherne Unfallchirurgie: Fuß. Berlin Heidelberg: Springer; 2014.
[4]   Brückner L, Schäfer M, Gawron O, et al. Kompendium - Qualitätsstandard im Bereich Prothetik der unteren Extremität. Dortmund: OT; 2018.

8 Behandlung des arteriellen Hypertonus im Alter

Andreas Klinge, Ingo Krenz

Fallbeispiel: Frau F., 84 Jahre, leidet seit 12 Jahren an einem Diabetes mellitus Typ 2. Mit dem Diabetes wurde auch die Diagnose einer arteriellen Hypertonie gestellt. Nachdem ihr alter Hausarzt in Rente gegangen ist, kommt sie zu Ihnen in die Praxis. Sie wird von ihrer Tochter als sonst noch sehr rüstig beschrieben, scheint aber jetzt ein wenig verwirrt und ist in der letzten Woche erstmalig auch gestürzt. Es zeigt sich in den ersten 3 Praxismessungen ein RR-Wert von durchschnittlich 152/94 mmHg. Sie wurde bislang mit einem Betablocker, einem ACE-Hemmer und Hydrochlorothiazid behandelt. Im Labor zeigt sich eine Niereninsuffizienz mit einer eGFR von 42 ml/min und eine Hyponatriämie von 128 mmol/l. Wie würden Sie weiter vorgehen?

8.1 Epidemiologie

Bluthochdruck ist die häufigste Erkrankung in allen westlichen Industriegesellschaften. Zwei von drei 70-Jährigen leiden in der Bundesrepublik an einem arteriellen Hypertonus. Frauen (nach der Menopause) und Männer sind gleichermaßen betroffen.

8.2 Makrovaskuläre Folgeerkrankungen

Der arterielle Hypertonus ist ein wesentlicher Risikofaktor für zahlreiche makrovaskuläre Folgeerkrankungen, wie Schlaganfall, Herzinfarkt, Herzinsuffizienz, Nierenversagen, Aortenaneurysma, vaskuläre Demenz, Vorhofflimmern, periphere arterielle Verschlusskrankheit und Verkalkungen der hirnversorgenden Arterien. Die Hälfte der Deutschen stirbt an kardiovaskulären Erkrankungen.

8.3 Auswirkung auf mikrovaskuläre Folgeerkrankungen bei Diabetikern

Eine bereits vorhandene diabetische Retino- oder Nephropathie wird durch einen schlecht eingestellten arteriellen Hypertonus verschlechtert. Bei fortgeschrittenen Veränderungen (proliferative Retinopathie bzw. großer Proteinurie) ist die weitere Progression von der Blutzuckereinstellung entkoppelt. In dieser Situation ist dann die Hypertoniebehandlung der entscheidende prognostische Faktor.

https://doi.org/10.1515/9783110436457-008

8.4 Diagnose

Die Diagnose eines arteriellen Hypertonus wird gestellt, wenn der Patient in Gelegenheitsmessungen mehrfach Werte > 140/90 mmHg aufwies. Diesem Wert entspricht ein Blutdruck von 130/80 mmHg als Mittelwert in der Langzeitblutdruckmessung. Die Langzeitblutdruckmessung wird zunehmend als diagnostisches Mittel bevorzugt.

8.4.1 Sekundärer oder primärer Hypertonus?

Bei älteren Patienten entfallen 90–95 % der Fälle in die Kategorie essenzielle oder primäre Hypertonie. Die aufwendige Suche nach einer sekundären Hypertonie wird nur empfohlen, wenn sich der Blutdruck mit maximal 3 Medikamenten unter Einschluss eines Diuretikums nicht auf Werte < 140/90 mmHg senken lässt.

8.4.2 Der Blutdruck ist ein Surrogatparameter!

Das eigentliche Ziel der Therapie ist die Verhinderung von Folgeschäden. Die meisten Patienten mit einem arteriellen Hypertonus erleiden keine Folgeschäden. Jedoch fehlen bislang diagnostische Verfahren, die es erlauben würden, Patienten, die im Risiko stehen, von denen ohne Risiko, zu unterscheiden.

Dies gelingt leicht in fortgeschrittenen Stadien mit offensichtlichen Zeichen der Organdysfunktion (z. B. eingeschränkte Nierenfunktion, Herzinsuffizienz). Frühe Risikomarker eines Hypertonieschadens an Herz und Gefäßen sind Proteinurie einschl. Mikroalbuminurie, linksventrikuläre Hypertrophie und/oder diastolische Dysfunktion (E/E'). Auch eine erhöhte Pulswellengeschwindigkeit, eine sonographisch erkennbare Verdickung der Intima-Media der hirnversorgenden Arterien und ein Knöchel-Arm-Index > 0,9 als Hinweis auf eine PAVK geben Anhalt für bereits vorhandene Folgen eines arteriellen Hypertonus.

Nach zwei dieser Veränderungen sollte bei jedem Patienten mit einer neu entdeckten arteriellen Hypertonie aktiv gesucht werden. Es ist die Untersuchung des Urins auf Spuren von Albumin (Mikroalbuminurie) sowie die Durchführung einer Echokardiographie mit der Frage nach einer linksventrikulären Hypertrophie. Patienten mit einer oder mehrerer der genannten Veränderungen weisen ein besonders hohes Risiko für die Entwicklung von Endorganschäden auf und bedürfen der konsequenten Einstellung des Blutdrucks auf Zielwerte.

8.5 Therapie

Die Therapie eines arteriellen Hypertonus ist eine primärprophylaktische Intervention. Es steht eine Vielzahl gut wirksamer und gut verträglicher Medikamente zur Verfügung.

Mehrere placebokontrollierte Studien (SHEP, STOP, Syst-Eur, HYVET), die seit den 80er Jahren des vorherigen Jahrhunderts durchgeführt wurden, haben einen positiven Effekt der Blutdrucksenkung auf die Verhinderung von kardiovaskulären Endorganschäden, wie Herzinfarkt und Schlaganfall, sowie (nicht in allen Studien) eine Reduktion der Gesamtsterblichkeit zeigen können.

Offen bleibt die Frage nach dem richtigen Zielwert. Nachdem die Zielwerte für ältere Patienten Ende 2013 sowohl in den US-amerikanischen (JNC 8) [1] wie auch den europäischen (ESH/ESC) Leitlinien [2] insbesondere aufgrund der Daten der HYVET- und des Hypertoniearms der ACCORD-Studie zunächst auf < 150/90 mmHg angehoben worden waren, ist die Diskussion über die Zielwerte durch die Veröffentlichung der Ergebnisse der über 75-jährigen Teilnehmer aus der SPRINT-Studie [3] neu entfacht worden (verglichen wurden die kardiovaskulären Ereignisse einer intensiv behandelten Gruppe gegenüber einer gemäß den aktuellen Standards behandelten Gruppe. Menschen mit Diabetes waren dabei ausgeschlossen. Die jeweils erreichten Blutdruckwerte waren: 123/62 mmHg in der intensiv behandelten Gruppe gegenüber 135/67 mmHg in der Kontrollgruppe. Über einen Zeitraum von wenig mehr als 3 Jahren schnitt die Gruppe mit der strafferen Blutdruckeinstellung hinsichtlich eines kombinierten Endpunkts aus Herzinfarkt, Schlaganfall, Angina pectoris, dekompensierter Herzinsuffizienz und kardiovaskulärem Tod signifikant besser ab. Es bedurfte lediglich 27 Studienteilnehmern mit straffer eingestelltem Blutdruck, um einen kombinierten Endpunkt zu vermeiden. Auch die Gesamtmortalität konnte signifikant reduziert werden (NNT = 41). Dabei wurde der kombinierte Endpunkt wesentlich durch die signifikante Reduktion des Endpunkts Herzinsuffizienz getrieben, Herzinfarkte und Schlaganfälle konnten nicht signifikant beeinflusst werden.

Doch es gab einen Preis für dieses gute Ergebnis. In beiden Studienarmen hatten fast die Hälfte der Teilnehmer (> 48 %) Nebenwirkungen, die als ernste Zwischenfälle *(serious adverse events)* eingestuft wurden. In der Gruppe mit straffer eingestelltem Blutdruck waren es zahlenmäßig mehr Zwischenfälle, jedoch nicht statistisch signifikant. Dazu gehörten: Tod, lebensbedrohliche Zwischenfälle, Krankenhausaufenthalte, Hypotension, Synkopen, akutes Nierenversagen, Elektrolytstörungen. Stürze mit Verletzungen kamen in beiden Gruppen bei jedem 20. Teilnehmer vor, waren in der straff eingestellten Gruppe nicht signifikant häufiger (5,5 %).

Eine Interpretation der Studienergebnisse könnte lauten, dass insbesondere diejenigen, die die (bereits in der Kontrollgruppe) im Vergleich zu den bisher empfohlenen Zielwerten straffe Blutdruckeinstellung verkrafteten, davon profitiert haben.

Für die Praxis bedeutet dies, dass bei einem individuellen Patienten um das 80. Lebensjahr mit Hochdruck sehr gut abgewogen werden muss, welcher Zielwert angestrebt wird. Eine Blutdrucksenkung auf Werte < 140/80 mmHg bringt keine weitere Reduktion des Risikos für Herzinfarkt oder Schlaganfall, wohl aber eine Reduktion des Risikos der Entwicklung einer Herzinsuffizienz. Es muss damit gerechnet werden, dass die Hälfte der Patienten, bei denen der Therapeut die weitere Senkung des Blutdrucks versucht, Nebenwirkungen erleben werden. Dies sollte/muss dem Patienten im Rahmen der Aufklärung offengelegt werden und in einer gemeinsamen Diskussion der anzustrebende Zielwert festgelegt werden.

Ein Wort sei noch zu der in der SPRINT-Studie verwandten Blutdruckmessmethode gesagt. Es wurde mit einem automatischen Messgerät der Mittelwert von 3 Messungen gebildet. Diese Werte sind nicht mit Gelegenheitsmessungen vergleichbar, sondern korrelieren am ehesten mit dem Mittelwert einer Langzeitblutdruckmessung. Im Vergleich zu Gelegenheitsmessungen und dem Vergleich mit Zielwerten in Leitlinien sollten ca. 10/5 mmHg auf die in SPRINT erreichten Werte aufgeschlagen werden. Die Wertigkeit der unterschiedlichen Messverfahren zeigt Tab. 8.1.

Tab. 8.1: Blutdruckmessung: Praxis-Messung vs. Selbst-Messung vs. 24-h-Blutdruckmessung.

Methode	Praxis-Messung	Selbst-Messung	24-h-Messung
Vorteil	Einfach beim Arztbesuch durchführbar	Erfasst realistische Werte in der Lebensumgebung des Patienten	Hohe Zuverlässigkeit durch die Beurteilung vieler Blutdruckwerte. Beurteilung des Blutdruckverlaufs in der Nacht. Goldstandard für Diagnose und vor allem Therapieverlauf
Nachteil	Wenig verlässlich. Die Werte liegen in der Regel höher als außerhalb der Praxis	Schulungsaufwand, finanzieller Aufwand für den Patienten, keine Beurteilung nächtlicher Blutdruckwerte	Hoher Aufwand

8.5.1 Praktische Durchführung der Therapie

Die Leitlinien deutscher und internationaler Fachgesellschaften empfehlen 3 Medikamentengruppen als Mittel der ersten Wahl (ACE-Hemmer/Angiotensin-Rezeptor-Blocker, Diuretika, Kalziumantagonisten vom Dihydropyridin-Typ). Betablocker gehören nicht mehr zur ersten Wahl.

Eine sinnvolle Stufentherapie zeigt Tab. 8.2.

Tab. 8.2: Stufentherapie mit Antihypertensiva.

	Aktueller RR < 20 mmHg vom Zielbereich entfernt	**Aktueller RR > 20 mmHg vom Zielbereich entfernt**
1. Stufe	ACE-Hemmer* oder Ca-Antagonist	ACE-Hemmer* + Ca-Antagonist oder ACE-Hemmer + Thiazid-Diuretikum
2. Stufe	ACE-Hemmer + Ca-Antagonist oder ACE-Hemmer + Thiazid-Diuretikum	ACE-Hemmer* + Ca-Antagonist + Thiazid-Diuretikum
3. Stufe	ACE-Hemmer + Ca-Antagonist + Thiazid-Diuretikum	ACE-Hemmer* + Ca-Antagonist + Thiazid-Diuretikum + Spironolacton oder ACE-Hemmer* + Ca-Antagonist + Diuretikum + Betablocker

* nur bei Husten unter ACE-Hemmern Wechsel auf AT-1-Blocker

Ein RAAS-blockierendes Medikament kann als Mittel der 1. Wahl eingesetzt werden, wir empfehlen jedoch, es mit einem Diuretikum zu kombinieren. Diuretika stimulieren das RAAS und verbessern so die Wirksamkeit von ACE-Hemmern und ARB. Auch sind Diuretika sinnvoll bei Patienten, die zu Salz und Wasserretention neigen. Dies sind Diabetiker, Patienten mit Herzinsuffizienz, adipöse Patienten und nierenkranke Patienten.

Erinnert sei an dieser Stelle daran, dass viele Hochdruckstudien mit Chlorthalidon (z. B. ALLHAT) und nicht mit HCT durchgeführt worden sind. In Vergleichsstudien dieser beiden Medikamente schneidet Chlorthalidon durchweg besser ab. Auch bringt das Umsetzen von HCT auf Chlorthalidon eine zusätzliche Blutdrucksenkung.

Elektrolytstörungen unter Thiaziddiuretika

Thiaziddiuretika (z. B. Hydrochlorothiazid) oder thiazidähnliche Diuretika (z. B. Chlorthalidon, Indapamid, Xipamid) können eine Reihe von unerwünschten Nebenwirkungen auslösen. Dazu gehören metabolische Veränderungen, wie erhöhte Diabetesinzidenz, Erhöhung des Cholesterinspiegels und Erhöhung der Harnsäure bis hin zu Gichtanfällen. Auch Elektrolytstörungen kommen vor. Die häufigste Abweichung ist die Hypokaliämie, seltener entwickelt sich eine Hyponatriämie. Die Zahlen zur Inzidenz der Hyponatriämie aus der Literatur geben nur einen groben Anhalt. Meist handelt es sich um retrospektive Daten von selektionierten Patientengruppen, die nicht die Situation des Verordners in der Praxis widerspiegeln. Auch variierte die Definition der Hyponatriämie. So fand sich in einer retrospektiven Studie eine Inzidenz von 30 % über einen Zeitraum von 10 Jahren [9]. In der SHEP-1-Studie, einer Hypertoniestudie, wurde die Inzidenz einer Hyponatriämie mit 4,1 % im Verlauf von

4,5 Jahren im Vergleich zu 1,3 % in der Kontrollgruppe angegeben [4]. Es lässt sich folgern, dass wir mit einer Inzidenz einer Hyponatriämie im kleinen einstelligen Prozentbereich rechnen müssen.

Eine Null-Risiko-Situation existiert nicht, auch in den Kontrollgruppen treten Hyponatriämien auf. Auch bei den Kontrollen steigt die Inzidenz der Hyponatriämie mit dem Alter an.

Es haben sich Risikofaktoren identifizieren lassen. Der stärkste Risikofaktor ist das Alter. Die Inzidenz der Hyponatriämie ist bei unter 60-Jährigen sehr niedrig, steigt bei über 80-Jährigen deutlich an. Weitere Risikofaktoren sind eine Hypokaliämie und eine hohe Trinkmenge. Mit dem Alter nimmt die Freiwasser-Clearance der Niere ab. Durch eine Diuretikatherapie wird dem Körper elektrolythaltiges (Salz-)Wasser entzogen. Getrunken wird dagegen elektrolytarmes (Süß-)Wasser.

Der Großteil der Hyponatriämien (80–90 %) tritt innerhalb der ersten 2 Wochen nach Therapiebeginn auf.

HCT und Hautkrebsrisiko

Ende 2018 veröffentlichte epidemiologische Daten [5,6] zeigen eine Assoziation zwischen der Therapie mit Hydrochlorothiazid (HCT) und nicht-melanozytärem Hautkrebs (NMSC). Ein möglicher Mechanismus für einen kausalen Zusammenhang könnte in einer Photosensibilisierung durch HCT liegen. Ein Beweis für diese Hypothese besteht aber nicht.

Diese Daten waren Anlass für einen Rote-Hand-Brief der Arzneimittelkommission der deutschen Ärzteschaft [7]. Hier wird dazu geraten, Patienten über das Risiko zu informieren und zu bitten, neue oder suspekte Hautveränderungen dem Arzt zu melden. Ebenso wird zu einem Schutz vor Sonnen-/UV-Strahlung geraten.

Die Kapitel-Autoren halten es zum Zeitpunkt der Drucklegung (Ende 2018) für zu früh, um eine abschließende Handlungsempfehlung für Patienten mit HCT zu geben. Zum einen, weil unklar ist, ob wirklich ein kausaler Zusammenhang zwischen HCT und NMSC besteht. Zum anderen, weil die vorgeschlagenen Alternativen (z. B. Chlortalidon) hinsichtlich des Risikos für NMSC auch nicht hinreichend untersucht sind.

Für Schleifendiuretika (z. B. Furosemid/Torasemid) gibt es im Gegensatz zu den Thiaziddiuretika keine Daten, die sie als brauchbare Antihypertensiva identifiziert hätten. Schleifendiuretika kommen daher in der Hochdrucktherapie lediglich bei Patienten mit eingeschränkter Nierenfunktion (Kreatinin-Clearance < 30 ml/min) und bei Patienten mit massiver Überwässerung zum Einsatz, die mit einem distal-tubulären Diuretikum (HCT oder Chlorthalidon) allein nicht zu beherrschen ist.

Fazit: Diuretika sind ein nachgewiesen wirksamer und damit unverzichtbarer Baustein einer modernen Hochdrucktherapie. Stand 2018 wird in keiner Leitlinie der großen internationalen Fachgesellschaften eine Altersbeschränkung für Diuretika empfohlen.

Werden einige wenige Vorsichtsmaßnahmen beachtet, sind Thiaziddiuretika sicher einzusetzen.

Wir empfehlen: Kontrolle der Elektrolyte 10–14 Tage nach Therapiebeginn, anschließend in 6-monatigen Abständen, erneute Kontrolle nach Dosiserhöhungen, Pausieren des Diuretikums bei interkurrenten Erkrankungen mit Flüssigkeitsverlust (z. B. Durchfall, Erbrechen, Fieber), keine Erhöhung der Trinkmenge empfehlen, auf Symptome einer Hyponatriämie achten (Schwindel, Gangunsicherheit, Lethargie, Übelkeit, Kopfschmerzen).

Sollte sich der Blutdruck mit 3 Medikamenten unter Einschluss eines Diuretikums in voller Dosis nicht befriedigend einstellen lassen, sprechen wir von einer resistenten Hypertonie. In dieser Situation muss an eine sekundäre Hypertonie gedacht werden. Es sollte zunächst an in dieser Altersgruppe häufige sekundäre Ursachen, wie eine Nierenarterienstenose, ein obstruktives Schlaf-Apnoe-Syndrom, an die Einnahme blutdrucksteigernder Medikamente (z. B. NSAR, Antidepressiva) und einen Alkoholabusus gedacht werden. Ein primärer Hyperaldosteronismus und ein Phäochromozytom sind in dieser Altersgruppe sehr seltene Erkrankungen.

Als viertes Medikament wird heute der Aldosteron-Antagonist Spironolacton in niedrigen Dosierungen von 25 mg eingesetzt. Siehe auch die Warnsignale in der Hypertonustherapie in Tab. 8.3.

Tab. 8.3: Warnsignale in der Hypertonustherapie.

Problem	Maßnahme
Keine Verbesserung des Blutdrucks trotz Einsatz von 3 Antihypertensiva (inkl. Diuretikum)	An sekundären Hypertonus denken? Nimmt der Patient die Medikamente auch ein?
Urin-Stix/Sediment mit Erythrozyten und/oder Proteinurie	Nach der Ursache forschen. Zunächst urologisch (Stein/Tumor). Wenn dort keine Erklärung nephrologisch (Nieren-Erkrankung)
Rasche Verschlechterung der Nierenfunktion (> 5 ml Clearance pro Jahr)	Nicht abwarten! Nephrologische Vorstellung erwägen.

Literatur

[1]   James PA, Oparil S, Carter BL, et al. 2014 evidence-based guideline for the management of high blood pressure in adults: report from the panel members appointed to the Eighth Joint National Committee (JNC 8). JAMA. 2014;311(5):507-20.

[2]   Williams B, Mancia G, Spiering W, et al. 2018 ESC/ESH Guidelines for the management of arterial hypertension. European Heart Journal. 2018;39(33):3021-104.

[3]   Williamson JD, Supiano MA, Applegate WB, et al. Intensive vs standard blood pressure control and cardiovascular disease outcomes in adults aged ≥75 years: a randomized clinical trial. JAMA. 2016;315(24):2673-82.

[4] Prevention of stroke by antihypertensive drug treatment in older persons with isolated systolic hypertension. Final results of the Systolic Hypertension in the Elderly Program (SHEP). SHEP Cooperative Research Group. JAMA 1991;265(24):3255-64.

[5] Pedersen SA, Gaist D, Schmidt SAJ, et al. Hydrochlorothiazide use and risk of nonmelanoma skin cancer: a nationwide case-control study from Denmark. J Am Acad Dermatol. 2018;78:673-81.

[6] Pottegard A, Hallas J, Olesen M, et al. Hydrochlorothiazide use is strongly associated with risk of lip cancer. J Intern Med. 2017;282:322-31.

[7] https://www.akdae.de/Arzneimittelsicherheit/DSM/Archiv/2018-62.html (abgerufen: 1.06.2018).

[8] arznei-telegramm 10/2018, 49: 85-87

[9] AA Leung et al., Risk of thiazide-induced hyponatremia in patients with Hypertensen, DOI: 10.1016/j.amjmed.2011.06.031

9 Hyperlipidämie im Alter

Martin Merkel

Zur Prävention kardiovaskulärer Erkrankungen ist auch im Alter die Optimierung von kardiovaskulären Risikofaktoren medizinisch korrekt. Die einzelnen Komponenten des lipidologischen Risikoprofils haben allerdings im Laufe des Lebens unterschiedliche Verläufe. Das LDL-Cholesterin als einer der wichtigsten beeinflussbaren Risikofaktoren steigt mit dem Lebensalter kontinuierlich an. Während Neugeborene ein LDL-Cholesterin von etwa 50 mg/dl (1,2 mmol/l) haben, ist bei älteren Menschen der Mittelwert deutlich höher und erreicht in einigen Untersuchungen bis zu 200 mg/dl (4 mmol/l, Abb. 9.1) [1]. Das HDL-Cholesterin bleibt bei Männern weitgehend konstant; bei Frauen sinkt der Plasmaspiegel mit der Menopause auf das Niveau der Männer ab. Hierdurch verlieren die Frauen dann auch den relativen Schutz vor kardiovaskulären Erkrankungen, den sie in der fertilen Lebensphase genießen. Trotz der Studienlage, dass therapeutische HDL-Interventionen klinisch ohne Erfolg sind, wird derzeit davon ausgegangen, dass das HDL-Cholesterin hierbei eine kausale Rolle innehat. Die Triglyzeride sind naturgemäß stärker von Lebensstil und Begleiterkrankungen abhängig als HDL- und LDL-Cholesterin. Der Triglyzeridspiegel hängt neben der genetischen Prädisposition wesentlich von Ernährungszustand und Körpergewicht ab; die wichtigsten, die Triglyzeride erhöhende Begleiterkrankungen sind Diabetes mellitus Typ 2 und Steatosis hepatis. Das fast ausschließlich genetisch determinierte Lipoprotein (a) steigt, wenn primär vorhanden, im Laufe des Lebens bei Frauen leicht an, während es bei Männern konstant bleibt.

Die Korrelation der lipidologischen Risikofaktoren mit ihren spezifischen Beeinflussungen des kardiovaskulären Risikos bleibt auch im Alter erhalten: Das LDL-Cholesterin ist exponentiell mit einem erhöhten kardiovaskulären Risiko verbunden [2]; das HDL-Cholesterin ist mit einem verminderten Risiko assoziiert. Zu beachten ist, dass es keinen Beleg dafür gibt, dass ein HDL-Cholesterin über 60 mg/dl (1,5 mmol/l) einen zusätzlichen Nutzen oder Schutz bietet. Dieses und die unterschiedlichen, nicht linearen Assoziationen zwischen Lipoproteinen und kardiovaskulärem Risiko verbietet die Benutzung des leider immer noch häufig angewendeten LDL/HDL-Quotienten.

Anders verhält es sich mit genetisch bedingten Fettstoffwechselstörungen und der durch familiäre Belastung bedingten Risikoveränderung. Gerade bei der familiären Hypercholesterinämie kommt es durch Lipidablagerung in den Gefäßwänden zu einem stetig ansteigenden Risiko. Hieraus ist der Begriff der kumulativen Gefäßwandbelastung („vascular load") durch hohes LDL-Cholesterin entstanden [3]. Nach diesem Denkkonstrukt entsteht eine kardiovaskuläre Manifestation möglicherweise durch Exposition mit einer bestimmten LDL-Cholesterinmenge über eine bestimmte Zeit. Diese Zeit ist naturgemäß bei genetischer Belastung deutlich kürzer als bei

https://doi.org/10.1515/9783110436457-009

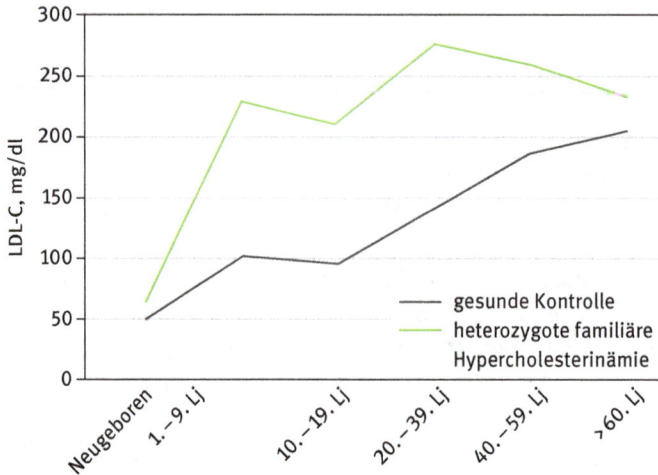

Abb. 9.1: Veränderung des LDL-Cholesterins im Laufe des Lebens. Dargestellt wird eine Metaanalyse mit 16.221 Kontrollen und 1.907 Patienten mit familiärer Hypercholesterinämie. Grafik erstellt nach [1].

multifaktoriellen LDL-Cholesterinerhöhungen, da hier das LDL-Cholesterin bereits in der Jugend erhöht ist (Abb. 9.1).

Zusammengefasst unterscheidet sich die Wirkung lipidologischer Risikofaktoren im Alter nicht von der bei jüngeren Menschen. Die grundsätzliche Erhöhung des kardiovaskulären Risikos alleine durch Alter oder auch durch Vorerkrankungen ist selbstredend.

Literatur

[1] Wald DS, Bestwick JP, Wald NJ. Child-parent screening for familial hypercholesterolaemia: screening strategy based on a meta-analysis. BMJ 2007;335(7620):599.
[2] Grundy SM, Cleeman JI, Merz CN, et al. Implications of recent clinical trials for the National Cholesterol Education Program Adult Treatment Panel III guidelines. Arterioscler Thromb Vasc Biol. 2004;24(8):e149-61.
[3] Nordestgaard BG, Chapman MJ, Humphries SE, et al. Familial hypercholesterolaemia is under-diagnosed and undertreated in the general population: guidance for clinicians to prevent coronary heart disease: consensus statement of the European Atherosclerosis Society. Eur Heart J. 2013;34(45):3478-90.

10 Antikoagulation bei älteren Patienten

Young Hee Lee-Barkey, Katrin Hertrampf

Die Antikoagulation bei Menschen im fortgeschrittenen Alter ist nach wie vor ein Thema, das Ärzte vor Herausforderungen stellt. Welche Strategie ist sinnvoll? Wie können Komplikationen vermieden werden? Bei älteren Patienten ist das thromboembolische Risiko erhöht, zudem besteht eine stärkere Blutungsneigung. Multimorbidität, veränderte Pharmakokinetik und -dynamik, Komedikation und funktionelle Einschränkungen kommen dazu. Unstrittig ist der Nutzen der dauerhaften Antikoagulation bei nicht-valvulärem Vorhofflimmern (nvVHF) zur Schlaganfallprophylaxe. Die Datenlage für die Gruppe hochbetagter Patienten ist limitiert. Die Therapie muss vor allem angemessen sein und alterstypische Besonderheiten berücksichtigen.

10.1 Stellenwert der Antikoagulation

Aufgrund der Inzidenz und Prävalenz von Vorhofflimmern (VHF) nimmt die Bedeutung der Antikoagulation mit dem Lebensalter zu. Zwischen Alter und VHF-Prävalenz gibt es eine lineare Beziehung. Mehr als 11 % der Menschen über 85 Jahre und weniger als 1 % zwischen 55 und 59 Jahren sind an VHF erkrankt [1,2]. Das VHF ist mit erhöhtem Schlaganfallrisiko, vermehrt auftretender Herzinsuffizienz (HI), Verlust von Lebensqualität sowie erniedrigter Lebenserwartung assoziiert und für etwa jede 3. Hospitalisierung verantwortlich. Es ist die häufigste Arrhythmie und ein Hauptgrund für hohe Morbidität und Mortalität [3]. Das Risiko für Schlaganfall bei VHF ist 5-fach erhöht und steigt altersabhängig an [4,5]. Bei 80- bis 89-Jährigen wird die Rate auf 36 % geschätzt [6]. Bei VHF-bedingten Schlaganfällen sind Ischämien fulminant ausgeprägt, Funktionseinschränkungen können resultieren. Für die Primär- und Sekundärprophylaxe ist entscheidend, dass die Antikoagulation rechtzeitig initiiert wird. Das gilt für ältere Patienten mit hohem Schlaganfallrisiko genauso wie für VHF-Patienten mit Diabetes mellitus. Mit Zunahme der Lebensjahre steigt neben dem Risiko für Diabetes mellitus als weitere Erkrankung die Wahrscheinlichkeit für eine Minderdurchblutung organversorgender Arterien.

10.1.1 Diabetes mellitus und VHF

Beobachtungsstudien liefern Hinweise, dass Diabetes mellitus mit VHF assoziiert ist. In einer Übersichtsarbeit mit insgesamt fast 1,7 Millionen Patienten konnte eine Risikoerhöhung von 34 % für VHF durch Diabetes mellitus errechnet werden [7]. In der Studie Action Diabetes an Vascular Disease – Preterax and Diamicron Modified Release Controlled Evaluation (ADVANCE) wurde gezeigt, dass VHF mit einer Prävalenz

https://doi.org/10.1515/9783110436457-010

von 8 % in der diabetischen Subgruppe auftritt [8]. Eine unzureichende glykämische Kontrolle verstärkt das gemeinsame Auftreten [9,10]. Die Autoren der Atherosclerosis-Risk-in-Communities-(ARIC)-Studie konnten feststellen, dass Diabetes mellitus selbst nach Adjustierung anderer Kenngrößen signifikant mit der Entstehung von VHF assoziiert war. Sie fanden einen linearen Zusammenhang zwischen HbA_{1c}-Wert und VHF-Risiko und zudem bei der diabetischen Subgruppe eine Korrelation zwischen Nüchternglukosekonzentration und Auftreten von VHF [9]. Stoffwechselerkrankungen wie Diabetes mellitus und das VHF selbst führen zu morphologischen Veränderungen des Vorhofmyokards mit vermehrter Fibrose und Myozytenapoptose. Beides begünstigt als prothrombotisches Geschehen das erhöhte Risiko für Schlaganfall.

10.1.2 Quantifizierung des Risikos

Alter, Geschlecht, vaskuläre Ereignisse und Vorerkrankungen sind in vielen Rechnern zur Risikoabschätzung enthalten. Der $CHAD_2D_{S2}VASc$-Score bildet das Risikoäquivalent ab, er sollte routinemäßig zur Quantifizierung des Schlaganfallrisikos bei VHF eingesetzt werden. Der Score gewichtet hohes Alter (≥ 75 Jahre) und vorausgegangener Schlaganfall, transitorisch ischämische Attacke (TIA) oder systemische Embolie mit jeweils 2 Punkten. HI, Diabetes mellitus, arterielle Hypertonie, weibliches Geschlecht

Tab. 10.1: CHA_2D_{S2}-VASc-Score zur Abschätzung des Schlaganfallrisikos für Patienten mit VHF (adaptiert nach Leitlinien DGK, Pocket-Guidelines VHF).

	Risikofaktor-Score	**Punkte**
C	Chronische Herzinsuffizienz oder linksventrikuläre Dysfunktion[1]	1
H	Hypertonie	1
A_2	Alter ≥ 75 Jahre	2
D	Diabetes mellitus	1
S_2	Schlaganfall/TIA[2]/Thrombembolie	2
V	Vaskuläre Vorerkrankung[3]	1
A	Alter 65–74 Jahre	1
Sc	Weibliches Geschlecht	1
	Maximaler Score	9
	Alter wird mit 0, 1 oder 2 Punkten bewertet, weshalb der maximale Score 9 beträgt)	

[1] Herzinsuffizienz oder mittelschwere und schwere linksventrikuläre systolische Dysfunktion (z. B. EF ≤ 40 %); EF = Ejektionsfraktion (echokardiographisch durch Radionuklidventrikulographie mittels Herzkatheter, kardialem MRT o. Ä. bestimmt)
[2] TIA: transitorische ischämische Attacke
[3] vorausgegangener Herzinfarkt, periphere arterielle Verschlusskrankheit oder Aortenplaques

und Alter zwischen 65 und 74 Jahren werden mit je 1 Punkt berücksichtigt (Tab. 10.1). Zur Einschätzung des Blutungsrisikos unter Antikoagulation dient der HAS-BLED-Score. Hypertonie (H), abnormale Nieren- oder Leberfunktion (A), Schlaganfall (S), Blutung in der Anamnese (B), labile Gerinnungseinstellung (L), Alter ≥ 65 Jahre (E: elderly) und blutungsfördernde Substanzen (D: drugs) werden mit 1 Punkt bewertet. Ab einem HAS-BLED-Score ≥ 3 besteht deutlich erhöhtes Blutungsrisiko.

Die Indikationsstellung zur Antikoagulation bei älteren Patienten mit VHF sollte sich nach den Empfehlungen der Fachgesellschaften zur Schlaganfallprophylaxe richten. Sie basieren im Wesentlichen auf den Leitlinien von ESC (European Society of Cardiology), AHA (American Heart Association), ASA (American Stroke Association), DGK (Deutsche Gesellschaft für Kardiologie) und DGN (Deutsche Gesellschaft für Neurologie). Einen Überblick zur Behandlung bei VHF inklusive des Managements von Blutungskomplikationen geben die ESC-Guidelines 2016 [11].

10.1.3 Besonderheiten im Alter

Trotz eindeutiger Indikation werden nur etwa 50 % der VHF-Patienten angemessen antikoaguliert [12]. Das per se im Alter erhöhte Risiko für Thrombembolien, die eher regelhafte Multimorbidität und Probleme, die sich aufgrund der Polymedikation ergeben, können Hindernisse bei der Durchführung sein. Zu den Besonderheiten bei älteren Menschen gehört, dass sich im Zuge der Abnahme physiologischer Funktionen die Nierenfunktion verringert. Die Muskelmasse als Hauptlieferant des Kreatinins (Cr) geht zurück. Ältere Patienten reagieren auch sensitiver auf Medikamente als jüngere. Nicht-steroidale Entzündungshemmer (NSAR) können gastrointestinale Blutungen oder hypertensive Krisen provozieren. Durch die gestörte Nierenfunktion können Elektrolytabweichungen, wie Hyperkaliämie, resultieren.

Bei den zur Antikoagulation eingesetzten Vitamin-K-Antagonisten (VKA) wie Phenprocoumon (Marcumar®, Falithrom®, Generika) oder Warfarin (Coumadin®) steht die Wirkung mit der Vitamin-K-Aufnahme aus der Nahrung in Verbindung. Die Einnahme pflanzlicher Stoffe, wie Ginkgo und Knoblauch, kann die Gerinnung verändern. Zudem beeinflussen trizyklische Antidepressiva, selektive Serotonin-Wiederaufnahmehemmer (SSRI), Diuretika, Kortikosteroide, Antibiotika, Lipidsenker, Allopurinol, L-Thyroxin und Sulfonylharnstoffe die VKA-Wirkung.

Hohes Alter sollte kein Ausschlusskriterium sein, ältere Patienten rechtzeitig zu antikoagulieren. Der Nutzen ist vielfach belegt. Ein ischämischer Insult oder eine TIA in der Vorgeschichte begründet erst recht eine dauerhafte Antikoagulation. Geriatrische und auch kognitiv beeinträchtigte Patienten profitieren, wenn keine Kontraindikationen bestehen und die regelmäßige Medikamenteneinnahme gewährleistet ist.

10.2 Erweitertes Therapiespektrum

Lange Zeit dominierten VKA die orale Antikoagulation (OAK). Sie wurden bevorzugt zur Prophylaxe von thromboembolischen Ereignissen bei VHF, Beinvenenthrombosen und Lungenembolien eingesetzt. Darunter konnten zwei Drittel aller Schlaganfälle reduziert werden [13]. Die Verfügbarkeit der neuen oralen Antikoagulanzien (NOAK), wie Dabigatran (Pradaxa®), Rivaroxaban (Xarelto®), Apixaban (Eliquis®) und Edoxaban (Lixiana®), führte zu einer Erweiterung des Spektrums.

NOAK haben die orale Antikoagulation bei nvVHF und tiefen Beinvenenthrombosen einfacher gemacht. Die unter VKA erforderliche Routinemessung mittels INR (International Normalized Ratio) zur Intensität der Gerinnungshemmung ist obsolet geworden. Bei NOAK kann mit fixer Gabe und Therapieadhärenz des Patienten eine zuverlässige Wirkung garantiert werden. Bei tiefer Beinvenenthrombose wird zunächst für 5–10 Tage ein niedermolekulares Heparin (NMH) appliziert, im Anschluss kann zwischen VKA oder NOAK gewählt werden.

Während VKA die hepatische Produktion der Vitamin-K-abhängigen Gerinnungsfaktoren hemmen, handelt es sich bei NOAK um selektive Hemmstoffe der Gerinnungsfaktoren IIa und Xa.

10.2.1 Neue orale Antikoagulanzien

Die Skepsis bei der Einführung von NOAK ist der Datenlage gewichen. Zahlreiche Studien belegen, dass NOAK wirksam und sicher sind. Allerdings gibt es Abstufungen zwischen einzelnen Substanzen. Hinsichtlich der Vermeidung von Schlaganfall und beim Risiko für Blutungen scheinen die NOAK den VKA überlegen zu sein [14–16]. Vor allem das intrakranielle Blutungsrisiko ist im Vergleich zu VKA bei NOAK niedriger [17].

Das Fehlen spezifischer Antidota für NOAK wurde lange Zeit kritisiert. Die Diskussion war sehr einseitig, denn auch bei schwerwiegenden Blutungskomplikationen unter VKA steht kein direkt wirksames Antidot zur Verfügung. Ein Vitamin-K-Antagonist benötigt Stunden, bis die Wirkung einsetzt. Im Notfall kommt nur die Substitution mit Gerinnungsfaktoren wie Prothrombinkomplexkonzentrate (PPSB) infrage. Bei elektiver Intervention muss die VKA-Therapie unterbrochen und ggf. mit Heparin überbrückt werden *(bridging)*. Bei den NOAK kann auf *Bridging* wegen der geringen Halbwert-Pause unter Umständen auch verzichtet werden [18]. Nach 24 Stunden hat die gerinnungshemmende Wirkung nachgelassen. Die Wiederaufnahme der NOAK-Therapie hängt vom Verlauf der Intervention ab. Bei einfacher Darmspiegelung kann sofort wieder mit NOAK begonnen werden. Bei Polypabtragung oder komplizierten Eingriffen sollte der Arzt über die Dauer der Therapiepause entscheiden. Für das *Bridging* vor bestimmten Prozeduren sind jüngst Empfehlungen vom American College of Cardiology (ACC) erschienen [19].

Thrombininhibitor

Als erstes NOAK wurde Dabigatran zur Hemmung des Faktors IIa (Thrombin) zugelassen. Die Wirkung des Thrombininhibitors setzt nach 0,5–2 Stunden ein, die Halbwertszeit liegt bei 12–14 Stunden. Das Antikoagulans wird 2-mal täglich in einer Dosis von 150 mg oder 110 mg eingenommen. Für Patienten über 75 Jahre und/oder bei eingeschränkter Nierenfunktion (Kreatinin-Clearance: CrCl oder glomeruläre Filtrationsrate: eGFR < 60 ml/min) muss die niedrige Dosierung von 110 mg verwendet werden. Eine Dosisreduktion ist auch bei zusätzlicher Anwendung von P-Glykoprotein (P-gp)-Hemmern (z. B. Verapamil) erforderlich. Starke P-gp-Induktoren (z. B. Dronedaron) sollten nicht kombiniert werden.

Dabigatran wird vorwiegend renal eliminiert, bis zu 85 % werden über die Niere ausgeschieden. Bei Niereninsuffizienz muss die Anpassung der Dosis erfolgen. Vor Beginn und während der Therapie sollten Serumkreatinin-Wert und CrCl bestimmt werden.

Bei Dabigatran ist darauf zu achten, dass die Wirkung nach dem Öffnen von Blisterverpackungen nachlassen kann. Das Antikoagulans ist feuchtempfindlich und hat eine begrenzte Haltbarkeit.

Faktor-Xa-Inhibitoren

Rivaroxaban, Apixaban und Edoxaban sind Faktor-Xa-Inhibitoren mit unterschiedlicher Dosierung, Halbwertszeit und Elimination.

Rivaroxaban wird 1-mal täglich mit 20 mg dosiert, bei Patienten mit Nierenfunktionsstörung (CrCl 30–50 ml/min) muss die Dosierung auf 15 mg/Tag reduziert werden. Die Einnahme muss immer mit einer Mahlzeit zusammen erfolgen, um die Bioverfügbarkeit zu gewährleisten. Die Wirkung tritt nach 2–4 Stunden ein, die Halbwertszeit liegt zwischen 9 und 13 Stunden. Ein Drittel von Rivaroxaban wird renal eliminiert, ein anderer Teil wird hepatisch über Zytochrom-(CYP)-450-Enzyme extrahiert.

Apixaban kann 2-mal täglich mit einer Dosis von 5 mg oder 2,5 mg eingenommen werden. Dabei sollte die niedrige Dosis von 2,5 mg bei fortgeschrittenem Alter des Patienten (≥ 80 Jahre), erhöhtem Kreatinin-Spiegel (> 133 µmol/l) und geringem Körpergewicht (≤ 60 kg) gewählt werden. Die Wirkung von Apixaban setzt nach 1–4 Stunden ein, die Halbwertszeit liegt bei etwa 12 Stunden. Die renale Elimination beträgt rund 30 %.

Edoxaban wird 1-mal täglich mit 60 mg oder 30 mg dosiert. Die geringere Dosis von 30 mg ist bei mäßig bis stark eingeschränkter Nierenfunktion (CrCL 30–50 ml/min) und Körpergewicht ≤ 60 kg angezeigt. Auch bei gleichzeitiger Anwendung von P-gp-Inhibitoren sollte die Einmaldosis reduziert werden. Die Wirkung von Edoxaban setzt nach 1–2 Stunden ein. Die Halbwertszeit liegt zwischen 10 und 14 Stunden. Die renale Elimination beträgt 50 %.

10.2.2 Ergebnisse in Studien

Eine Metaanalyse der Zulassungsstudien zu Rivaroxaban, Dabigatran, Apixaban und Edoxaban mit insgesamt 70.000 Patienten konnte den Nutzen der NOAK im Vergleich zu Warfarin hinsichtlich Gesamtmortalität und Inzidenz schwerer Blutungen bestätigen [20], wie in Tab. 10.2 dargestellt.

In der Studie *Rivaroxaban Once Daily, Oral, Direct Factor Xa Inhibition Compared with Vitamin K Antagonisten for Prevention of Stroke and Embolism Trial in Atrial Fibrillation (ROCKET-AF)* erwies sich Rivaroxaban gegenüber Warfarin mindestens gleichwertig beim Risiko schwerer und minderschwerer Blutungen. Unter dem NOAK kam es allerdings seltener zu intrakraniellen (0,5 % vs. 0,7 %/Jahr; p = 0,02) und tödlichen Blutungen (0,2 % vs. 0,5 %/Jahr; p = 0,003) [16].

Bei der Studie *Randomized Evaluation of Long term anticoagulant therapY (RE-LY)* zu Dabigatran schnitt die Dosierung 150 mg in Bezug auf den kombinierten primären Endpunkt (ischämischer und hämorrhagischer Insult, periphere Embolie) besser als Warfarin ab. Unter 110 mg traten schwere Blutungsereignisse seltener als unter Warfarin auf (2,7 % vs. 3,4 %/Jahr; p = 0,003). Niedriger war auch die Rate intra-

Tab. 10.2: Eigenschaften und wichtige Studien zu NOAK.

	Dabigatran	Rivaroxaban	Apixaban	Edoxaban
Wirkmechanismus	selektiver direkter Faktor-IIa-(Thrombin)-Hemmer	selektiver direkter Faktor-Xa-Hemmer	selektiver direkter Faktor-Xa-Hemmer	selektiver direkter Faktor-Xa-Hemmer
Bioverfügbarkeit nach oraler Gabe (%)	6–8	80–100	50	62
Halbwertszeit (h)	12–14	9–13	12	10–14
Zeit bis Wirkeintritt (h)	0,5–2	2–4	1–4	1–2
Renale Elimination (%)	85	66 (33 % unveränderte Substanz, 33 % inaktive Metabolite)	27	50
Antidot	Idarucizumab (Zulassung D) Ciraparantag (Evaluation)	Andexanet alfa (Zulassung USA) Ciraparantag (Evaluation)	Andexanet alfa (Zulassung USA) Ciraparantag (Evaluation)	Andexanet alfa (Zulassung USA) Ciraparantag (Evaluation)
Studien NOAK versus Warfarin	RE-LY	ROCKET-AF	ARISTOTLE	ENGAGE -AF TIMI 48

kranieller (0,2 % vs. 0,7 %/Jahr; p < 0,001) und lebensbedrohlicher Blutungen (1,2 % vs. 1,8 %/Jahr; p < 0,001). In beiden Dosierungen kam es allerdings häufiger zu gastro- intestinalen Blutungen (Warfarin 0,9 %/Jahr, Dabigatran 110 mg 1,1 %/Jahr; p = 0,43; Dabigatran 150 mg: 1,5 %; p < 0,001) [21–23]. Das Risiko für schwere Blutungen war erhöht, wenn Dabigatran mit Acetylsalicylsäure (ASS) oder mit ASS und Clopidogrel kombiniert wurde. Diese Komplikationen waren aber seltener als bei Warfarin [24].

Die Studie *Apixaban for Reduction in Stroke and Other Thromboembolic Events in Atrial Fibrillation (ARISTOTLE)* zeigte eine reduzierte Rate von Schlaganfällen, Tod, systemischen Embolien und schweren Blutungen unabhängig von der Nierenfunkti- on. Beim kombinierten primären Endpunkt (Schlaganfall, systemische Embolie) war Apixaban verglichen mit Warfarin überlegen (1,3 % vs. 1,6 %/Jahr; p = 0,01), auch bei der Reduktion von Mortalität (3,5 % vs. 3,9 %; p = 0,047) und schweren Blutungskom- plikationen (2,1 % vs. 3,1 %; p < 0,001). Vor allem intrakranielle Blutungen konnten massiv reduziert werden (0,3 % vs. 0,8 %; p < 0,001) [25,26].

Die Überlegenheit von Edoxaban wurde in der *Effective Anticoagulation With Fac- tor Xa Next Generation in Atrial Fibrillation-Thrombolysis in Myocardial Infarction Study 48 (ENGAGE-AF-TIMI 48)* bestätigt. In beiden Dosierungen konnte die Rate schwerer Blutungen im Vergleich zu Warfarin reduziert werden (60 mg: 2,7 % vs. 3,4 %/Jahr; p < 0,001; 30 mg: 1,6 % vs. 3,4 %/Jahr; p < 0,001), ebenso die kardiovaskuläre Mortalität (Warfarin 3,17 %/Jahr vs. 2,74 %/Jahr bei 60 mg; p = 0,013; 2,71 %/Jahr bei 30 mg; p < 0,008) [27].

10.2.3 Aufhebung der Gerinnungshemmung

Mit Idarucizumab (Praxbind®) ist inzwischen ein erstes Antidot für Dabigatran in Deutschland verfügbar. Die Zulassung weiterer Substanzen (Andexanet alfa, Cirapar- antag) zur Aufhebung der Gerinnungshemmung bei NOAK wird erwartet [28,29].

Das humanisierte Antikörperfragment Idarucizumab bindet mit hoher Affinität an den Thrombininhibitor und seine Metabolite. Die Wirksamkeit in Notfallsitua- tionen konnte in der Studie *REVERSal Effects of Idarucizumab in Patients on Active Dabigatran (RE-VERSE AD™)* nachgewiesen werden, berichteten Pollack et al. beim Kongress der AHA 2016 im November in New Orleans. Innerhalb von 12 Stunden normalisierte sich die Gerinnung bei 90 % der blutenden Patienten und bei 81 % der operierten Patienten. Daten aus RE-VERSE-AD zu älteren Patienten zeigen, dass die Gerinnungshemmung mit Idarucizumab (5 mg/2-mal Bolus i.v. in kurzem Abstand) schnell aufgehoben werden kann. Patienten mit schwerer Blutung (Gruppe A) und Patienten mit Indikation zum invasiven Eingriff (Gruppe B) wurden untersucht. Der Effekt der gerinnungshemmenden Aktivität wurde mittels Thrombinzeit (dTT: diluted thrombin time) und Ecarin-Gerinnungszeit (ECT: ecarin clotting time) gemessen. 4 Stunden nach Antidotgabe normalisierten sich die dTT-Werte bei mehr als 98 % aller

Patienten. Die ECT-Werte lagen bei 81,5 % (Gruppe A) und 83,5 % (Gruppe B) im Normbereich.

INR-Wert, aktvierte Thromboplastinzeit (aPTT) und Prothrombinzeit (PT) sind eher nicht geeignet, die Gerinnungsaktivität bei NOAK zu bestimmen. Zur Plasmakonzentration bei Dabigatran sollten dTT und/oder Ecarin-basierte Tests eingesetzt werden. Bei Rivaroxoaban, Apixaban und Edoxaban können chromogene Anti-Faktor-Xa-Tests verwendet werden.

10.2.4 Stand der Zulassung

Der Einsatz von NOAK beschränkt sich bislang auf die Indikationen nvVHF, Beinvenenthrombosen und Lungenembolie. Bei valvulärem VHF, nach künstlichem Herzklappenersatz und bei mechanischen Systemen zur Herzunterstützung (z. B. LVAD: left ventricular assist device) sind NOAK nicht zugelassen. Sie werden auch nicht empfohlen bei Erkrankungen mit hohem Risiko für gastrointestinale Blutungen wie Ulcus ventriculi, Ulcus duodeni, Ösophagusvarizen, chronisch entzündliche Darmerkrankungen oder Divertikulitis.

Bei Patienten mit schwerer Nierenfunktionsstörung (CrCl < 30 ml/min; eGFR < 30 ml/min) und/oder Leberfunktionsstörung mit Einschränkung der Gerinnungsfaktorensynthese sind NOAK kontraindiziert. In jedem Fall muss unabhängig davon, ob mit der Therapie neu begonnen oder ein Wechsel von VKA auf NOAK angestrebt wird, vor Beginn jeder Behandlung die Nierenfunktion bestimmt werden. Es empfiehlt sich immer, auch die Begleittherapie hinsichtlich der Kompatibilität zu prüfen.

10.2.5 Umstellung der Therapie

Bei der Wahl des Antikoagulans sollten Risiken und Nutzen individuell abgewogen werden. Die Umstellung auf NOAK kann bei Patienten indiziert sein, die trotz regelmäßiger Einnahme von VKA stark schwankende INR-Werte aufweisen oder bei denen eine kontinuierliche INR-Bestimmung schwierig ist. Die *time in therapeutic range (TTR)* ist gering, wenn der INR-Bereich zwischen 2 und 3 nicht erreicht wird. Unter INR 2 sinkt der antikoagulatorische Effekt ab, oberhalb von INR 3 steigt das Blutungsrisiko signifikant an. Bei Interaktionen mit bestimmten Arznei- oder Nahrungsmitteln unter Vitamin-K-Antagonisten können NOAK eine sinnvolle Option sein. Sie sind auch eine Alternative zu parenteralen Antikoagulanzien während und nach Rhythmisierung oder Ablation bei neu diagnostiziertem nvVHF.

Bei mäßig eingeschränkter Nierenfunktion (CrCl 30–50 ml/min) ist zu berücksichtigen, dass die Dosis (mit Ausnahme von Apixaban) bei Dabigatran, Rivaroxaban und Edoxaban reduziert werden muss (Kap. 10.2.1, Kap. 10.2.2).

10.2.6 Interaktionspotenzial

Über klinisch relevante Wechselwirkungen von NOAK mit anderen Arzneimitteln, insbesondere bei älteren Patienten mit Multimedikation (≥ 5 Substanzen/Tag) ist bislang wenig bekannt. Interaktionen gibt es vor allem mit Substanzen, die über Glykoprotein P oder Zytochrom (CYP) 3A4 verstoffwechselt werden. Wechselwirkungen konnten z. B. für Dronedaron, Amiodaron, Ciclosporin, Hypericin, Carbamazepin, Azol-Antimykotika, HIV-Proteaseinhibitoren, Verapamil und Clarithromycin beschrieben werden. NOAK interagieren mit häufig verordneten Antiarrhythmika. Bei Edoxaban erfordert die zusätzliche Anwendung von Ciclosporin, Dronedaron, Erythromycin oder Ketoconazol eine Dosisreduktion (30 mg/d). Die Gabe von P-gp-Induktoren, wie Carbamezipin oder Rifampizin, führt zu einer Wirkabschwächung des Antikoagulans. Bei Apixaban und Rivaroxaban sollten Carbamezepin, Rifampicin, Phenytoin, Barbiturate und Johanniskraut vermieden werden. In der Summe ist das Interaktionspotenzial der NOAK im Vergleich zu VKA geringer [30]. Bei Phenprocoumon gibt es u. a. Wechselwirkungen mit NSAR, Antibiotika, Sulfonamiden, Amiodaron und Phenytoin (Kap. 10.1).

10.2.7 Thrombozytenaggregationshemmung

Eine Herausforderung sind VHF-Patienten mit koronarer Herzerkrankung (KHK) und/ oder akutem Koronarsyndrom (ACS), bei denen nach Stentimplantation zusätzlich die Indikation zur dualen Plättchenhemmung besteht. Sowohl die einfache als auch die doppelte Thrombozytenaggregationshemmung in Ergänzung zu Antikoagulation ist mit einem deutlich erhöhten Blutungsrisiko assoziiert. Das gilt für NOAK und VKA, die mit Plättchenhemmern, wie ASS, und/oder mit Thienopyridinen, wie Prasugrel, Ticagrelor und Clopidogrel, kombiniert werden, gleichermaßen. Viele Fragen zur ergänzenden Therapie mit Thrombozytenaggregationshemmern sind noch offen. Der Hersteller von Edoxaban rät, ASS nur niedrig dosiert (≤ 100 mg/d) einzusetzen. Es empfiehlt sich zumindest, mit Bedacht vorzugehen. Insbesondere bei älteren Patienten können Blutungen unbeherrschbar werden. Auf die Zugabe von Prasugrel, Ticagrelor und insbesondere Clopidogrel unter NOAK-Therapie sollte nach Möglichkeit verzichtet werden. Die Notwendigkeit der zusätzlichen Plättchenhemmmung sollte nach sorgfältiger Indikationsprüfung erfolgen und liegt im Ermessen des Arztes.

10.3 Nutzen der Antikoagulation im Alter

Die Antikoagulation ist die effektivste Form der Schlaganfallprävention überhaupt [31]. Für die Beurteilung der Therapie bei alten bis sehr alten Menschen ist die geringe Repräsentation in den Zulassungsstudien ein Problem. Es gibt Hinweise in Studien, dass OAK mit Warfarin im Vergleich zu ASS (75 mg/d) bei hochbetagten Patienten

(≥ 75 Jahre) das Risiko für Schlaganfall reduziert (1,8 % vs. 3,8 %/Jahr; p = 0,003) [32]. ASS kann bei über 80-Jährigen zu mehr Blutungen führen [33]. Die Sicherheit und Wirksamkeit von NOAK bei älteren VHF-Patienten konnte in Subgruppenanalysen bestätigt werden. In ROCKET-AF wurde gezeigt, dass Rivaroxaban bei Patienten (≥ 75 Jahre) gut verträglich und im Vergleich zu Warfarin mit einem geringeren Risiko für intrakranielle Blutungen verbunden ist [34]. Davon profitierten in besonderem Maße auch Diabetiker [35]. In RE-LY traten unter Dabigatran 150 mg mehr Blutungen bei Patienten über 75 Jahren auf als in der niedrigen Dosierung [24]. In ARISTOTLE war der absolute Nutzen von Apixaban bei der Gruppe der über 80-Jährigen am höchsten. Die Patienten profitierten in beiden Dosierungen [4]. In der Studie *Apixaban versus ASA to prevent stroke in AF patients who have failed or are unsuitable for Vitamin K Antagonist Treatment (AVERROES)* konnte das Risiko für Schlaganfälle und systemische Embolien bei Patienten ≥ 85 Jahre reduziert werden [36].

Registerdaten aus Norwegen mit vorwiegend älteren Patienten weisen auf eine geringere Rate intrakranieller Blutungen unter Dabigatran und Apixaban gegenüber Warfarin hin. Gastrointestinale Blutungen traten unter Rivaroxaban und Dabigatran häufiger auf [37]. Bei der Reduktion der Mortalität schien Apixaban über alle Altersgruppen hinweg am effektivsten zu sein (p = 0,001) [4]. In einem schwedischen Register wurde bestätigt, dass das Risiko für intrakranielle Blutungen unter NOAK im Vergleich zu Warfarin geringer ist. Beim Schlaganfall zeigte sich keine Überlegenheit von neuen Substanzen [38].

Eine Post-hoc-Analyse von ARISTOTLE bestätigte den Nutzen von Apixaban bei Polypharmazie [39]. Dies unterstreicht die Durchführbarkeit der Antikoagulation bei älteren Patienten, die oft durch Multimedikation belastet sind. Die Sturzneigung im hohen Alter stellt keinen Grund dar, auf die Gerinnungstherapie zu verzichten. Ein Patient müsste im Jahr 295-mal stürzen, um den positiven Effekt der Antikoagulation aufzuheben [40,41]. Selbst bei Patienten mit erhöhtem Sturz- und Blutungsrisiko konnte der Nutzen der Antikoagulation nachgewiesen werden [42,43].

Zusammenfassung
– Patienten mit chronischem oder intermittierendem VHF müssen rechtzeitig antikoaguliert werden. Bei älteren Menschen erhöht die Verhinderung thromboembolischer Ereignisse die Qualität der verbleibenden Lebenszeit. Das Risiko für Thrombembolie und Blutung sollte Kriterium bei der Wahl des Antikoagulans sein. Die Wahrscheinlichkeit für Blutungen beim Patienten muss in die Entscheidung einfließen genauso wie die Frage, ob der Nutzen der Antikoagulation höher ist als das Risiko für intrazerebrale Blutung und weitere Komplikationen. Mit NOAK können Wirksamkeit und Sicherheit der Antikoagulation verbessert werden. Die Rate der (oft tödlichen) intrazerebralen Massenblutungen lässt sich deutlich reduzieren. Allerdings muss die Therapieadhärenz gewährleistet sein. Hohes Alter bei Patienten stellt kein Hindernis dar, eine Therapie mit NOAK zu beginnen. In jedem Fall müssen Nierenfunktion sowie Begleitmedikation regelmäßig überprüft und die Behandlung entsprechend angepasst werden. Die empfohlene Dosierung der NOAK ist zwingend einzuhalten. Bei Unterbrechung der Therapie vor elektiven Eingriffen ist zu berücksichtigen, dass renal eliminierte Substanzen bei reduzierter Nierenfunktion kumulieren können.

– Auf das Blutungsrisiko bei älteren Patienten sollte grundsätzlich geachtet werden. Das Risiko steigt bei zusätzlicher Thrombozytenaggregation und Medikamenten mit Interaktionspotenzial. Dies sollte nicht dazu verleiten, Patienten im fortgeschrittenen Alter eine wichtige Therapie vorzuenthalten.

Literatur

[1] Go AS, Hylek EM, Phillips KA, et al. Prevalence of diagnosed atrial fibrillation in adults: national implications for rhythm management and stroke prevention: the AnTicoagulation and risk factors in Atrial Fibrillation (ATRIA) Study. Jama. 2001;285(18):2370-5.

[2] Lip GY, Nieuwlaat R, Pisters R, Lane DA, Crijns HJ. Refining clinical risk stratification for predicting stroke and thromboembolism in atrial fibrillation using a novel risk factor-based approach: the euro heart survey on atrial fibrillation. Chest. 2010;137(2):263-72.

[3] Medi C, Hankey GJ, Freedman SB. Stroke risk and antithrombotic strategies in atrial fibrillation. Stroke. 2010;41(11):2705-13.

[4] Halvorsen S, Atar D, Yang H, et al. Efficacy and safety of apixaban compared with warfarin according to age for stroke prevention in atrial fibrillation: observations from the ARISTOTLE trial. European heart journal. 2014;35(28):1864-72.

[5] Kannel WB, Benjamin EJ. Status of the epidemiology of atrial fibrillation. The Medical clinics of North America. 2008;92(1):17-40, ix.

[6] Stroke Risk in Atrial Fibrillation Working Group. Independent predictors of stroke in patients with atrial fibrillation: a systematic review. Neurology. 2007;69(6):546-54.

[7] Huxley RR, Filion KB, Konety S, Alonso A. Meta-analysis of cohort and case-control studies of type 2 diabetes mellitus and risk of atrial fibrillation. The American journal of cardiology. 2011;108(1):56-62.

[8] Du X, Ninomiya T, de Galan B, et al. Risks of cardiovascular events and effects of routine blood pressure lowering among patients with type 2 diabetes and atrial fibrillation: results of the ADVANCE study. European heart journal. 2009;30(9):1128-35.

[9] Huxley RR, Alonso A, Lopez FL, et al. Type 2 diabetes, glucose homeostasis and incident atrial fibrillation: the atherosclerosis risk in communities study. Heart (British Cardiac Society). 2012;98(2):133-8.

[10] Dublin S, Glazer NL, Smith NL, et al. Diabetes mellitus, glycemic control, and risk of atrial fibrillation. Journal of general internal medicine. 2010;25(8):853-8.

[11] Kirchhof P, Benussi S, Kotecha D, et al. 2016 ESC Guidelines for the management of atrial fibrillation developed in collaboration with EACTS. Europace : European pacing, arrhythmias, and cardiac electrophysiology : journal of the working groups on cardiac pacing, arrhythmias, and cardiac cellular electrophysiology of the European Society of Cardiology. 2016;18(11):1609-78.

[12] Lowres N, Neubeck L, Salkeld G, et al. Feasibility and cost-effectiveness of stroke prevention through community screening for atrial fibrillation using iPhone ECG in pharmacies. The SEARCH-AF study. Thrombosis and haemostasis. 2014;111(6):1167-76.

[13] Connolly SJ, Pogue J, Eikelboom J, et al. Benefit of oral anticoagulant over antiplatelet therapy in atrial fibrillation depends on the quality of international normalized ratio control achieved by centers and countries as measured by time in therapeutic range. Circulation. 2008;118(20):2029-37.

[14] Connolly SJ, Eikelboom J, Joyner C, et al. Apixaban in patients with atrial fibrillation. The New England journal of medicine. 2011;364(9):806-17.

[15] Granger CB, Alexander JH, McMurray JJ, et al. Apixaban versus warfarin in patients with atrial fibrillation. The New England journal of medicine. 2011;365(11):981-92.

[16] Patel MR, Mahaffey KW, Garg J, et al. Rivaroxaban versus warfarin in nonvalvular atrial fibrillation. The New England journal of medicine. 2011;365(10):883-91.

[17] Meschia JF, Bushnell C, Boden-Albala B, et al. Guidelines for the primary prevention of stroke: a statement for healthcare professionals from the American Heart Association/American Stroke Association. Stroke. 2014;45(12):3754-832.

[18] Narouze S, Benzon HT, Provenzano DA, et al. Interventional spine and pain procedures in patients on antiplatelet and anticoagulant medications: guidelines from the American Society of Regional Anesthesia and Pain Medicine, the European Society of Regional Anaesthesia and Pain Therapy, the American Academy of Pain Medicine, the International Neuromodulation Society, the North American Neuromodulation Society, and the World Institute of Pain. Regional anesthesia and pain medicine. 2015;40(3):182-212.

[19] Doherty JU, Gluckman TJ, Hucker WJ, et al. 2017 ACC expert consensus decision pathway for periprocedural management of anticoagulation in patients with nonvalvular atrial fibrillation: a report of the American College of Cardiology Clinical Expert Consensus Document Task Force. Journal of the American College of Cardiology. 2017;69(7):871-98.

[20] Ruff CT, Giugliano RP, Braunwald E, et al. Comparison of the efficacy and safety of new oral anticoagulants with warfarin in patients with atrial fibrillation: a meta-analysis of randomised trials. Lancet (London, England). 2014;383(9921):955-62.

[21] Connolly SJ, Ezekowitz MD, et al. Dabigatran versus warfarin in patients with atrial fibrillation. The New England journal of medicine. 2009;361(12):1139-51.

[22] Ezekowitz MD, Nagarakanti R, Noack H, et al. Comparison of dabigatran and warfarin in patients with atrial fibrillation and valvular heart disease: the RE-LY trial (Randomized Evaluation of Long-Term Anticoagulant Therapy). Circulation. 2016;134(8):589-98.

[23] Wallentin L, Yusuf S, Ezekowitz MD, et al. Efficacy and safety of dabigatran compared with warfarin at different levels of international normalised ratio control for stroke prevention in atrial fibrillation: an analysis of the RE-LY trial. Lancet (London, England). 2010;376(9745):975-83.

[24] Eikelboom JW, Wallentin L, Connolly SJ, et al. Risk of bleeding with 2 doses of dabigatran compared with warfarin in older and younger patients with atrial fibrillation: an analysis of the randomized evaluation of long-term anticoagulant therapy (RE-LY) trial. Circulation. 2011;123(21):2363-72.

[25] Hohnloser SH, Hijazi Z, Thomas L, et al. Efficacy of apixaban when compared with warfarin in relation to renal function in patients with atrial fibrillation: insights from the ARISTOTLE trial. European heart journal. 2012;33(22):2821-30.

[26] Ezekowitz JA, Lewis BS, Lopes RD, et al. Clinical outcomes of patients with diabetes and atrial fibrillation treated with apixaban: results from the ARISTOTLE trial. European heart journal Cardiovascular pharmacotherapy. 2015;1(2):86-94.

[27] Giugliano RP, Ruff CT, Braunwald E, et al. Edoxaban versus warfarin in patients with atrial fibrillation. The New England journal of medicine. 2013;369(22):2093-104.

[28] Ansell JE. Universal, class-specific and drug-specific reversal agents for the new oral anticoagulants. Journal of thrombosis and thrombolysis. 2016;41(2):248-52.

[29] Siegal DM, Curnutte JT, Connolly SJ, et al. Andexanet Alfa for the Reversal of Factor Xa Inhibitor Activity. The New England journal of medicine. 2015;373(25):2413-24.

[30] De Caterina R, Husted S, Wallentin L, et al. New oral anticoagulants in atrial fibrillation and acute coronary syndromes: ESC Working Group on Thrombosis-Task Force on Anticoagulants in Heart Disease position paper. Journal of the American College of Cardiology. 2012;59(16):1413-25.

[31] Hart RG, Pearce LA, Aguilar MI. Meta-analysis: antithrombotic therapy to prevent stroke in patients who have nonvalvular atrial fibrillation. Annals of internal medicine. 2007;146(12):857-67.

[32] Mant J, Hobbs FD, Fletcher K, et al. Warfarin versus aspirin for stroke prevention in an elderly community population with atrial fibrillation (the Birmingham Atrial Fibrillation Treatment of the Aged Study, BAFTA): a randomised controlled trial. Lancet (London, England). 2007;370(9586):493-503.

[33] Rash A, Downes T, Portner R, et al. A randomised controlled trial of warfarin versus aspirin for stroke prevention in octogenarians with atrial fibrillation (WASPO). Age and ageing. 2007;36(2):151-6.

[34] Halperin JL, Hankey GJ, Wojdyla DM, et al. Efficacy and safety of rivaroxaban compared with warfarin among elderly patients with nonvalvular atrial fibrillation in the rivaroxaban once daily, oral, direct factor Xa inhibition compared with vitamin K antagonism for prevention of stroke and embolism trial in atrial fibrillation (ROCKET AF). Circulation. 2014;130(2):138-46.

[35] Bansilal S, Bloomgarden Z, Halperin JL, et al. Efficacy and safety of rivaroxaban in patients with diabetes and nonvalvular atrial fibrillation: the Rivaroxaban once-daily, oral, direct factor Xa inhibition compared with vitamin K antagonism for prevention of stroke and embolism trial in atrial fibrillation (ROCKET AF Trial). American heart journal. 2015;170(4):675-82.e8.

[36] Ng KH, Shestakovska O, Connolly SJ, et al. Efficacy and safety of apixaban compared with aspirin in the elderly: a subgroup analysis from the AVERROES trial. Age and ageing. 2016;45(1):77-83.

[37] Halvorsen S, Ghanima W, Fride Tvete I, et al. A nationwide registry study to compare bleeding rates in patients with atrial fibrillation being prescribed oral anticoagulants. European heart journal Cardiovascular pharmacotherapy. 2017;3(1):28-36.

[38] Staerk L, Fosbol EL, Lip GY, et al. Ischaemic and haemorrhagic stroke associated with non-vitamin K antagonist oral anticoagulants and warfarin use in patients with atrial fibrillation: a nationwide cohort study. European heart journal. 2016.

[39] Jaspers Focks J, Brouwer MA, Wojdyla DM, Thomas L, Lopes RD, Washam JB, et al. Polypharmacy and effects of apixaban versus warfarin in patients with atrial fibrillation: post hoc analysis of the ARISTOTLE trial. BMJ (Clinical research ed). 2016;353:i2868.

[40] Tinetti ME, Speechley M, Ginter SF. Risk factors for falls among elderly persons living in the community. The New England journal of medicine. 1988;319(26):1701-7.

[41] Man-Son-Hing M, Nichol G, Lau A, Laupacis A. Choosing antithrombotic therapy for elderly patients with atrial fibrillation who are at risk for falls. Archives of internal medicine. 1999;159(7):677-85.

[42] Gage BF, Birman-Deych E, Kerzner R, et al. Incidence of intracranial hemorrhage in patients with atrial fibrillation who are prone to fall. The American journal of medicine. 2005;118(6):612-7.

[43] Sellers MB, Newby LK. Atrial fibrillation, anticoagulation, fall risk, and outcomes in elderly patients. American heart journal. 2011;161(2):241-6.

11 Technologie

Anke Bahrmann

Fallbeispiel: Frau U. lebt immer gesundheitsbewusst und ist trotz eines spätmanifestierten Typ-1-Diabetes mit 79 Jahren immer noch recht rüstig. Da ihre Blutzuckereinstellung in den letzten Jahren sehr schwankend geworden war, maß sie bis zu zehn Mal täglich ihren Blutzucker an der Fingerbeere. Da sie weder Computer noch Handy nutzte, war ihr die Idee einer kontinuierlichen Glukosemessung mit Sensor (CGM) zunächst völlig fremd. Nachdem sie jedoch einen FGM-Sensor in der Klinik ausprobierte, war sie begeistert und würde auf diese Verbesserung ihrer Lebensqualität nie mehr verzichten wollen.

Die zunehmende Digitalisierung und verbesserte Technologie führt zu vielfältigen Möglichkeiten, die Diabetestherapie zu erleichtern. Dazu gehören z. B. Telemonitoring, kontinuierliche Blutglukosemessung (CGM-Systeme), Gesundheits-Cloud, Diabetes-Apps, E-Learning-Programme sowie Ambient assisted Living (AAL).

11.1 Assistenzsysteme

Altersgerechte *Assistenzsysteme* für ein gesundes und unabhängiges Leben (AAL) stehen für intelligente Umgebungen, die sich selbstständig, proaktiv und situationsspezifisch den Bedürfnissen und Zielen des Benutzers anpassen, um ihn im täglichen Leben zu unterstützen. Dazu gehören Telemedizin, Notrufsysteme und Sensortechnologien. Als Beispiel können automatische Lichtsteuerungen im Krankenhaus oder zu Hause dazu beitragen, die Tag-Nacht-Rhythmik zu erhalten oder Stürze zu vermeiden. Durch Sensoren in der Wohnung oder im Pflegeheim bzw. Krankenhaus können Stürze registriert und ein automatischer Notruf gestartet werden. Weit verbreitet und bei einer Vielzahl von Anbietern erhältlich, ist das klassische Hausnotrufsystem. Über einen Knopfdruck wird via Homestation eine Notrufverbindung mit dem entsprechenden Anbieter hergestellt.

Durch moderne *Schallwächter,* wie z. B. den SonicSentinel des Fraunhofer Instituts Erlangen mit akustischer Ereigniserkennung (z. B. Glasbruch), Sprachanalyse (z. B. Erkennen von Erregtheit in der Stimme) oder Spracherkennungsverfahren mittels Keywords („Hilfe") können akustische Notrufsysteme automatisch aktiviert werden. Der SonicSentinel zeigt zudem die Art des Notrufs an und hilft somit die Reaktionszeiten des Pflegepersonals zu optimieren. In der Praxis werden bereits verschiedene Technologien miteinander verknüpft, um älteren Menschen ein größtmögliches Maß an Selbstständigkeit und Sicherheit zu erhalten.

Aufgrund des Personalmangels in der Pflege wurden erstmals in Japan *Pflegeroboter* entwickelt. Diese übernehmen teilautomatisiert Pflege, servieren Getränke, gießen Blumen oder können sogar als Gehhilfe verwendet werden.

https://doi.org/10.1515/9783110436457-011

Auf der Medica 2012 wurde ein *„intelligenter Strumpf"* vorgestellt, der bei Diabetespatienten mit Polyneuropathie via Drucksensoren und Homestation ein Vibrationsalarm am Arm bei zu starker Kompressionstherapie sendet [1]. Eine Überführung in die Praxis ist bisher noch nicht erfolgt. Die technologischen Entwicklungen zur Verbesserung der Diabetestherapie insbesondere älterer Menschen bleiben somit spannend.

11.2 Telemedizin

Telemonitoring erlaubt die Kontrolle von Blutglukosewerten und Vitalfunktionen eines Patienten durch einen Arzt oder das Pflegepersonal über eine räumliche Distanz hinweg. In der *Telediabetologie* können z. B. Blutglukosewerte, Blutdruck oder Gewicht eines Pflegeheimbewohners über eine Basisstation erfasst und an ein telemedizinisches Servicezentrum weitergeleitet werden. Dort werden die übermittelten Daten von einem Arzt bewertet und eine entsprechende Handlungsanweisung erfolgt. Ein Beispiel für gelungene Telediabetologie ist das Projekt Telebetis des Instituts für Angewandte Telemedizin (IFAT) am Herz- und Diabeteszentrum Bad Oeynhausen. Dies ermöglicht z. B. eine optimierte Versorgung von älteren Menschen mit Typ-1- und Typ-2-Diabetes mit stark schwankenden Blutglukosewerten. Leider stehen telediabetologische Systeme noch nicht flächendeckend zur Verfügung. Rechtlich ist eine ausschließliche Online-Behandlung durch Telemedizin nicht möglich. Telemedizin kann das persönliche Arzt-Patient-Gespräch nicht ersetzen und nur komplementär angewandt werden. In Deutschland besteht aktuell jedoch ein erheblicher personeller Ressourcenmangel insbesondere in ländlichen Regionen. Parallel steigt die Prävalenz des Diabetes im Alter dramatisch. Die komplementäre Nutzung telemedizinischer Möglichkeiten bietet eine effiziente Möglichkeit, die Behandlungsqualität zu verbessern, und wird in der Diabetologie zukünftig eine immer größere Rolle spielen.

Um eine möglichst lange und optimale Versorgung älterer Menschen im häuslichen Umfeld zu ermöglichen, werden zunehmend technische Hilfsmittel für die Diabetestherapie auf den Markt gebracht. Dazu zählen Injektionshilfen, Blutglukosemessgeräte mit großem Display und bedienerfreundlichen Anwendbarkeit, aber auch die Technologie der kontinuierlichen Insulinapplikation mittels Insulinpumpen *(continuous subcutaneous insulin infusion, CSII)* oder das kontinuierliche Blutglukosemonitoring (CGMS). In den Medien wird bereits von einer technischen Heilung des Diabetes gesprochen. CSII und CGMS erfordern jedoch eine präzise Handhabung sowie die Verfügbarkeit von PC und Internet zur Speicherung und Auswertung der Daten. Der Umgang damit fällt vielen älteren Menschen schwer. Einfacher ist der Umgang z. B. mit Flash-Glukose-Monitoring, welches auch von älteren genutzt werden kann. Generell wichtig ist die einfache Handhabung der Blutglukosemessgeräte und Insulinpens, sodass auch ältere Menschen mit visuellen oder funktionellen Einschränkungen ihre Geräte möglichst lange selbstständig benutzen können und somit ihre Selbstständigkeit bewahren.

Die *GesundheitsCloud* der TU München ist eine patientenzentrierte Plattform, die eine Infrastruktur zur Integration von Gesundheitsdaten bereitstellt. Sie ermöglicht es Nutzern, sensible Gesundheitsdaten auf einer sicheren Plattform zu speichern und für autorisierte Personen oder Anwendungen freizugeben. Die Integration der bisher isoliert gespeicherten Gesundheitsdaten gibt dem Nutzer nicht nur einen Überblick über seine Gesundheitsdaten, sondern ermöglicht – bei anonymisierter Datenspende – auch neue Formen datenbasierter medizinischer Forschung. Eine Gesundheits-Cloud legt somit einen Grundstein für personalisierte Medizin.

11.3 Gesundheits-Apps

Der Mobile-Health-Markt stellt einen der am schnellsten wachsenden Bereiche im Gesundheitswesen dar. Patienten benutzen mobile Endgeräte (Smartphones) und *Gesundheits-Apps*, um ihre Gesundheitsdaten zu analysieren, und wünschen sich dadurch eine vereinfachte, individuell verbesserte Versorgung ihrer Grunderkrankung. Ärzte und Pflege erwarten eine effizientere Koordination und Qualität der Patientenversorgung. Krankenhäuser nutzen technische Dienste für bessere Terminvergaben und Online- Sprechstunden [2]. Die Kassenärztliche Bundesvereinigung bemüht sich, eine Notfall-App für das Smartphone einzuführen. Durch Vernetzung von Krankenhäusern, niedergelassenen Ärzten und anderen medizinischen Einrichtungen (Apotheken, Therapeuten u. a.) soll eine Koordinationshilfe im Sinne eines Gesundheitslotsen geschaffen werden.

Auf dem Markt sind zahlreiche Gesundheits-Apps erhältlich. Eine Finanzierung der Apps durch das Gesundheitssystem ist momentan nicht vorgesehen. Auch verfügen nur 30 % der kommerziell vertriebenen Gesundheits-Apps über Datenschutzrichtlinien. Gesundheits-Apps teilen häufig ohne das Wissen der Nutzer Daten mit Dritten [3] und sind für die Nutzer wenig überschaubar. Die Arbeitsgemeinschaft Dia-Digital der Deutschen Diabetes Gesellschaft (AG Diabetes und Technologie, AGDT), des Zentrums für Telematik und Telemedizin in Bochum (ZGT) und anderer Diabetesverbände beurteilt und zertifiziert Diabetes-Apps anhand eines Kriterienkatalogs aus ärztlicher und aus Patientensicht. Zertifizierungsvoraussetzungen sind neben Bedienbarkeit und Qualitätskriterien CE- Kennzeichen, ISO-Zertifikat, eine Verschlüsselung der Cloud-Speicherung und das Vorliegen wissenschaftlicher Studien [4]. Bisher wurden 5 Diabetes-Apps nach diesem *Code of Conduct* der Digitalisierung zertifiziert. Die zertifizierten Diabetes-Apps sind auf der Website www.diadigital.de beschrieben. Diese umfassen Themen wie Berechnung der Insulineinheiten in Abhängigkeit der aufgenommenen Nahrung, Dokumentation der Stoffwechsellage, Einbindung von Daten aus Blutdruck- und Blutzuckermessgeräten, Körperwaagen und Fitnesstrackern. Die leicht zu bedienende Diabetes-App Mytherapy [5] bietet eine Erinnerungsfunktion für die Einnahme von Medikamenten, auch bei wechselnden Dosierungen und ist somit auch für ältere Smartphonenutzer interessant.

Für Ärzte, Pflegekräfte und Patienten stehen animierte CD-Rom oder internetbasierte *E-Learning-Programme* zur Verfügung. E-Learning ist eine Technologie, die bereits seit 2006 im Dienste der Älteren erfolgreich eingesetzt wird. Der Innovationsverbund bietet 5 E-Learning-Programme für Pflegekräfte zu den Themen „Diabetes mellitus im Alter", „Schluckstörungen", „Herz-Kreislauf-Wiederbelebung", „Menschen mit Demenz" und „Akutes Sturzereignis" an. Aufgrund der heterogenen Zielgruppen in der Altenpflege wurden die Lernprogramme speziell für Pflegekräfte mit unterschiedlichem Qualifikationsprofil entwickelt. Diese Lernprogramme ermöglichen sowohl Fachkräften als auch Auszubildenden in Pflegeeinrichtungen die Vermittlung, Aktualisierung und Vertiefung von Fachwissen und tragen somit zur Förderung der Planungskompetenz bei. Aufgrund der verständlichen Aufbereitung und der konsequenten Visualisierung der Lerninhalte können auch Mitarbeiter mit Sprachbarrieren und pflegende Angehörige von dem Lernprogramm profitieren. Mit Hilfe des E-Learning-Programms kann jeder Lernende sein eigenes Lerntempo bestimmen, die Lerninhalte beliebig häufig wiederholen und seinen Wissensstand eigenverantwortlich kontrollieren [6].

Für Ärzte gibt es spezielle internetbasierte interaktive Lernmodule der Deutschen Gesellschaft für Innere Medizin, wie z. B. das E.Curriculum Geriatrie mit den Lernmodulen Bewegung, Ernährung, Depression/Demenz, Notfallmedizin und Polymedikation im Alter.

Für Patienten wurde mit der my-diabetes-Basisschulung eine umfassende und vollständig interaktiv *animierte Internet-Schulung* für Menschen mit Diabetes Typ 2 geschaffen. Der (je nach Nutzerinteraktion) 3- bis 4-stündige Kurs vermittelt dem Teilnehmer auf interaktive Weise wichtiges Basiswissen zum Thema Diabetes und Verhalten [8]. In einer wissenschaftlichen Studie wurde der Einsatz des computeranimierten, elektronischen Patienteninformationsprogramms als Ergänzung zu einem etablierten Schulungsprogramm für Diabetes klinisch geprüft. Sowohl das diabetesbezogene Wissen als auch die persönliche Motivation und gesundheitsbewusstes Verhalten konnten gesteigert bzw. verbessert werden [9].

Aus der S2k-Leitlinie Diagnostik, Therapie und Verlaufskontrolle des Diabetes mellitus im Alter:
- Grundsätzlich sollten technische Hilfsmittel für Ältere mit Diabetes möglichst intuitiv zu bedienen sein und keine Kenntnisse im Umgang mit Medien wie PC oder Smartphone voraussetzen.
- Bezüglich der mechanischen Bedienbarkeit gilt es, die eingeschränkte Feinmotorik Älterer zu beachten.
- Die Blutglukoseselbstkontrolle soll individuell und im Rahmen der Möglichkeiten (Selbstversorgungskompetenz) des älteren Menschen mit Diabetes sowie der ihn versorgenden An- und Zugehörigen erfolgen.

Literatur

[1]   https://www.aerztezeitung.de/medizin/krankheiten/diabetes/article/816568/intelligenter-strumpf-diabetischen-fuss.html (abgerufen am 18. April 2019).

[2]   Bork U, Weitz J, Penter V. Apps und Mobile Health: Viele Potenziale noch nicht ausgeschöpft. Dtsch Ärzteblatt. 2018;115(3):B57-60.

[3]   Petersen C, Adams SA, de Muro PR. Don´t forget all the stakeholders in the business case. Med 2.0. 2015;4(2):e4.

[4]   Gießelmann K. E-Health: Erste Apps zertifiziert. Dtsch Ärztebl. 2017;114(35-36):A1606.

[5]   https://www.mytherapyapp.com (abgerufen am 18. April 2019).

[6]   Zeyfang A, Bahrmann A, König C, Mrak P. Technologien im höheren Lebensalter. Diabetologe. 2010;6:570-6.

[7]   https://my-diabetes.de (abgerufen am 18. April 2019).

[8]   Ruile G, Siegmund T, Haller N, Schiel R. Pilotstudie zum Einsatz eines computeranimierten Patienteninformationsprogramms für Patienten mit Typ-2 Diabetes (my-diabetes). Diabetologie. 2012;7:373-80.

12 Sicht und Funktion des Hausarztes

Rainer M. Gräter

Fallbeispiel: Mit 62 Jahren wurde bei Frau M. ein Diabetes festgestellt. Der Hausarzt kennt sie schon seit vielen Jahrzehnten und hat sowohl ihren Diabetes als auch viele andere kleinere Erkrankungen immer gut behandelt. Jetzt ist sie 74 Jahre alt und verunsichert. In der Apothekenzeitschrift hat sie gelesen, dass jeder Patient mit Diabetes einen Diabetologen brauche. Sie würde lieber bei ihrem Hausarzt bleiben, der sie schon so lange kennt.

12.1 Wo soll der ältere Diabetiker behandelt werden?

Die Funktion des Hausarztes darf bei der Beschreibung des Diabetes im Alter nicht fehlen, gilt es doch gerade beim älteren, betagten, hochbetagten und sogar beim höchstbetagten oder langlebigen Diabetespatienten, besondere Perspektiven zu beachten. Der Hausarzt steht fast immer am Anfang der Diagnose und begleitet die Patienten durch alle Lebensalter und Krankheiten hindurch. Ihn lediglich in seiner wichtigen Lotsen- bzw. Koordinationsfunktion im für den Betroffenen oft dschungelartig undurchschaubaren System unseres Gesundheitswesens wahrzunehmen, wäre fatal. Etwa 80 % der chronisch Kranken – bei Diabetikern sind es sogar etwa 80 bis 90 % – werden von Hausärzten versorgt. 10 bis 20 % der Betroffenen werden von Diabetologen behandelt oder mitbehandelt. Beide Berufsgruppen, die Spezialisten für die Stoffwechselkrankheit, die über tiefgehende endokrinologische und pharmakologische Kenntnisse sowie aktuellste Studienergebnisse verfügen und die Generalisten, die fundiertes Wissen über die Vielzahl und Zusammenhänge der chronischen Krankheiten samt deren realen Auswirkungen auf die Lebensführung inklusive die psychische Verfassung des einzelnen Menschen haben, sind gleichermaßen unverzichtbar. Soll eine optimale Versorgungsqualität erreicht werden, müssen bei der Behandlung von Diabetikern, besonders wenn diese zu höheren Altersgruppen gehören, auch beide mit den jeweiligen Schwerpunkten beteiligt sein und eng kooperieren. In lebensbedrohlichen Situationen können sogar die Hinzuziehung des Notarztes und die folgende stationäre Behandlung indiziert sein. Im Falle eines schwer einstellbaren oder mit Komplikationen verbundenen Diabetes wird der Hausarzt die Mitbehandlung durch einen Diabetologen oder eine Fachklinik organisieren.

Zu einer deutlichen Verbesserung der Versorgungsqualität in der Hausarztpraxis haben innerhalb der vergangenen 25 Jahre folgende Faktoren beigetragen:
- die fachliche Aus-, Weiter- und Fortbildung der Behandler
- Kooperationen mit anderen Einrichtungen der medizinischen und pflegerischen Versorgung
- das Angebot strukturierter Behandlungsprogramme für chronische Krankheiten, z. B. DMP Diabetes Typ 2, u. a. die für Ärzte verpflichtende Teilnahme an Quali-

https://doi.org/10.1515/9783110436457-012

tätszirkeln; dies gilt auch bei Teilnahme an Strukturverträgen (Haus- und Facharztverträgen)

Schulungsprogramme für Patienten und Angehörige

– veränderte Therapieoptionen

Im Folgenden sollen diese Faktoren einer näheren Betrachtung unterzogen werden.

12.2 Fachliche Aus-, Weiter- und Fortbildung der Behandler

Voraussetzung für die kassenärztliche Niederlassung als Hausarzt ist die abgeschlossene Weiterbildung zum Facharzt für Allgemeinmedizin oder Innere Medizin. Im Gegensatz zu früheren Ärztegenerationen reicht die Approbation zur Ärztin oder zum Arzt und ein Minimum der Assistenzarzttätigkeit nicht mehr aus. Ärzte, die beispielsweise vor ihrer Zulassung zur kassenärztlichen Tätigkeit ausschließlich Fortbildungszeiten in nur einem Fachgebiet, wie z. B. der Chirurgie, der Orthopädie, der Neurologie oder anderen Fachgebieten, aufzuweisen haben, werden gemäß Zulassungs- und Weiterbildungsordnung keine Zulassung zur hausärztlichen Tätigkeit bekommen.

Die strukturierte Weiterbildung umfasst einen 3-jährigen klinischen Abschnitt sowie eine 2-jährige Tätigkeit in einer weiterbildungsberechtigten Hausarztpraxis. Am Ende dieser 5-jährigen Ausbildung, die zunehmend im Weiterbildungsverbund zwischen Klinik und Hausarztpraxen organisiert wird, steht die Facharztprüfung. Damit sind angehende Hausärzte umfassend auf ihr berufliches Betätigungsfeld vorbereitet.

Für eine indikations- und risikogerechte Behandlung des älteren Diabetikers hat es sich bewährt, dass viele Hausärzte eine fundierte klinische, internistische und intensivmedizinische Erfahrung, oft auch langjährige Notarzttätigkeit oder Tätigkeit in interdisziplinären, zentralen Notaufnahmen vorweisen können. Dies erleichtert die gemeinsame sektorenübergreifende Behandlung.

Nichtärztliche Mitbehandler oder Kooperationspartner

Natürlich kann wohl kaum eine Praxis bei der Betreuung und Behandlung von Diabetikern auf die Mitarbeit von Medizinischen Fachangestellten (MFA) verzichten. Schon bei der Anmeldung kann von erfahrenen Angestellten die Verdachtsdiagnose Diabetes gestellt und die primäre Labordiagnostik vorgenommen werden. Auch einem entgleisten Diabetes oder einer sich abzeichnenden Hypoglykämie kommt man oft hier schon auf die Spur. Zusätzlich können die MFA schon die Basisinformationen der Diabetikerschulung und Ernährungsberatung übernehmen, die Patienten in die Blutzucker-Selbstmessung und ggfs. in die Insulinspritztechniken einweisen. Im Verlauf der weiteren Patientenbetreuung kommen Routinekontrollen der Laborwerte, Organisation und Planung der ärztlichen Verlaufsuntersuchungen und der Arzt-Patient-Gespräche sowie die Dokumentations- und Abrechnungsaufgaben hinzu. Dies gilt gleichermaßen bei der Teilnahme an DMP und/oder Selektivverträgen.

Aufgrund des zunehmenden Ärztemangels bzw. des Fehlens von Nachfolgern in den niedergelassenen Praxen kommt es zwangsläufig zu höheren Patientenzahlen pro Arzt und größerer Belastung der noch bestehenden Praxen. Unter solchen Versorgungsgesichtspunkten erklärt sich die zunehmende Akzeptanz der in den letzten etwa 10 Jahren neu etablierten nicht-ärztlichen Assistenzberufe.

Außer dem dualen Ausbildungsberuf der Medizinischen Fachangestellten gibt es folgende zusätzliche Qualifikationsangebote für MFA oder Krankenschwestern/ Krankenpfleger:

- VERAH (Versorgungsassistent/-in in der Hausarztpraxis), EVA (entlastende/r Versorgungsassistent/-in),
- EFA (Entlastungsassistent/-in der Facharztpraxis), NäPA (Nicht-ärztliche/r Praxisassistent/-in), AGnES (arztentlastende gemeindenahe E-Health-gestützte systemische Intervention).

Nicht völlig geklärt scheint noch die juristische Beurteilung darüber, ob bei den delegierbaren Leistungen die Verantwortung und Haftung in vollem Umfang beim arbeitgebenden Arzt bzw. Praxisbetreiber, z. B. MVZ, liegt.

12.3 Kooperationen mit anderen Einrichtungen der medizinischen und pflegerischen Versorgung

Im Rahmen der ambulanten Pflege ist weitgehend flächendeckend die Zusammenarbeit mit Sozialstationen der verschiedenen Wohlfahrtsverbände und auch mit privaten Pflegediensten möglich und gut organisiert. Hausarztpraxen, die keine verfügbaren Mitarbeiter haben oder die die zusätzlichen Personalkosten nicht aufzubringen in der Lage sind, geben gerne die Leistungen der Behandlungspflege per ärztlicher Verordnung an diese Institutionen ab. Dadurch können bei alleinstehenden, älteren Diabetespatienten die Medikamenteneinnahme, ggf. auch die zeitgerechte Insulininjektion sowie erforderliche Verbandswechsel u. a. m. gewährleistet werden. Das selbstbestimmte Leben in gewohnter Umgebung ist somit oft noch lange möglich.

Seit etwa 20 Jahren ist vielerorts ein Angebot an stationären geriatrischen Akutabteilungen oder Reha-Einrichtungen geschaffen worden. Durch ein multimodales Therapieregime bringt dies neben optimierter Einstellung des Diabetes, durch Schulung, Beratung und Bewegungsangebote, Sturz- und Dekubitusprophylaxe gerade für den älteren Diabetiker hoffnungsvolle Perspektiven für die angestrebte Erhaltung einer erträglichen Lebensqualität. Zuweiser sind meist Kliniken, die nach stationären Behandlungen in Abteilungen der Inneren Medizin, der Neurologie, der Chirurgie, der Gynäkologie und der Urologie die danach mögliche Rückführung des Patienten in die häusliche Umgebung anstreben. Zuweiser sind aber auch Hausärzte, die die

Lebensumstände des Patienten gut kennen und ebenfalls – sofern gewünscht – die Vermeidung der vollstationären Pflege als Zielsetzung sehen.

Die unübersehbare demographische Entwicklung mit seit Jahren steigender Lebenserwartung bietet für zahlreiche hochbetagte Menschen – nicht nur wegen veränderter Familienstrukturen – keine Alternative zur vollstationären Pflege in Pflegewohnhäusern und Seniorenheimen. Diabetiker sind auch hier vermehrt betroffen, besonders wenn gleichzeitig Komorbidität mit anderen chronischen Erkrankungen, Behinderungen oder Demenz besteht. Zuvor alleinstehende und selbstversorgende Patienten genießen nun oft unerwartet das Vorhandensein von Gesprächspartnern und von Angeboten der Pflegeeinrichtungen für gemeinsame Beschäftigungsaktivitäten. Bis auf wenige unrühmliche Ausnahmen können sich die Hausärzte auf kompetente Zusammenarbeit mit den Pflegekräften verlassen. Die BZ-Kontrollen bei Diabetikern werden wie angeordnet durchgeführt. Festzustellen ist, dass besonders bei oft noch nicht ausreichend erfahrenen Pflegkräften die Schwelle zur Benachrichtigung der behandelnden Ärzte, zum Anfordern des Bereitschaftsarztes oder gar des Rettungsdienstes sehr niedrig ist. Bereits bei leichten Befindlichkeitsstörungen oder Bagatellerkrankungen werden schon Notrufe abgesetzt. Bei Verantwortung für Diabetiker ein durchaus verständliches Verhalten. Jede Hypoglykämie ist eine zu viel. In vielen sonstigen Fällen ist es oft eine übervorsichtige juristische Absicherung.

Die Zusammenarbeit mit Apothekern, Wundmanagern, Podologen, orthopädischen Schuhmachern und Physiotherapeuten ist unverzichtbar. Ansprüche von Patienten oder Angehörigen müssen in manchen Fällen mit Hinweis auf die bestehenden Richtlinien der Heil- und Hilfsmittelverordnungen auf das Nötige, Ausreichende, Zweckmäßige und im Einzelfall auch Sinnvolle korrigiert werden.

12.4 Strukturierte Behandlungsprogramme

Im Zusammenhang mit dem Gesetz zum Strukturausgleich (RSAV) wurde im Dezember 2001 als erstes zentral organisiertes, strukturiertes, evidenzbasiertes Chronikerprogramm in Deutschland (nach Vorbild aus den USA) zunächst das Disease-Management-Programm (DMP) Diabetes mellitus Typ 2 eingeführt. Später folgte das DMP für Diabetes Typ 1. DMP gelten ausschließlich für die gesetzliche Krankenversicherung (GKV). Weitere DMP gibt es für KHK, Asthma, COPD und für Brustkrebs.

Was bedeutet das DMP Diabetes für Ärzte? Die Qualitätszirkel, die für teilnehmende Ärzte verpflichtend sind, haben meist die unterschiedlichen Aspekte chronischer Krankheiten und hier besonders häufig den Diabetes zum Thema. Gleiches gilt für die Selektivverträge. Abrechnung der DMP erfolgt über die KV und wird zusätzlich, also außerhalb der Budgetierung honoriert. Selektivverträge werden über teilnehmende Krankenkassen und teilnehmende Ärzte außerhalb des KV-Systems abgewickelt. Ein vereinfachtes Abrechnungssystem schließt auch Quartale ohne Patienten-Arzt-Kontakt ein. Die Honorierung liegt übers Jahr gerechnet meist deutlich über dem KV-Fall-wert.

Für Patienten bedeutet DMP, dass sie zur Teilnahme nicht verpflichtet sind. Wenn sie sich jedoch für die Teilnahme entscheiden, verpflichten sie sich, regelmäßig zu den vereinbarten Untersuchungen zu erscheinen (bei Diabetes Typ 2 meist 1-mal pro Quartal, bei stabil zufriedenstellendem Verlauf auch nur 1-mal pro Halbjahr). Labor-untersuchungen, wie Nüchtern-BZ, HbA_{1c}, Kreatinin, Urin auf Glukose und Mikro-albumin sind inbegriffen. Die körperliche Untersuchung umfasst:

– Blutdruckmessung
– Bestimmung des Körpergewichts
– Filamenttest zur Sensibilitätsprüfung
– Stimmgabeltest zur Prüfung der Tiefensensibilität
– Überprüfung der Fußpulse zum Ausschluss einer Makrozirkulationsstörung
– kalorische Prüfung der Füße
– Fußinspektion zum Ausschluss eines diabetischen Fußsyndroms

Gleichzeitig wird jede Therapieänderung bezüglich des Diabetes und ggf. weiterer chronischer Begleiterkrankungen in einem Online-Formular dokumentiert. Auch Hypoglykämien oder diabetesbedingte stationäre Aufenthalte sind dokumentations-pflichtig. Der Patient wird im Beratungsgespräch auf die Möglichkeit der Teilnahme an speziellen Schulungskursen für Diabetiker und die jährlich mindestens 1-mal an-stehende augenärztliche Untersuchung zum Ausschluss einer diabetischen Retino-pathie hingewiesen. Bei Bedarf wird auch die Mitbehandlung durch Nephrologen (Niereninsuffizienz), Diabetologen (schwer einstellbarer oder entgleister Diabetes), Kardiologen (Herzinsuffizienz, V. a. KHK, Rhythmusstörungen), Neurologen (z. B. dia-betische Polyneuropathie, Demenzentwicklung), Psychosomatiker und Psychothera-peuten (schwierige psychische Krankheitsbewältigung), Chirurgen oder diabetologi-sche Fußambulanzen, Angiologen (Makroangiopathie, Ulzera, Nekrosen) organisiert.

12.5 Schulungsprogramme für Patienten und Angehörige

Im Rahmen der Einführung des DMP Diabetes mellitus Typ 2 kam es zu Beginn des 21. Jahrhunderts in vielen Kreisärzteschaften oder ärztlichen Kreisvereinen und Qua-litätszirkeln zu zahlreichen Gründungen von Schulungsvereinen für Diabetiker. Die Schulungskurse wurden und werden meist getrennt für insulinpflichtige und tablet-tenpflichtige Diabetiker angeboten. Auch spezielle Kurse gab und gibt es, die je nach Qualität der Schulungsfähigkeit, nach Alter und zeitlicher oder kognitiver Aufnahme-fähigkeit angepasst sind.

Anerkannte Schulungs- und Behandlungsprogramme nach den Richtlinien der Deutschen Diabetes Gesellschaft (DDG):

- Typ-1-Diabetes: Behandlungs- und Schulungsprogramm für intensivierte Insulintherapie
- PRIMAS: Leben mit Typ-1-Diabetes – Ein Schulungs- und Behandlungsprogramm für ein selbstbestimmtes Leben mit Typ-1-Diabetes
- Typ-1-Diabetes (Kinder): Diabetes bei Kindern: ein Behandlungs- und Schulungsprogramm
- Typ-1-Diabetes (Eltern): Schulungs- und Behandlungsprogramm für Eltern von Kindern und Jugendlichen mit Typ-1- Diabetes
- Typ-2-Diabetes: Behandlungs- und Schulungsprogramm für Typ-2-Diabetiker, die nicht Insulin spritzen
- Mehr Diabetes Selbstmanagement Typ 2 (MEDIAS 2): Schulungs- und Behandlungsprogramm für Menschen mit Typ-2-Diabetes, die nicht Insulin spritzen
- Behandlungs- und Schulungsprogramm für Typ-2-Diabetiker, die Insulin spritzen
- Mehr Diabetes Selbstmanagement Typ 2 (MEDIAS 2 BSC: BOT+SIT+CT): Schulungs- und Behandlungsprogramm für Menschen mit Typ-2-Diabetes und einer nicht-intensivierten Insulintherapie
- Behandlungs- und Schulungsprogramm für Typ-2-Diabetiker, die Normalinsulin spritzen
- Mehr Diabetes Selbstmanagement Typ 2 (MEDIAS 2 ICT): Schulungs- und Behandlungsprogramm für Menschen mit Typ-2-Diabetes und einer intensivierten Insulintherapie (ICT)
- Diabetischer Fuß: Strukturiertes Behandlungs- und Schulungsprogramm für Menschen mit Diabetes und einem diabetischen Fußsyndrom. Den Füßen zu liebe (BARFUSS)
- Geriatrische Patienten: Fit bleiben und älter werden mit Diabetes: Strukturiertes Schulungsprogramm (SGS) für Typ-2-Diabetiker im höheren Lebensalter, die Insulin spritzen
- Körperliche Bewegung: DiSko-Schulung (DiSko: wie Diabetiker zum Sport kommen)

Als Unterrichtende fungieren dazu zertifizierte Ärzte, Diabetesberater, und Sporttherapeuten. Wo keine Schulungsvereine gegründet wurden, gab und gibt es zahlreiche Haus- und Diabetologiepraxen, wo regelmäßige Schulungen für eigene Patienten stattfinden. Sollten keine wohnortnahen Schulungen angeboten werden, gibt es meist die Möglichkeit der Vermittlung zu Ernährungs- und Diabetesberatungsstellen einiger Krankenkassen oder zu Aufenthalten in Reha-Einrichtungen der stationären Heilmaßnahmen. Mit der zu erwartenden demographischen Entwicklung, wird in den nächsten Jahren auch die Selbstinformation des Patienten durch digitale Medien zunehmen. Darf man dabei mit der eigenverantwortlichen Mitwirkung des Patienten rechnen? Schon jetzt gilt es vor den vielen rein kommerziell interessierten Anbietern von Internet-Apps zu warnen, die sich die Information indirekt durch Gewinnung persönlicher Patientendaten und durch subtile oder irreführende Werbung oder Verkauf untauglicher Wundermittel bezahlen lassen. Der Hausarzt ist auch hier erster Ansprechpartner für verunsicherte, meist ältere Diabetiker.

12.6 Therapieoptionen: Bewährtes und innovative Meilensteine in der hausärztlichen Diabetestherapie – Rückblick und Ausblick

Ältere Hausärzte kennen noch die Verwendung von Glaskolbenspritzen und Kanülen zur Dauernutzung. Umständliches Reinigen, Auskochen und anschließende Desinfektion der Instrumente im Alkoholbad waren für den Patienten, die Angehörigen, die Gemeindeschwester oder die Praxismitarbeiterinnen eine zeitaufwändige Tätigkeit. Injiziert wurde aus Rinder- und Schweinebauchspeicheldrüsen gewonnenes Insulin. Kurz- und Langzeitinsuline oder Mischinsuline kamen zum Einsatz. Die Einführung von Einmalspritzen und Einmalkanülen war ein Meilenstein für einfache und hygienische Injektionstechniken. Die schlanke Form, eine gut ablesbare Dosierskala und die eingebaute Kanüle brachten eine weitere Verbesserung. Insulinpens und Insulinpumpen in den 1980-er Jahren, Selbstmessgeräte und gut verträgliche, synthetisch hergestellte Insuline führten zu weiterer Optimierung.

Neue Techniken stehen bereit, jedoch noch nicht für die breite Anwendung durch alle Patienten. Die blutlose BZ-Messung wird durch implantierte Chips durch den Diabetiker selbst mit dem Smartphone abgelesen und an den behandelnden Arzt bei Interventionsbedarf oder vereinbarten Kontrollen digital weitergeschickt. Eine Verordnungsfähigkeit oder Kostenübernahme durch die Kostenträger muss noch geklärt werden.

Den Typ-2-Diabetes betreffend, gab es einen ähnlichen Wandel bei oralen Antidiabetika. Das Biguanid Metformin hat sich bis heute als Basismedikation bewährt, auch wenn es in den 1980er Jahren eine kritische Phase gab, in der aufgrund von Überdosierung die Gefahr der Laktatazidose bestand. Durch richtige Dosierung konnte man dieses Anwendungsproblem weitgehend vermeiden. Die Sulfonylharnstoffe, auch der 2. und 3. Generation, waren etwa 25 Jahre lang Standard. Sie wurden wegen der Gefahr der Hypoglykämie, möglicher Gewichtszunahme und weiterer Nebenwirkungen inzwischen fast vollständig von den Gliptinen (DPP-4-Inhibitoren) und SGLT-2-Hemmern abgelöst. Die hausärztlichen Erfahrungen zeigen jedoch, dass eine optimale Therapie oft nur durch Kombination mehrerer Substanzgruppen erreicht wird. Die 1-mal tägliche s.c.-Injektion eines Insulinglargins hilft BZ-Spitzen zu vermeiden und die orale Medikation der Nierenfunktion anzupassen. Mit dem Laborparameter HbA_{1c} gelingt eine gute Langzeitkontrolle.

Hehres Ziel der hausärztlichen Diabetestherapie des älteren Menschen ist, ihn viele Jahre zu begleiten, ihn an den Fortschritten der Medizin teilhaben zu lassen, Folgeschäden zu vermeiden und ihm trotzdem möglichst viel Lebensqualität zu erhalten. Hilfreich ist in schwierigen Fällen dabei die rechtzeitige Überweisung zur

Mitbehandlung durch Diabetologen und weitere Facharztkollegen, die bei der vorliegenden chronischen Erkrankung ihr Fachwissen mit einbringen. Besonders für die Behandlung des Typ-2-Diabetikers ist es wichtig, dass der Hausarzt in der Motivation des Patienten zu zielführenden Lebensstiländerungen nicht nachlässt, auch wenn es dabei im Einzelfall angemessene Grenzen einzuhalten gilt. Je betagter und morbider der Patient ist, desto eher wird der Hausarzt auch Kompromisse zu einem strengen Therapieverhalten zulassen müssen. Schließlich werden nicht vorrangig Labordaten, sondern Menschen behandelt.

Stichwortverzeichnis